現代人のからだと心の健康

第2版

－運動の意義と応用－

平木場　浩二　編

株式会社 杏林書院

[編著者]

平木場浩二　九州工業大学　名誉教授

[著　者]

磯貝　浩久　九州産業大学人間科学部スポーツ健康科学科　教授

稲木　光晴　西南女学院大学保健福祉学部福祉学科　教授

下園　博信　福岡大学スポーツ科学部　教授

西村　秀樹　九州大学　名誉教授

改訂の序

現代社会は,「グローバリズム(globalism)」と「多様性(diversity)」の2つの標語を中心に展開しているといっても過言では無いだろう.ハード系とソフト系の両方を含んだ情報技術(information technology:IT)の汎用性に連動して多種多様な情報が飛び交っており,誰もがその情報を世界的規模で容易に手にすることが可能になってきた.一方では,誰もが情報を提供する機会を等しく所有しており,「フェイクニース」が氾濫している昨今に鑑み,何が「真」の情報かを抜き出す価値判断が問われている時代でもある.すなわち,世界でも有数の長寿社会となったわが国においては,平均寿命の延伸(男女ともに80歳以上)に比例するかのごとく.健康水準も世界のトップクラスにあるという錯覚から,自分自身の健康について深く考えない状況を作り出してしまいがちである.

このような社会背景に基づき,今回の改訂版においても,初版発刊の基本理念であるスポーツ・健康科学の立場を基軸として,アップデートの必要性のある章においてはできるだけ最新の知見を取り入れて改訂に努め(普遍的知見が大部分を占めている章もあるが),少子高齢社会に突入したわが国日本では高齢者ばかりではなく高齢者を支える若齢者,両者の健康・体力の増進に資するためのひとつの方向性を提案することを念頭に再編集した.

本書(改訂版)は,大学におけるスポーツ・健康科学の講義用テキストとして発刊した初版の運動(身体活動)と健康に関する普遍的知見を残しつつ,新たな知見に基づき編集し直したものである.現代社会に潜む健康問題に興味のある方,および日常生活での身体活動の有効活用を模索されている方の一助となれば幸甚である.

最後に,本テキストの2006年3月の初版発刊から14年の歳月が過ぎたことから,この度改訂版の発刊の申し出の機会を戴き,改訂版執筆と編集において多大な御支援を賜った杏林書院に心より深謝致します.

令和3年2月吉日

編集者　平木場 浩二(九州工業大学名誉教授)

初版の序

現代社会は情報化社会という言葉で代弁されるように，テレビ，新聞，雑誌に加えてインターネットという新たなメディアの発達・普及により，誰もが健康に関する情報（健康情報に限らないが）を容易に手にすることが可能になってきた．一方では，氾濫した健康関連の情報の中から何を根拠に必要な情報を取捨選択し利用するかは個人の判断に委ねられており，これはともすれば誤った方向に個人を導く危うさも秘めている．時々刻々と変化していく社会情勢に対応するかのように，これまでは健康を脅かす存在とはならなかった，あるいは健康を脅かす存在として認識していなかったことが新たな健康問題を生み出す社会環境で私たちは生活していることを忘れてはならない．このことを理解し，健康問題把握の判断基準として位置付けることが必要となる．すなわち，世界一の長寿社会となったわが国においては，他の国と比較して，それほど重大な健康問題を抱えていないという錯覚に陥ってしまいがちであるが，長寿社会ゆえに新たな健康問題が浮上してきていることも事実である．したがって，現代社会に内在する健康問題を理解し，その問題解決への対処法を構築しようとする場合には，一元的なアプローチではなく，複合的側面からのアプローチに基づいた情報が有益な健康獲得の枠組みを提供してくれると考える．

このような背景から，スポーツ健康科学の立場を基軸として，公表されている最新のデータを基に社会・文化的側面，身体的側面および心理的側面から現代社会に内在する健康問題を掘り下げ，健康問題解決へのひとつの方向性を提案することを基本的理念として本書を編集した．すなわち，序章では，現代社会の特徴と長寿国日本の健康問題とのかかわり（および高齢者への運動貢献の可能性）を，第1章では，時代の変化に伴う健康観の変遷および健康を理解する上での社会・文化的諸問題について，第2章と第3章では，身体的側面の健康問題に対する運動（スポーツ）による健康問題解決への基本的考え方について，第4章では，心理的（精神的）側面からの運動を介した健康問題の解決への道筋について，および第5章では，運動・栄養・休養をどのように健康獲得手段として位置づけ，これら三要因の具体的応用性について解説した．

本書は，運動（身体活動）と健康とのかかわりを中心題材として扱い，大学におけるスポーツ・健康科学の講義用のテキストとして作成したものであるため，運動（身体活動）と健康に関する最低限度のエッセンスの抽出に留めたが，運動と健康に興味ある方々も是非一読頂ければ幸いである．

最後に，テキスト出版の御理解と御支援を頂いた杏林書院社長の太田　博氏ならびに本書の編集に終始変わらぬ御力添えを頂いた杏林書院編集部の清水理恵氏に心より深謝致します．

平成18年2月吉日

平木場 浩二

目　次

序章　平均寿命と健康寿命のギャップ？

厚生労働省の調査結果報告[1]によると，2019年度の日本人の平均寿命は男性で81.41歳，女性で87.45歳となり，高度経済成長時代に突入した1955年（平均寿命：男性63.6歳，女性67.8歳）以降からこの64年間で男性約18歳，女性約20歳，平均寿命が延伸した．平均寿命の国際比較データ[2]を確認してみても（作成方法が国によって異なることから厳密な比較は困難であるといわれているが），日本は世界のトップクラス（男性：世界3位，女性：世界2位，2019年度）に位置している．このことは，近い将来「人生100年時代」も夢ではないという期待をもたせてくれる．この平均寿命の延びには生活環境・食生活の改善および高水準の医療技術の発展はもとより，住民の健康意識の高さの貢献がその背景にあり，今や日本は誰もが認める世界有数の長寿国となった．

しかしながら，一方では出生率の低下による若年層の人口の減少（労働人口の減少と関連した税収不足）が大きな影を投げかけていることも事実である．すなわち，厚生労働省公表の合計特殊出生率[3]においては，2005年度の1.26人を底にそれ以降2016年度の1.44人までわずかに上昇に転じたものの，近年では横這い状態となり，直近の2019年度では1.36人と逆に減少傾向となっている．さらに，高齢社会による老齢人口の増加が相まって，解決しなければならないさまざまな社会・健康問題が山積している．特に，世界のどの国も経験したことのない日本における急速な老齢人口比率の増加は国民医療費の急激な指数関数的上昇を招き（**図序−1**）[4]，2016年度では43.6兆円[5]にも達しており，高騰した国民医療費の抑制がわが国の医療制度（国民皆保険制度）の永続性にとって喫緊の課題となっている．

平均寿命が世界水準にあることは喜ばしいことであるが，どれだけの人がQuality of Life（QOL）を達成しているのか，気になるところである．世界保健機関（World Health Organization: WHO）は，いわゆる平均寿命（average life expectancy）でその国の健康水準を評価してきたが，これは単なる長生きを示すのみであり，健康度を反映しているのか疑問であった．そこで20年ほど前に，それに変わる指標として「健康寿命：healthy life expectancy：HLE」という概念を打ち出し，この健康寿命を初めて健康水準の主要指標として公表したことは記憶に新しい．これは，事故や重病などで寝たきりになるなどした期間を平均寿命から差し引く障害期間調整後の平均寿命（disease free life expectancy：DFLE）であり，健康な状態で生活できる期間を示し，ある側面ではQOLの達成度を意味していると考えられる．

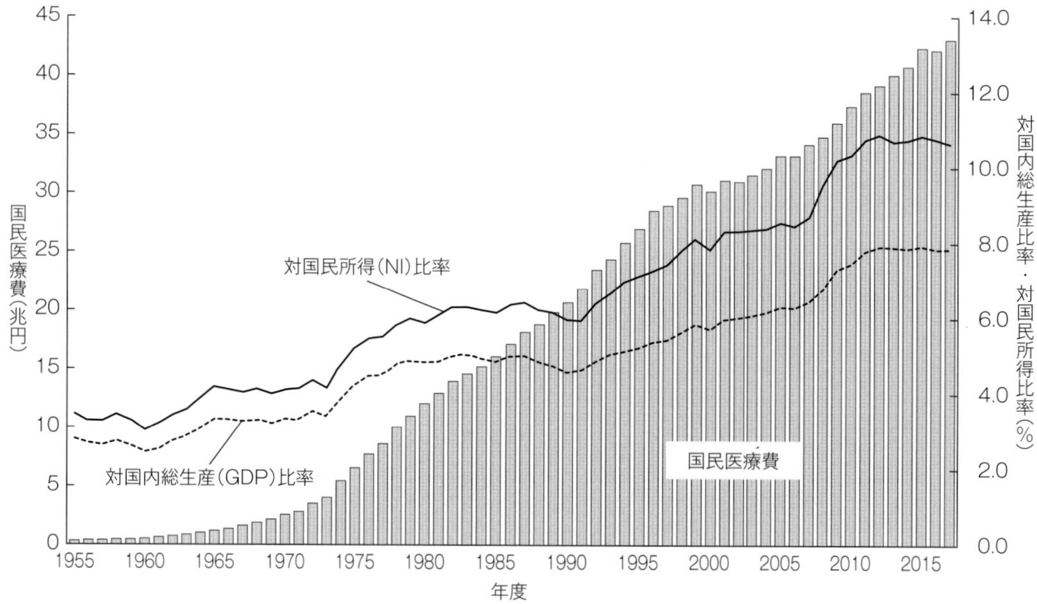

図序−1　日本における国民医療費の年次推移
（厚生労働省：平成29年度国民医療費の概況．2019）

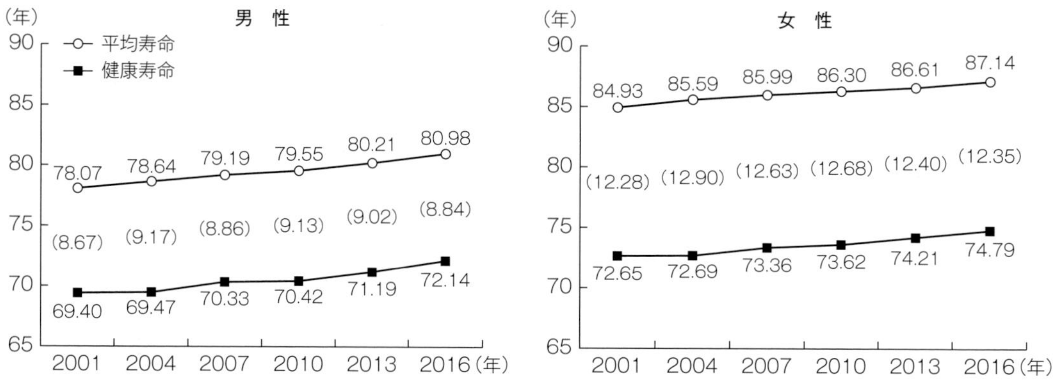

図序−2　2001年度から2016年度までの平均寿命と健康寿命の推移
（内閣府：令和2年版高齢社会白書（全体版）．p28）
図中のカッコ内の数値は，不健康（障害）期間を示す．

健康寿命（DFLE あるいは HLE）＝平均寿命−障害期間

日本における健康寿命[6]は，平均寿命の延伸の効果もあり，2001 年度（男性：69.40 歳，女性：72.65 歳）から 2016 年度（男性：72.14 歳，女性：74.79 歳）まで 15 年間の延伸を 1 年あたりに換算すると，男性において 0.18 年，女性において 0.15 年ほど確実に延び（公表されたデータに基づいて最小二乗法により筆者計算），平均寿命同様に世界のトップ水準となっている．しかし一方で，**図序−2** に示したように，平均寿命と健康寿命の差（不健康（障害）期間）は，2001 年度においては男性：8.67 年，女性：12.28 年から 2016 年度の男性 8.84

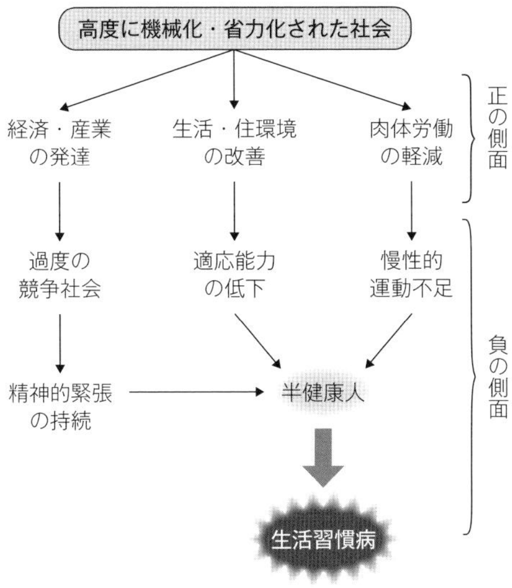

図序−3　現代社会の特徴と正の側面と負の側面

表序−1　日常生活における低活動水準群と高活動水準群の身体状況の比較

身体状況	座業的な人（運動不足状態）	活動的な人
(交感)神経・筋の緊張	高い	低い
絶対的・相対的な体重(肥満度)	高い	低い
脈拍数(心拍数)(安静時)	高い	低い
副腎皮質の予備力(免疫能力)	低い	高い
筋力(筋量)	低い	高い
筋の柔軟性	低い	高い
肺活量(換気能力)	低い	高い
疲労(閾値)水準	低い	高い
老化	早い	遅い

(Kraus H, Raab W : Hypokinetic Disease: Diseases produced by lack of exercise. Charles C Thomas Publisher, 1961)

年，女性 12.35 年までむしろ拡大傾向を示していることは懸念材料となる．このことが，先ほど述べた老齢人口増加にともなう医療費の高騰に拍車をかける一因となっていると推察される．したがって，理想的にはいかに健康寿命を平均寿命に近づけるかが QOL 達成においても，あるいは医療費の抑制においても重要な課題である．

現代社会の特徴は，高度に機械化・省力化（肉体労働の軽減や車社会で代表されるように）された社会であるということが共通認識である．このことは，現代社会に生きる人々にとって多大な恩恵をもたらせてくれたことは論を待たないであろうが，われわれが意識しなくともこれまでは獲得できていた最低限度の身体活動量の確保が困難な状況を作りだすといった生活習慣の悪化が半健康人を増加させ，引いてはこれまで問題にならなかったことが新たな健康問題（生活習慣病）となって，われわれの健康を蝕んでいる．言い換えると，高度に機械化・省力化された社会は，文明のパラドックスとなり，positive な側面が negative な側面を生み出す社会でもある（**図序−3**）．クラウスとラープ[7]は，座業的な人（日常の身体活動が低い人）と活動的な人（日常の身体活動水準の高い人）の身体的状況を比較し（**表序−1**），慢性的な運動不足は身体的側面の疾患はもちろんのこと精神的側面の疾患も誘発していることを指摘した．そして現代社会の負の遺産でもある慢性的運動不足により生じた疾病を総称して「hypokinetic disease: diseases produced by lack of exercise，運動不足病」と命名した．このことが，後述する加齢にともなう健康水準の低下を助長し，長寿社会となった日本において健康寿命を平均寿命に近づけるという課題の解決をより一層困難なものにしているように思われる．

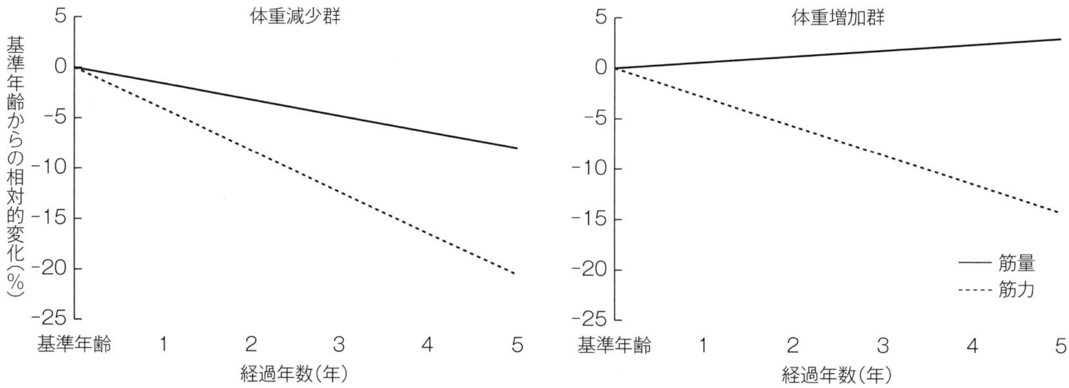

図序−4　老齢期の基準年齢（70歳以上）から5年間の体重減少群と体重増加群の筋量と筋力の相対的変化
（Manini TM, Clark BC: Dynapenia and aging: an update. J Gerontol A Biol Sci Med Sci, 67: 28−40, 2012）

高齢期になって顕著な身体的側面の変化の1つに筋量の低下があげられる．これは，Rosenberg[8)]により“サルコペニア（sarcopenia）”と定義され，“sarco”が“筋肉”，“penia”が“減少”を意味するギリシャ語に由来した，加齢にともなう筋量の低下とそれに付随する筋機能の低下を表す用語として提案された．すなわち，加齢とともに不活動期間が増加し，日常の生活活動の主役をなす骨格筋にはいくつかの変化（筋線維の形状とタイプの変化，筋線維数の低下；筋線維タイプの種類と特性の詳細については2章参照）が生じるため，このことは外見上筋量（速筋線維の選択的萎縮）の減少という形で反映される．

Andersen ら[9)]によると，加齢により筋線維を支配する脊髄運動神経ニューロンの一部は死滅するものもあり，それに付随してその死滅した神経に支配されていた筋細胞も死滅し，これが加齢による筋萎縮をもたらす主要な原因となる．さらにこの加齢による筋萎縮はすでに25歳から始まり，50歳では筋量のピーク値から約10％の低下を示し，さらに80歳までにはピーク値の約50％の筋の喪失が起こるとされている．したがって，加齢による筋力低下は，たとえ病気を発症していなくても，日常の生活活動を制限し，身体活動の制限（自分の身体の動きに関する認識とは異なる動き：意識と動きの乖離）にともなう転倒による骨折，引いては寝たきり状態を招来するとともに，障害期間の延長（健康寿命の短縮）といった悪影響を及ぼしかねないだろう．

厚生労働省の国民生活基礎調査[10)]によると，要介護者の主因の中で認知症（第1位），脳血管疾患（第2位）に次いで第3位に“サルコペニア”を背景とした「骨折・転倒」があげられている．一方，Clark と Manini[11)]は，老齢期の筋力低下は加齢と関連した筋量の減少をともなわなくとも生じることを主張し，“サルコペニア”とは別の概念である“ダイナペニア（dynapenia）”を提唱した．さらにこれを受けて，Manini と Clark[12)]は，Delmonico ら[13)]の70～79歳の高齢者（男性813名，女性865名）を対象とした報告を基に作成した基準年齢からの筋量と筋力の相対的変化から（**図序−4**），老齢期（70歳以上）において日常生活の

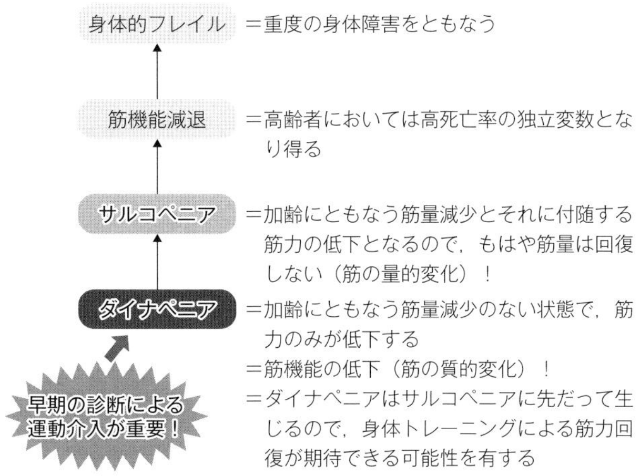

図序−5　ダイナペニアとサルコペニアの概念図

不活動による筋量の低下なしに筋力低下が生じることを示し，筋の量的変化である“サルコペニア”が生じる前に筋の質的変化である“ダイナペニア”を早期に診断し，筋機能保持への対策（たとえば運動介入）を実施していくことが予防医学上重要であることを指摘している．

“ダイナペニア”と“サルコペニア”の定義と関係性の概略を図序−5に示した．“ダイナペニア”の状態ではまだ可逆性が存在することから，運動処方の介入を講じることにより筋機能の回復は可能であるが，いったん“サルコペニア”に陥ると，筋量の回復は困難となり（当然筋機能の回復も期待できない），身体的なフレイル状態が増し，死亡率も上昇するだろう．

このように，老齢期以降，加齢とともに生理機能や運動機能は減衰していき，それに起因して身体活動量も低下していくという負のスパイラルとなって，老齢期の健康状態のより一層の悪化を招来することが想定される．このことから，生物学的年齢（暦年齢）からみると，加齢にともない健康度が低下し，老化度が増すことを想像できる人は多いが，寝たきり状態になるまで自分自身においてそれがどの程度の水準にあるのかを正確に認識している人は少ない．健康度・老化度は個人差が大きく，老齢期に入っていない人でもそれが低い水準にある場合もあり，逆に高齢でも高水準にある人もいる．したがって，加齢による健康水準低下にともなう不健康期間を短縮するためには，成長期から成熟期かけては健康水準のピーク値を高め，そしてそれ以降の加齢期においては自分自信の健康水準を早期に把握し，健康水準の減衰の速度を遅延させることが不健康期間を短縮させることにつながってくる．

しかし，一口に健康水準の把握といっても，これまではある一要素からの尺度で評価していたに過ぎず，正確な健康度の評価には不十分であった．WHOの健康観[14]を基準に考えると，健康水準には特に身体的要素が強く影響する

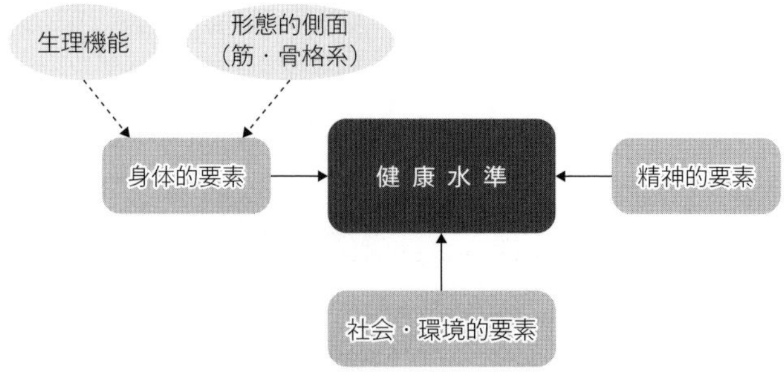

図序−6　健康水準を決定する多面的要素

が，その他の要素も無視できない要素であるので（**図序−6**），健康水準に影響を及ぼす多面的要素を包含した信頼性と妥当性を満たした総合的指標の開発が望まれる．同様に，Andersen ら[9]は，加齢にともなう筋線維の形状，筋線維タイプの変化および筋線維数の減少は避けられないとしても，高齢者の生理機能特性を考慮・工夫した運動トレーニングにより，残存の筋量の維持（筋線維を太くする）は可能であるとしている．これまでは，身体運動に対する適応能力は加齢とともに低下し，その効果は高齢者においては特に小さいと指摘されてきたが，最近の研究を総合すると，相対的に高い強度で日常運動を行っている高齢者は，呼吸循環機能や筋機能を増加させ得るには十分な適応能力（trainability）を有していると結論付けていいだろう．すなわち，日常生活における運動の習慣化が高齢者においても健康水準維持にとって有効となることを示唆している．

日本が世界有数の長寿国家であるという社会背景や，前述の平均寿命と健康寿命の延伸はあっても不健康期間の短縮がないといったギャップに関連した高齢者の医療費高騰への対策の必要性から，行政的には「健康日本 21」を策定し（健康寿命の延伸に比重を置き），それを受けてさまざまな取り組みが各地方公共団体で行われていきている．スポーツ医学や体育分野の研究においても，研究対象として敬遠しがちであった高齢者に対する安全で効果的な運動実施に向けてのデータの蓄積により，実際場面での運動プログラムが策定され，実証研究の段階にきている．さらに，健康水準を高めるという一義的な運動の目的に留まらず，それが「生きがい」へと結びつくことがQOL 達成の前提条件となるだろう．

設 問

問1. 文明のパラドックスという言葉を用いて，現代社会の二重構造と健康問題との関連性を論じなさい.

問2. 国民医療費の高騰の原因として考えられる要因をあげなさい.

問3. WHOは，平均寿命の代わりに健康寿命をその国の健康水準を表す指標として提案したのかについて，平均寿命と健康寿命の利点と欠点から説明しなさい.

問4. 障害期間を延長させると考えられている加齢にともなう身体的変化の特徴を述べなさい.

問5. “サルコペニア”と“ダイナペニア”の形態的，生理的現象の違いは何か，具体的に示しなさい.

文　献

1）厚生労働省：令和元年簡易生命表の概況．2020．< https://www.mhlw.go.jp/toukei/saikin/hw/life/life19/dl/life19-15.pdf，参照日：2020 年 10 月 13 日>

2）厚生労働省：令和元年簡易生命表の概況（Press Release）．2020．< https://www.mhlw.go.jp/toukei/saikin/hw/life/life19/dl/life19-14.pdf，参照日：2020 年 10 月 13 日>

3）厚生労働省：令和元年（2019）人口動態統計月報年計（概数）の概況．2020．< https://www.mhlw.go.jp/toukei/saikin/hw/jinkou/geppo/nengai19/index.html，参照日：2020 年 10 月 13 日>

4）厚生労働省：平成 29 年度国民医療費の概況．2019．< https://www.mhlw.go.jp/toukei/saikin/hw/k-iryohi/17/dl/data.pdf，参照日：2020 年 10 月 13 日>

5）厚生労働省：令和元年度医療費の動向．2019．< https://www.mhlw.go.jp/topics/medias/year/18/dl/iryouhi_data.pdf，参照日：2020 年 10 月 13 日>

6）日本生活習慣病予防協会：最近の関連ニュース「健康寿命は 2040 年度までに 3 年以上延伸」．2019．< http://www.seikatsusyukanbyo.com/calendar/2019/009860.php，参照日：2020 年 10 月 13 日>（厚生労働省「健康寿命のあり方に関する有識者研究会報告書 2019」）

7）クラウス H，ラープ W 著，広田広一，石川　亘訳：運動不足病－運動不足に起因する病気とその予防－．ベースボールマガジン社，pp15－21，1977．

8）Rosenberg IH: Summary comments. Am J Clin Nutr, 50: 1231－1232, 1989.

9）Andersen JL, Schjerling P, Saltin B: Muscle, genes and athletic performance. Sci Am, 283: 48－55, 2000.

10）厚生労働省：2019 年国民生活基礎調査の概況．2020．< https://www.mhlw.go.jp/toukei/saikin/hw/k-tyosa/k-tyosa19/dl/14.pdf，参照日：2020 年 10 月 13 日>

11）Clark BC, Manini TM: Sarcopenia ≠ dynapenia. J Gerontol A Biol Sci Med Sci, 63: 829－834, 2008.

12）Manini TM, Clark BC: Dynapenia and aging: an update. J Gerontol A Biol Sci Med Sci, 67: 28－40, 2012.

13）Delmonico MJ, Harris TB, Visser M, et al.: Longitudinal study of muscle strength, quality, and adipose tissue infiltration. Am J Clin Nutr, 90: 1579－1585, 2009.

14）WHO: Health is a state of complete physical, mental, social well-being and not merely the absence of disease or infirmity. Magna Carta for Health, 1948.

1章　現代社会における健康問題

文明の発展は，環境の人工化としてとらえられるが，その人工化が人間の生物としての適応範囲を超えてしまったことが，現代社会における健康問題の根幹をなしている．都市化，情報社会化，ストレス社会化，労働の省力化，食生活の変化，生活様式の合理化などは，この環境の人工化としてとらえられる．人間の生物的形質は，この3万年ほどほとんど変わっておらず，採集・狩猟の時代のままであり，こうした現代の急激すぎる環境の人工化に適応できなくなったのである．この文脈において，自己家畜化（第1節），概日リズムの乱れ（第2節），身体運動の減少による生理的機能の衰退（第3節）について論じることができる．

また，このような健康問題が表面化してくるプロセスにおいて，人々の健康に対する考え方（意識）はどのように変化してきたのだろうか．第4節では，健康ブームの背後にある健康不安から生ずる危惧について，第5節では，健康そのものについてのとらえ方（健康とは何か，すなわち健康の概念）の変容について論じることにする．

1　自己家畜化

「家畜化」とは，動物が人間によって野生から切り離され，人為的に整えられた生活条件のもとで形態や生態を変化させられることである．人間は，約7000年前に野生の山羊や羊を飼い慣らして家畜にした．それ以来，ブタ，ウマ，ウシ，ニワトリ，ウサギ，イヌ，ネコなどが加えられる．また，動物園で飼育される類人猿，ライオン，チーター，カバ，ゾウ，クマなども家畜化された動物である．人間の場合は，自らがつくった社会制度や文化的環境によって自らを飼育し，それに適応していったという点で，「自己家畜化」という言葉があてはめられる．この「自己家畜化」は，人間がより豊かで安定した生活を送るために，道具とその派生物としての文化をつくり，また協同をとおした集団での労働形態，分配と供給のシステム化などからなる社会を生み出していった，という自己発展の論理である．それは，人間の基本的なあり方を示すものであり，本来，是非善悪を超えて使用されてきた人類学上の概念なのである．

人間は，自然の中で自然と共生する野生動物と同様な生活から脱けだし，自分のハビタット（くらし場所）をつくっていった．ヒトが人為的なハビタットを形成するようになったのは，狩猟者・採集者として動物や植物を狩る生活からはじまって，家畜や作物を生み出すそれへと変わってきたことによる．ヒトは，火をつくり出し，家の中にある程度コンスタントな暖かさを保てるようになったとき，形態的にはピテカントロプス（ホモ・エレクトス）になったといわれる．ヒトは，さらに生態系を人為化した人工環境である農村や都市を形成した．ヒトはその中で，氾濫する河川を整備したり，大風が吹き大雨が降っても壊れない住居を発明し，自然の脅威を克服した．農作物の大量生産と備蓄や牧畜の発達によって食料を安定供給できる社会システムがつくられるが，そうした生産物の増加は交換経済のための流通や交通システムを発達させていき，ヒトは住居空間から出なくても，食物だけでなくあらゆる物を自動供給される利便性の高い生活を手に入れたのである．

しかし，こうした人間の自己発展の論理である「自己家畜化」は，人工化を過度に押し進めていくと，ヒト本来の耐性を退化させていくことになる．人間は自然から離れては健康に生きていくことができないが，逆に人工的環境から切り離されては，ヒト（生物学的種）であっても人間ではありえなくなる．それゆえに，人間は徐々に人工環境に適応し，自己家畜化してきた．しかし，ここ数十年の間の人工化は急激すぎるものであった．かつて，ヒトが人間化していく過程で獲得した人工的環境は，道具や家畜，テコの動力によって自然界に存在する物質を加工したものであったが，最近の技術進歩は，自然界に存在しない物質を人工的につくり出し，また新たな動力源（原子力など）を求めた結果，有害な物質を排出し始めたのである．技術は，自然物の増産よりも人工物質による置き換えの方向をたどることになった[1]．

たとえば，木綿・絹や自然木の増産をはかるよりも，人工繊維や人工建材を作る方法が優先される．ヒトが呼吸をしている限り，その空気中に自然界に存在しない物質が含まれることはよいはずがない．建材では，シックハウス症候群を引き起こすVOC揮発性有害物質やホルムアルデヒドが問題となっている．食品においては，なおさらである．人工脂肪（トランス型脂肪）は炎症反応の調節に障害を起こす可能性が指摘されているし，加工食品には化学調味料，合成保存料，着色料，漂白剤，人工香料，抗生物質などがふんだんに使用されている．こうした大気の汚染や食品公害にとどまらず，PCB，中性洗剤などの生活器具物質による汚染，過密，騒音なども人工物質化の例である．

人間は，自然の中に存在していなかった物質に対しては適応能力をもってはいない．また，省力化・合理化された生活様式，生活習慣，めまぐるしく変化する生活環境，過剰に流入・流出する情報・刺激，こういった人工化のスピードに，人間はもはや適応できない段階に達していると考えられる．

ヒトのはじまりは，300〜500万年前に棲息したアウストラロピテクスとされている．ヒトは直立して以来，その形質は直立に適応するように変化してきたが，ここ3万年あまりはほとんど変わっていない．ヒトが定住し，農耕を開始したのがおよそ1万年前と考えられるので，現代のわれわれのからだは，それ以前の狩猟・採集の時代のままなのである．

それゆえ，急速な文化的進歩に生物としてのヒトの進化が追いついていけず，不適応現象が生じているわけである．この生物的進歩と文明的進歩（社会的・文化的進歩）の間のズレとして生じる不適応は，種としてのヒトの存続にとって望ましくないことはいうまでもない．それでは，人間はその不適応の結果としてどのような変化を被ったのか．このことは，人間から文化的進歩の洗礼を受けた家畜（飼育された動物）にみられる習性や行動の変化から類推することで，より明らかになる．

人工的な環境で飼育される家畜には，「肥満化・大型化」「性成熟の早期化」「長寿化」「異常心理（行動）」「虚弱化」などが進行している[2,3]．

1．肥満化

野生の動物は，食物を得るためには骨の折れる厳しい行動を必要とするが，人間に飼育されるようになると，「上げ膳・据え膳」で自動供給されるようになる．動物は，捕食行動にエネルギー的支出がなくなっても節食できるわけではない．充足の中の悲哀として，肥満化が生じる．野生のゴリラは，雄でも 200 kg に達しないのが普通であるが，動物園で飼育されると 250 kg 以上，300 kg にもなる例がある．オランウータンも，野生では雄 75～100 kg，雌 40 kg くらいであるが，動物園では雄 188 kg，雌 100 kg の例がある．そのほかゾウやワニ，チンパンジーにも肥満化がみられる．

同様に人間においても肥満者の割合が高くなってきている．BMI（body mass index）は，体重(kg)÷身長(m)^2 でもとめられ，疾病率との間に U 字型の曲線関係を示すことが確認されている（詳細は 3 章参照）．BMI が低いと感染症にかかりやすく，高すぎると糖尿病，脂質異常症，心臓病などの生活習慣病の発症率が高くなる．男女とも 22 前後が最低疾病率を示す．25 以上を肥満とした場合，2002 年では男性の 30～69 歳において 30％余りを占めており，20 年前の約 1.5 倍に増加している．女性では，59 歳以下の肥満者は減少傾向にあり，とりわけ 20 歳代・30 歳代は肥満者の割合そのものが 1 割前後と低い．しかし，60 歳以上は増加傾向にあり，肥満者の割合も 30％を超えている（図 1−1）．こうした男女の肥満者割合の傾向は，2008 年以降も続いている．全年齢層を総じてみると，2002 年では男性 28.2％，女性 21.1％であったが，ここ 10 年，男性は 30％前後，女性は 20％前後を推移し，2019 年ではそれぞれ 33.0％，22.3％となっており，少しずつ増加しているといえる（図 1−2）．

2．性成熟の早期化

一般に，性成熟が早期化され，発情回数が増加している．ネコの雄は周年発情しているし，イヌもブタも野生のものより発情が多い．動物園では，まだ授乳されている雌カバが妊娠したり，子に乳を与えているカンガルーが，いまだ母親の育児嚢に入りたがるなどの例がみられる．逆に性行動が抑制され，繁殖

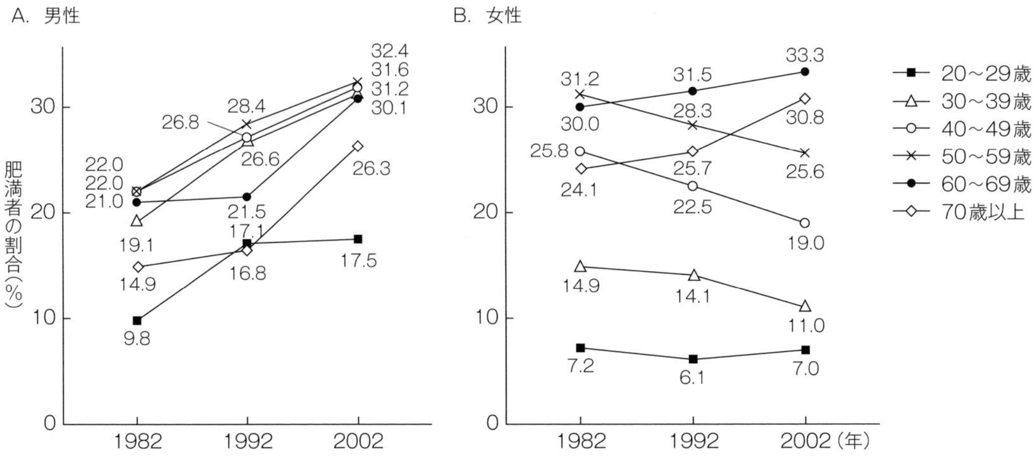

図1−1　肥満者（BMI≧25）の割合の年次推移

（健康・栄養情報研究会：国民栄養の現状（平成14年度厚生労働省国民栄養調査結果）．第一出版，p52，2004）

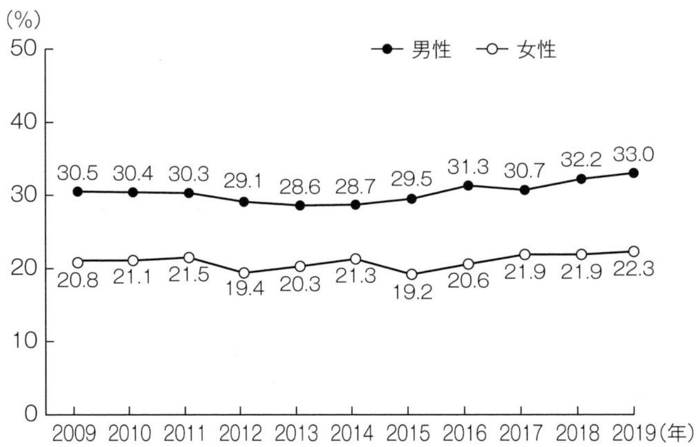

図1−2　肥満者（BMI≧25kg/m²）の割合の年次推移（20歳以上）（2009年～2019年）

（厚生労働省：令和元年国民健康・栄養調査結果の概要．p18）

が難しくなることも多いという．ジャイアントパンダに，その傾向がある．

人間においても，二次性徴が早期化している．女子では，初経年齢が20世紀はじめは15～16歳であったが，約1世紀後の現在では11～12歳となっている．男子では，ひげの発生，変声などが低年齢化している．

3．長寿化

食虫類のジネズミの場合は，野生での寿命はおよそ1年半であるが，飼育下では4年半生存した例がある．ハイイロリスは，野生では8～9年以上は珍しいが，飼育では20年生きたものがある．ペロミスクス（シカネズミ）は，野生では1～2年であるが，飼育では8年生きた例がアメリカにある．動物にとって，繁殖能力を失うことは寿命の限界と密接に関係しているが，このペロミスクスは，4年間繁殖能力を保持し，残りの4年間は「余生」を送ったという．人間も，閉経後に長い人生が残っており，人工的環境は，老後を長くするといえる．

野生の動物は，「老い」を迎えることができない．動物は盛りを過ぎるとハイエナが貪ったり，さまざまな生物や病原微生物が食い殺してしまうからである．飼育される動物は，肥満化や虚弱化の促進などの「老い」問題をかかえていくことになる．人間における長寿化の進行は世界的な傾向であり，その「老い」問題は動物と比べてはるかに複雑な様相を呈する（第4節参照）．

4. 虚弱化

野生のライオンは獲物を殺して引き裂き貪り食うが，動物園のライオンはその必要がないため，顔が丸く肥大化し，顎で咬みおさえる力が退化してしまっているうえ，骨折しやすくなっている．そのほか，求愛がうまくできずに結婚不能になったゴリラ，ネズミを捕らないばかりか墜落死してしまうネコ，わずか500 mを歩くのを嫌がり息切れするイヌ，運動不足のためか脂肪がつき肝硬変になったチーター，糖尿病のカバ，虫歯のサルやイヌ．冷暖房完備で，人間からデラックスなやわらかい食事を与えられるイヌは，歯槽膿漏や生活習慣病（慢性肝炎や糖尿病）になったりする．また，ストレスによる心身症もみられる．胃潰瘍になるラットや，慢性胃炎や高血圧症になる動物も増えている．

人間の場合も，堅い物を食べることが少なくなったので，顎が退化して細くなった結果，永久歯の歯並びが悪くなり，虫歯を生じさせやすくなった．また，骨密度の低下によって骨が折れやすくなった，500 mを超えると歩かずに乗り物に乗る，冷暖房完備によって耐寒・耐暑能力が衰えたなどが指摘され，生活習慣病やストレスによる心身症が社会問題になっている．

文部科学省の調査報告から，体力の年次推移をみると，青少年ではどの年齢段階でも，基礎運動能力としての50 m走，持久走，立ち幅とびおよびソフトボール投げ（またはハンドボール投げ）のいずれもが低下傾向にあるが，とりわけ持久走と立ち幅とびの低下が，昭和50年代（1975年～）から平成16年（2004）頃まで顕著である（図1–3）．全身持久力，瞬発力が衰退してきているのである．その後，持久走は回復傾向にあるが，立ち幅跳びは横ばいが続いている．2006年頃から成年（20～69歳）では，「急歩」が示す全身持久力に低下傾向があらわれている．

この全身持久力を最も明確に表す指標は，最大酸素摂取量（2章参照）であるが，この低下がモータリゼーションの到来という環境の人工化によって著しく進められたことを示すのが図1–4である[4]．アフリカのタンザニアで遊牧生活をするマサイ族は，モータリゼーションとは無縁で，小さいころから動物を追って長時間歩く生活をしている．1938年はモータリゼーション到来前であるが，当時のアメリカ人と比べてもマサイ族がいかにすぐれた最大酸素摂取量を示しているかがわかる．トレーニング前の黒丸印で示されたものは，モータリゼーション到来後の1965年のアメリカ人の最大酸素摂取量であるが，そ

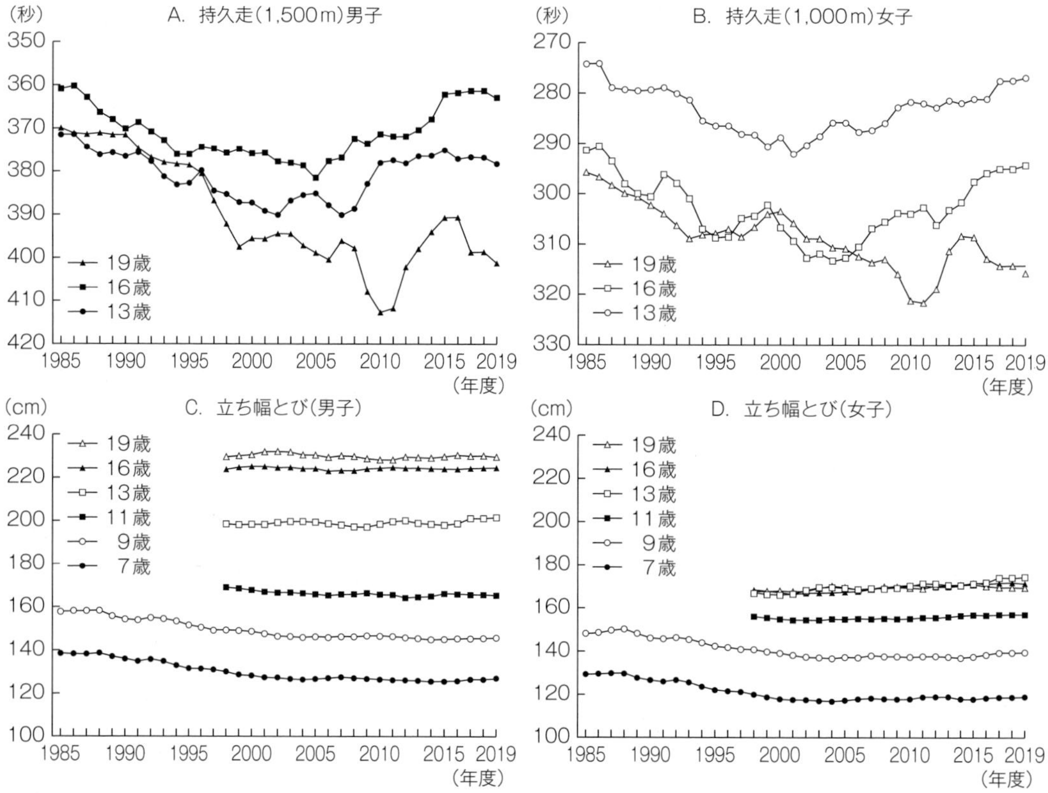

図1−3 持久走（男子：1,500m，A；女子：1,000m，B）および立ち幅とびの年次推移（男子，C；女子，D）
1997年度までは示した期間の平均値で表している．1998年度以降は3点移動平均法を用いて平滑化してある．
（スポーツ庁：令和元年度体力・運動能力調査報告書）

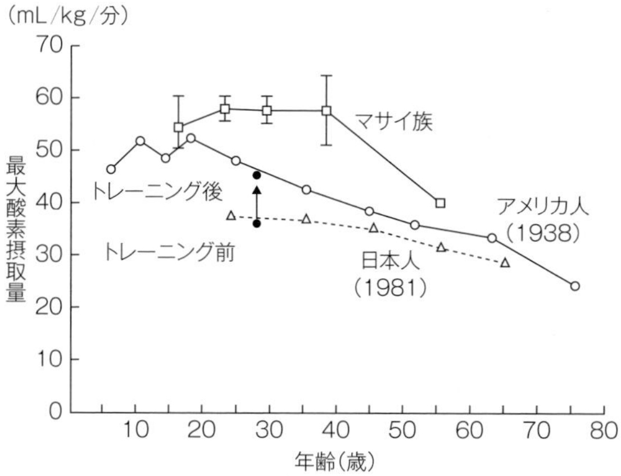

図1−4 マサイ族，アメリカ人および日本人の最大酸素摂取量
●は1965年にアメリカ人に6週間の激しいトレーニングを行わせた前後の値である．
（青木純一郎編：日常生活に生かす運動処方．杏林書院，p20，1982）

れは到来前の1938年と比べると10 mL/kg/分も低下している．そして，それは27歳ぐらいの値であるが，到来前の50歳代の値とほとんど変わらないのである．

最大酸素摂取量をある程度保持することが，日常生活において疲労を感じないで高水準で仕事に集中することを保証する．最近では，最大酸素摂取量が25 mL/kg/分以下になると，生活習慣病を患う確率が高まることが明らかにされている．

また，免疫システムの脆弱化も生じている．それは，細菌を抗生物質で殺し，抗菌グッズで身の周りの細菌を遠ざけた結果である．花粉症，アトピー性皮膚炎などのアレルギー性疾患，黄色ブドウ球菌（MRSA）による院内感染，病原性大腸菌O-157やクリプトスポリジウム（水系をとおして感染し，塩素消毒では死なず，下痢を引き起こす）とか新型コロナウイルスなどによる新たな感染症が，その例としてあげられる．

5. 異常心理（行動）

管理・保護と人工化が進んだ動物園では，動物の異常心理（行動）がみられ，とりわけ神経症的な例が増加している．牙をぬかれて発情しなくなったゾウ，頭を振り続けるクマやゾウ，自分の糞を食べるチンパンジー，ふさぎこむゴリラなどの自閉症的ノイローゼ風の例があり，そのほか毛を抜くサル，自分の尾を咬み切ってしまう食肉類（ライオンなど），自分の足を食い切るヒョウがいる．神経障害は，家畜ではブタに多く，食肉市場に行くときの扱いかたで，「むれ肉」をつくるという（「フケ肉」ともいい，赤身肉が白っぽくなり，肉汁が分離浸出してしまったもの．出荷時の取り扱いが悪いと，「豚ストレス症候群」となり，この「むれ肉」を生じさせる）．また，イヌがよく吠える，ネコが過剰に指をしゃぶる（前足の裏をしゃぶる）のも神経障害の例である．

また，性行動に関しては，バーバリシープ（ヒツジに近い獣）のような血縁交配でも繁殖できるものが現れ，親子関係においては，バクやライオンの母親が子をなめ殺したり，チンパンジーが子を育てないという例が出てきている．

動物の過密環境下における異常行動を観察した興味深い実験が，カルハーンという生態学者によってなされている[5]．過密状態におかれたラットは，求愛行動や巣作り，養育といった自律的行動能力を著しく低下させ，幼獣死亡率は最悪の場合96％にまで至った．そこにおいては，雄同士は攻撃をしかけあい，共食いをしたり，雄が雌を異常な方法で追い回したり，成獣は巣を完全に作りきらず，幼獣を巣の中に保護できないままにその幼獣をほかの成獣に食べられてしまうといったことが観察されている．

こうしたストレスに起因すると思われる異常心理（行動）は，今や人工的環境の象徴である都市の過密な状態におかれている人間にも見受けられるものである．**表1−1**に示したように，精神疾患や精神病は昭和30年代（1955～）から昭和40年代にかけて急増し，その後も増加の一途をたどり，1982年以降は30万人台の入院患者数を推移し続けている．近年は，30万人をやや下回って推移している（**表1−2**）．ここには，家族の同意によってなされる「医療保護

表1−1　精神障害（精神分裂病，神経症その他）の年次推移

年度	入院	外来	年度	入院	外来
1953	28.1	12.2	1979	378.2	47.7
1955	45.7	14.0	1980	286.5	52.5
1960	88.4	17.3	1981	296.7	56.4
1965	165.8	37.1	1982	303.6	66.6
1970	208.1	48.4	1983	316.1	69.7
1973	241.4	49.0	1984	310.7	68.0
1975	248.5	52.8	1987	327.2	86.7
1976	255.8	57.2	1990	338.6	115.2
1977	270.3	49.5	1993	320.6	104.8
1978	264.0	49.3			

（厚生省：患者調査．厚生統計協会：国民衛生の動向．厚生の指標，41(16)，1994のデータより作表）

表1−2　入院形態別入院患者数の推移

	2014年	2015年	2016年	2017年	2018年
総　数	290,406 (100.0)	284,806 (100.0)	286,406 (100.0)	284,172 (100.0)	280,815 (100.0)
措置入院	1,503 (0.5)	1,515 (0.5)	1,523 (0.5)	1,621 (0.6)	1,530 (0.5)
医療保護入院	131,924 (45.4)	127,599 (44.8)	129,593 (45.2)	130,360 (45.9)	130,066 (46.3)
任意入院	155,122 (53.4)	153,833 (54.0)	153,512 (53.6)	150,722 (53.0)	147,436 (52.5)
その他	1,857 (0.6)	1,859 (0.7)	1,778 (0.6)	829 (0.3)	828 (0.3)

各年6月末現在．単位は人，カッコ内は構成割合（%）．
2017年より総数に不明が含まれるため，合計数は一致しない．
（厚生労働統計協会：国民衛生の動向2020/2021．厚生の指標，67(9)：124，2020）

入院」および本人の同意による「任意入院」の減少が反映している．

また，「幼児虐待」や「尊属殺人」（親・子・兄弟殺し），性犯罪や猟奇的殺人など，残虐で目を覆いたくなる事件が続発し，マスコミを騒がせている．

このように，「自己家畜化」はより豊かで安定した生活を送るために，環境を人工化していったという「自己発展の論理」であったが，その人工化が人間の適応範囲を超えたことが，現代社会の健康問題の根源となっているといえよう．それは，以下のようにまとめられる．

①自然の破壊や自然界には存在しなかった物質の産出によって，環境破壊，汚染，公害をもたらした．最近は，ダイオキシン，PCB，DDT，有機スズなどの環境ホルモンによる内分泌撹乱，発育抑制が社会問題となっている．

②家事や労働の合理化，省力化，交通機関の発達などによって，人間は身体運動の機会を奪われた．この運動不足や高エネルギー食品の摂取が「肥満」問題を生み出した．

③生活環境のめまぐるしい変化，過重な労働，過剰な情報・刺激，人間関係の希薄化，都市の過密な空間などは，心身のストレスを増大させ，心身症や精神病・神経症を多発させることになった．

④長寿化にともなう高齢化社会の急速な進展は，慢性疾患である生活習慣病（がん，脳血管疾患，虚血性心疾患が三大生活習慣病である）を増加させることになった．

⑤公衆衛生や医療技術の進歩は，感染症の激減，疾病の早期発見・早期治療，難病の克服などをもたらし，人々を病気の苦痛から解放したが，反面，医療過誤や薬害などの医原性疾患の発生といった社会問題を引き起こした．

こういった現代社会の健康問題は，人間が豊かさや利便さを追い求めすぎて，生物としてのヒトの特徴をないがしろにしたところに生じているのである．それゆえ，このヒトの特性を今一度とらえ直すことこそ，真の健康への寄与につながるのである．

2　概日リズム（サーカディアンリズム）の乱れ

1．概日リズム（サーカディアンリズム）とは

朝起きづらい憂うつな月曜日のことを“ブルーマンデー”という．1週間の仕事を終えた解放感から週末は夜更かしをし，土・日は思い切り朝寝坊をして疲れを癒そうとする．そうすると，月曜日の朝につらさが跳ね返ってくる．これは，からだが本来的にもっている生活リズムの乱れによるものである．

海外旅行をしたときに経験する時差ボケも，この睡眠・覚醒のリズムの乱れによって生じるものである．たとえば，ハワイに行った場合，日本を午後6時半に出発すると，現地到着は日本時間で翌日の午前2時半であるが，現地時間では太陽がさんさんと輝く午前7時半である．日本時間のままの生体のリズムが真夜中の深い睡眠にあるときに，たたき起こされるようなものである．眠気，吐き気，頭痛，めまいなどを経験することは少なくない．

生物学用語として，「体内時計」あるいは「生物時計」という表現があり，それは1日，1週間，1年といった周期で生物学的な営みを繰り返していくためのからだのリズムを指している．あらゆる動植物には，それぞれ固有のリズムがある．1729年，フランスの植物学者ド・メランが，ミモザの葉が太陽の光の届かないところでも朝開き夜閉じるという1日のリズムを刻み続けることを発見した．このリズムが，ヒトを含む生物全体に及ぶことがわかるのは1940年代を待たなければならなかった．アメリカの医師フランツ・ハルバーグは，体温，尿，血液，血圧，脈拍など，ヒトの生理現象には規則的な変動があるという「生体リズム周期説」を確立したのである．そして，彼が1日単位の変動リズムに対して，「サーカディアンリズム（概日リズム）」と命名したのである．1960年代の終わりに，ミュンヘン大学医学部の生理学者ユルゲン・アショフは，地下の実験室（時計，ラジオ，テレビ，電話など外界の情報を与える機器は何もない部屋）にボランティアの協力者を住まわせて，睡眠，起床，体温のリズムが24.9時間，ほぼ25時間を刻むことを発見した．人間のからだのサーカディアンリズムは地球の自転周期に完全には一致しないことによって，柔軟性・自由度を有し，環境の変化にも対応できるようになっているのである．

現在，このサーカディアンリズムが証明されている生理的機能は300種類以上にものぼっている．図1−5は，そのさまざまなリズムの活動期・休息期を示し，黒丸印は各機能が最も活発になる時刻を表している．ほとんどの能力のピークは午後1時から3時くらいである．反面，ホルモン分泌のリズムは，休息期に活発化するのが特徴であり，特に成長ホルモンの分泌は就寝後急上昇する．寝ている間にタンパク質は合成され，体づくりがなされる．成長期の子どもやスポーツ選手は，夕食でタンパク質を十分に摂取して，就寝時に血液中のアミノ酸濃度を高めておくことが効果的なのである．体内の疲労物質の処理，

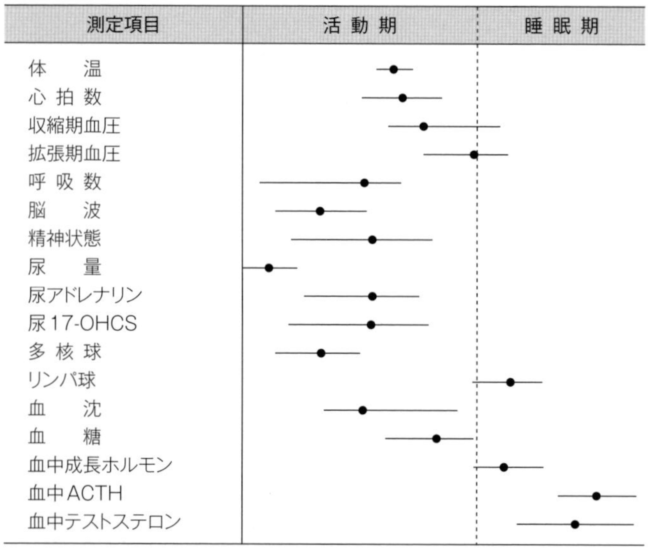

図1−5　ヒトのサーカディアンリズム（最大時間）

ACTH：副腎皮質刺激ホルモン．肝臓でグリコーゲンを合成し，脂肪代謝や血圧保持，免疫抑制に作用する「コルチゾール」を調節する．

テストステロン：男性ホルモンの一種．筋肉増大，蛋白同化の作用をもつ．

（筒井末春：ストレス状態と心身医学的アプローチ−医療の現場から−．診断と治療社，p26，1989）

諸臓器の損傷の修復，皮膚や肝臓の細胞分裂などの新陳代謝のピークも同様に夜中の1～3時であるので，夜更かしをすることはさまざまな意味でからだにマイナスの影響をもたらすことになる．

このような1日の中での「生理的機能のリズムの変動」を認定したことで，さまざまな疾病の診断や治療が考え直されることになった．すなわち，従来の「ホメオスタシス」の概念は「生体内部環境が変わることなく一定に保たれている状態」を意味していたわけであるが，生体リズムの概念を取り入れることにより，ホメオスタシスは「24時間周期に代表される生体リズムにより修飾されつつ，周期的に微妙に変化しながらある一定の範囲で繰り返される状態」というように修正されたのである．「ゆるがない」とされていたものが「ゆらいでいるのがあたり前」と修正されたのだから，医学界においてはまさにコペルニクス的転回が生じたといってよい．

また，この人間の自然のリズムを保つことが，人間の能力を最大限に引き出すために大切であることがわかってきたのである．ところが，このリズムが崩れてきて，さまざまな健康問題を生じさせているのが，現代の特徴なのである．

2. サーカディアンリズムを崩す「人工のリズム」

現代はストレス社会といわれる．このストレス発生のメカニズム等については4章で述べられることになるが，ストレスとは要するに力学の用語「ゆがみ」に由来し，たとえばスプリングを力一杯押さえつけたときのように，力によって発生した生理的機能の極度の緊張状態を意味する．この状態が持続すると，体内リズム（生理的機能のリズム）を崩すことになる．このストレスを引き起こす刺激，すなわちストレッサーには多様なものがあるが，ここでは効率化を求めての「人工的な時間リズムの氾濫」に注目し，それがわれわれのからだの自然の摂理のリズムを蝕んでいることをみていくことにする．

古来より，わが国の生活ベースは農耕型であった．日の出に目覚め，日没に作業を終える生活リズムを基本としていた．江戸時代においては「不定時法」といって，明け六つ（夜明け）から暮れ六つ（日没）までを6分割したものを一刻（平均約2時間）とする時間法が採用されていた．日の出から日没に至る日照時間は夏と冬では異なるわけだから，この一刻の長さは季節によって当然異なっていた．江戸時代の人々は，移りゆく季節の時間変化に応じて，夏は長めに冬は短めに働いていたのである．彼らはあくまでも自然の運行のリズムに即して生活していたといえる．ところが，明治時代には現在のような「絶対時間」に変えられた．体内リズムからはずれた人工的な時間のリズムがつくられていったのである．

現代社会においては，この時間のリズムの人工化は，効率化を求めて飛躍的に推し進められている．まずは，コンピュータ，携帯電話，電子メールなどのインフォメーション・テクノロジー，高速の交通機関の急速な発達によって，時間の流れのリズムはどんどん加速化されてきた．時間に追われる生活になってきたのである．人々は，無意識のうちにその環境の人工的なリズムに波長を合わせざるを得なくなり，ストレスレベルをあげているのである．**表1-3**は，31カ国の大都市における，歩行スピード（60フィートの距離を歩くのに要する時間）と，郵便局の職員が売って欲しい切手を書いたメモを渡されてからその切手を売り終えるまでの時間と，ランダムに選ばれた繁華街の銀行の15個の時計の正確さをそれぞれ測定したものである．11位までをみると，日本（4位）を除けば，スイスをトップに9つの西ヨーロッパ諸国が占めており，下位には，中近東，ラテンアメリカやアジアの諸国が並んでいる．すなわち，工業先進国において生活のペースが「せっかち」であり，効率化志向が強いことがわかる．

時間のリズムの人工化のもうひとつは，交代勤務・深夜労働の増加である[6]．今や，昼と夜の暮らしの境界があいまいな24時間社会である．テレビ，ラジオは四六時中放送を続け，コンビニ，スナックは朝まで営業している．道路には，長距離トラックやタクシーが絶えることはない．病院，交通・運輸，通信，警察，消防などの公共事業に携わる人々，工場，会社その他の保安・警備員，銀行その他の金融業やコンピュータ関連業に携わる人々がいる．また，自由で知的な生産労働を建前としている医師やコンピュータ・システムエンジニア，建築設計士，実験の多い理系の研究者，作家，編集者，マスコミ記者なども，実質上仕事時間の自己管理に限界をもっており，仕事は昼夜に及ぶ．こういった

表1−3　生活ペース測定における国別平均値とランク

値	総体的ペース指標		歩行スピード		郵便業務スピード		時計の正確さ	
	値	ランク	値(秒)	ランク	値(秒)	ランク	値(秒)	ランク
スイス	-3.43	1	11.80	3	16.91	2	19.29	1
アイルランド	-3.02	2	11.13	1	17.49	3	51.42	11
ドイツ	-3.00	3	12.01	5	13.46	1	43.00	8
日本	-2.68	4	12.11	7	18.61	4	35.00	6
イタリア	-2.13	5	12.75	10	23.00	12	24.17	2
イギリス	-2.09	6	12.00	4	20.78	9	53.72	13
スウェーデン	-1.96	7	12.92	13	19.10	5	40.20	7
オーストリア	-1.43	8	14.08	23	20.60	8	25.00	3
オランダ	-1.43	9	11.45	2	24.42	14	82.33	25
香港	-1.39	10	13.10	14	20.10	6	54.83	14
フランス	-1.36	11	12.34	8	27.84	18	49.00	10
ポーランド	-1.32	12	12.90	12	25.83	15	43.00	8
コスタリカ	-1.13	13	13.33	16	21.13	10	55.38	15
台湾	-0.73	14	13.58	18	20.22	7	68.00	21
シンガポール	-0.65	15	14.75	25	22.42	11	32.00	4
アメリカ合衆国	-0.30	16	12.03	6	36.99	23	67.87	20
カナダ	-0.26	17	12.86	11	30.50	21	70.00	22
韓国	-0.02	18	13.76	20	29.75	20	58.00	16
ハンガリー	0.01	19	13.75	19	28.45	19	64.17	18
チェコ共和国	0.28	20	13.80	21	27.73	17	76.07	23
ギリシャ	0.54	21	13.10	14	24.33	13	117.00	29
ケニヤ	0.78	22	12.58	9	42.50	30	77.14	24
中国	1.03	23	14.26	24	39.63	25	51.82	12
ブルガリア	1.59	24	15.57	27	33.67	22	60.00	17
ルーマニア	2.42	25	16.72	30	42.25	29	32.46	5
ヨルダン	2.44	26	15.79	28	39.92	27	66.16	19
シリア	3.26	27	15.95	29	40.02	28	94.52	27
エルサルバドル	3.63	28	14.04	22	25.88	16	210.00	31
ブラジル	3.98	29	16.76	31	38.17	24	108.00	28
インドネシア	4.14	30	14.82	26	39.64	26	161.50	30
メキシコ	4.23	31	13.56	17	70.00	31	92.31	26

総体的なペース指標の平均値は，それぞれの測定に対するzスコアの平均値である．ほかの測定においては，数値が小さいほど，より速い歩行スピード，より速い郵便業務スピード，より小さな時計の狂いを示している（単位はすべて秒）．
(Levine RV and Norenzayan A: The pace of life in 31 conutries. J Cross Cult Psychol, 30: 190, 1999)

人々のサーカディアンリズムは狂わないはずはない．体温のように精神活動との関連で変動しやすいものや，尿のように体外に排出されるものは，深夜労働や交代勤務における環境の変化に同調しやすいが，細胞の中にある物質（リンやカリウムなど）の代謝のメカニズムは，本来のリズムに頑固に従うことが知られている．それゆえ，交代勤務などにおいては，環境が求めてくるリズムと本来のリズムとの間にどうしても乖離現象が生じざるを得ない．そうして，眠気，だるさ，注意力の散漫，身体の違和感が訴えられ，さらにすすめば胃痛，便秘，下痢，睡眠障害などが生じる（図1−6）．

1986年のソビエト連邦キエフ近郊のチェルノブイリ原子力発電所における史上最悪の事故は，担当のエンジニアが13時間以上働き続けていた夜間に生じたものであった．また，1979年3月28日の明け方に生じたアメリカのペン

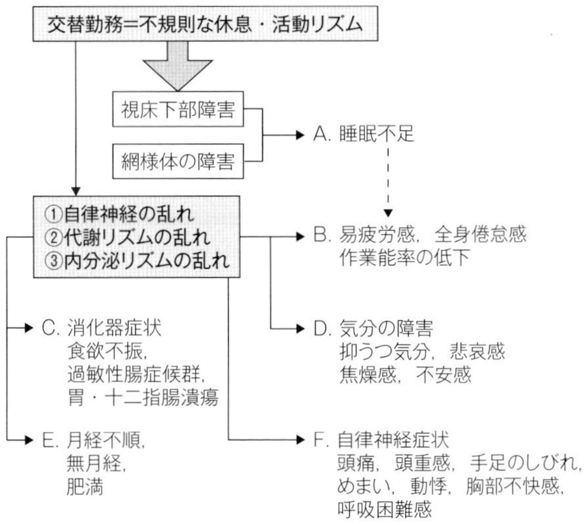

図1–6　交替勤務にみられる心身の症状
（筒井末春，田原啓二：体のリズムと健康–三交代制と心身の不調–．毎日ライフ，18（4）：69，1987）

シルベニア州スリーマイル島の原子力事故は，従業員がバルブを閉め忘れたことが原因であったが，それは，担当者が昼間の勤務から夜間勤務に移ったときに起こったものであった．1984年，インドのボパールで起きたユニオンカーバイド社の化学爆発では3,000名の死者がでたが，これも日勤であった職員の勤務体制が夜勤に変わった直後の事故であった[7]．いずれも，サーカディアンリズムを軽視ないし無視したことによるものであり，そうした事故は枚挙にいとまがない．

3. 体内リズムの乱れによる健康問題

体内リズムの乱れは，さまざまな健康問題を生み出している．すでに，ブルーマンデーや時差ボケ，夜間勤務・交代勤務による病的症状については触れた．ここでは，睡眠障害，うつ病，心身症などをあげておくことにする[6]．

睡眠のリズムが昼夜のリズムと同調しなくなったのが，「概日リズム睡眠障害」である．これには，7つの疾患群があるが，一般的にみられるのが「睡眠相後退症候群」（delayed sleep-phase syndrome: DSPS）である．睡眠の時間帯が後ろに大きくずれるため，どれほど早く寝ようと思っても明け方近くまで眠ることができない．しかし，寝入ると，昼過ぎまで目が覚めない．そのため，職場や学校には遅刻してしまう．家族や上司，教師からは「怠け病」とみなされ，医師に訴えても病気として診断されない．この病気は，受験勉強や夜勤を長く続けている人たちに多く，その日頃の習慣から就寝時刻が遅めのところに固定されてしまったものである．最近は，小・中学生にも就寝時刻が零時をまわる者が増加しており，寝不足を訴えることが多くなっており，睡眠相後退症候群

表1-4　心身症の分類

(1)循環器系	本態性高血圧症，本態性低血圧症，起立性低血圧症，狭心症，心筋梗塞，一部の不整脈
(2)呼吸器系	気管支ぜんそく，過換気症候群，神経性咳嗽（せき）
(3)消化器系	消化性潰瘍，潰瘍性大腸炎，過敏性腸症候群，慢性胃炎，心因性嘔吐，腹部膨満症，空気嚥下症
(4)内分泌代謝系	単純性肥満症，糖尿病，心因性多飲症，甲状腺機能亢進症，神経性食欲不振症，過食症
(5)神経系	偏頭痛，筋緊張性頭痛，自律神経失調症
(6)泌尿器系	夜尿症，インポテンツ，過敏性膀胱
(7)骨・筋系	慢性関節リウマチ，全身性筋痛症，脊椎過敏症，書痙，痙性斜頸，頸腕症候群，チック
(8)皮膚系	アトピー性皮膚炎，皮膚そう痒症，円形脱毛症，多汗症，慢性じんましん，湿疹，疣贅（いぼ）
(9)耳鼻咽喉科領域	メニエール病，咽喉頭異常感症，難聴，耳鳴り，乗り物酔い，嗄声（声がれ），失声，吃音
(10)眼科領域	原発性緑内障，眼精疲労，眼瞼けいれん
(11)産婦人科領域	月経困難症，続発性無月経，月経異常，機能性子宮出血，更年期障害，不感症，不妊症
(12)小児科領域	起立性調節障害，反復性腹痛，気管支ぜんそく，神経性食欲不振症，過食症
(13)手術前後の状態	腸管癒着症，ダンピング症候群，頻回手術，形成手術後神経症
(14)口腔領域	特発性舌痛症，ある種の口内炎，口臭症，顎関節症，口腔乾燥症など

（筒井末春：うつ病．法研，p40，1994）

の予備群は着実に増えている．この病気は，精神科を受診してはじめて正確な診断がなされると，「光療法」という，夜は睡眠薬で強引に眠らせ，起床時に外光（あるいは強力なライト光）を30分から2時間程度浴びせる治療がなされる．

睡眠障害は進行すると，うつ病まで引き起こす場合がある．うつ病の特徴は，漠然とした不安や恐怖，それによって引き起こされた身体の不調（頭痛，下痢，便秘，吐き気など）で，何事もやる気がなくなってしまうことである．最近は，ビジネスマンに「抑うつ症候群」が急増しており，この原因として，体温，各種ホルモンの分泌，脳波などのピークを迎えるリズムが大きく崩れ込んだり，完全に逆転したりしていることが指摘されている．

ストレスの蓄積によって生じる代表的な疾病が「心身症」である．ほとんどの病気の裏にはストレスが潜んでいるに違いなく，前述の睡眠障害，うつ病や神経症などの精神障害もストレスとの関係は大きい．この心身症にも，からだに生じるリズムの乱れが作用している．たとえば，日本人に最も多いストレス病である胃潰瘍は，ストレスが引き金となって胃酸の分泌周期にズレが生じるために起こるものである．胃酸の分泌が必要なのは，朝，昼，夜の食事時であって，そのほかにいたずらに分泌されると，胃壁に穴があくわけである．また，糖尿病は，血糖値をコントロールするインスリンの分泌リズムの崩れによる．インスリンの作用不足と分泌異常が生じると，食後にのみ高いはずの血糖値が空腹時にも高くなり，その高血糖状態が恒常的になったのが糖尿病である（表1−4）．

このように，サーカディアンリズムの乱れには，急速な社会的・文化的進歩がもたらした時間リズムの人工化がストレスとなって作用しているのである．その意味では，これも広義には「自己家畜化」の一現象であるといえよう．

3　ヒトは歩かなくなった−重力下での直立二足歩行の重要性−

労働の機械化・省力化や交通機関の発達など，機械文明の急速な進展はわれわれに便利で快適な生活をもたらした反面，からだを動かす機会を奪っていった．とりわけモータリゼーションの到来は，歩行距離を著しく減少させてしまった．さらには，インターネットによる情報社会化は，移動の必要性さえ減じたのである．

江戸時代では成人なら 40 km 歩いてあたり前といわれていたが，これは日常生活そのものに歩行が習慣として組み込まれていたからにほかならない．何をするにしろ，歩いて移動しなければ用が足せなかったのである．また，貝原益軒が，健康にとっての身体運動の必要性に触れる中で，「食後に毎度歩行する事，三百歩すべし．おりおり五六町歩行するは尤もよし」[8] と述べているように，歩行は健康法として推奨されていたのである．モータリゼーション到来の前と後を比較すると，歩行距離は 1/2 から 1/3 に減少したといわれる．調査によってバラツキがあるが，2002 年の厚生労働省「国民栄養調査」によると，男性 7,753 歩，女性 7,140 歩となっている．距離にすれば，男性 5 km 前後，女性 4 km あまりとなる．マイカー通勤者となると，さらに半減する．厚生労働省が展開する健康施策「健康日本 21」では，日本人の歩数を 2010 年には約 1,000 歩増加させるという目標を掲げていた．2010 年の調査によると，男性では 20〜64 歳 7,841 歩，65 歳以上 5,628 歩，女性では 20〜64 歳 6,883 歩，65 歳以上 4,584 歩であった．「健康日本 21（第 2 次）」はこれをうけて，2022 年度に向けての目標を，男性では 20〜64 歳 9,000 歩，65 歳以上 7,000 歩，女性では 20〜64 歳 8,500 歩，65 歳以上 6,000 歩に修正している（表1−5）．

また，一般的に「1 日 1 万歩」とよくいわれるが，これは 1 日にからだに余るエネルギー300 kcal を消費するための目安となる歩数である．ただし，歩くことの重要性は，このエネルギー消費による脂肪蓄積防止にとどまらない．歩行は，有酸素性運動の代表格として，体内脂肪を燃焼させる効果や，血液中の中性脂肪（トリグリセリド）を減少させ脂質異常症や動脈硬化を予防するという効用を有する．本節においては，人類の「進化」の観点からみて，歩行がわれわれの健康にとっていかに重要な運動形態であるかを探っていくことにする．

表1−5　健康日本21（第2次）が掲げる歩数増加の目標

日常生活における歩数	2010年	2022年(目標)
男性(20～64歳)	7,841歩	9,000歩
(65歳以上)	5,628歩	7,000歩
女性(20～64歳)	6,883歩	8,500歩
(65歳以上)	4,584歩	6,000歩

(https://www.nibiohn.go.jp/eiken/kenkounippon21/kenkounippon21/mokuhyou05 .html)

表1−6　健康な人のための身体活動量の新基準（健康日本21（第2次）に対応）

身体活動量　＝　生活　＋　運動	
65歳以上	**強度を問わない**身体活動を毎日40分 (例：ラジオ体操10分＋歩行20分＋植物水やり10分)
18～64歳	**3メッツ以上の強度の身体活動**を毎日60分 (例：歩行30分＋ストレッチ10分＋掃除20分)
18歳未満	楽しく体を動かすことを毎日60分以上

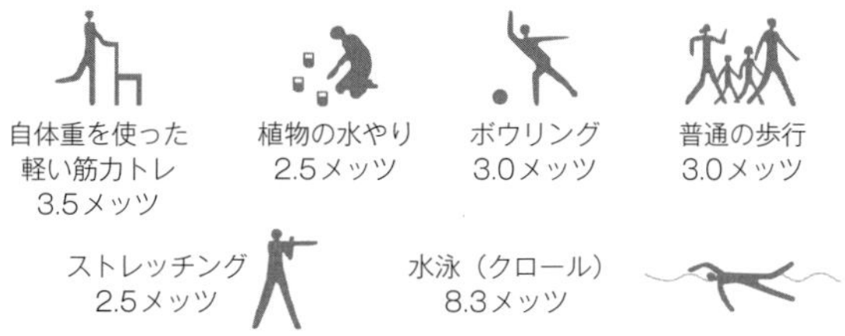

健康診断などでいずれかに異常がみつかった場合は，自治体の保健指導，または，かかりつけ医師の指導のもと，身体の安全に留意して運動を行いましょう．
(厚生労働省：平成26年版厚生労働白書，p142)

なお，厚生労働省は「健康日本21（第2次）」を推進していくために，「健康づくりのための身体活動基準2013」を公表した．これは，「ロコモティブシンドローム（運動器症候群）」の予防のための運動習慣の定着を通して国民の健康寿命の延伸，健康格差の減少を目標とするものである．**表1−6**は，その基準を簡易に示したものである．「メッツ」とは，身体活動の強度の単位であり，安静時を1としたときと比較してその何倍のエネルギーを消費するかを表している．

1．重力下の直立二足姿勢・直立二足歩行に適応した身体の形態および生理的機能

ヒトが重力を受けながら直立二足姿勢・直立二足歩行で生活をしていくための身体の形態が，長い進化の過程においてかたちづくられてきた[9)]．まずは頭部であるが，**図1−7**に示したようにヒトは直立姿勢を完成することによって身体の重心線上に位置するに至り，頭部重量の著しい増加が可能となった．そうして脳容量の増大が生じ，人類の知的能力は急速に発達していくことになった．上肢（手）は，直立することにより移動する役割から解放され，自由を獲得し，道具の操作能力を発達させていくことになった．その際，上肢を自在に動かすためには，体幹が直立して固定されていることが必要であり，体幹を支える体幹筋，つまり胸腔，腹腔，骨盤腔を取り囲む骨格筋群が発達していくことになった．たとえば，いわゆる背筋と呼ばれる体幹背側筋（固有背筋），体幹の脇に

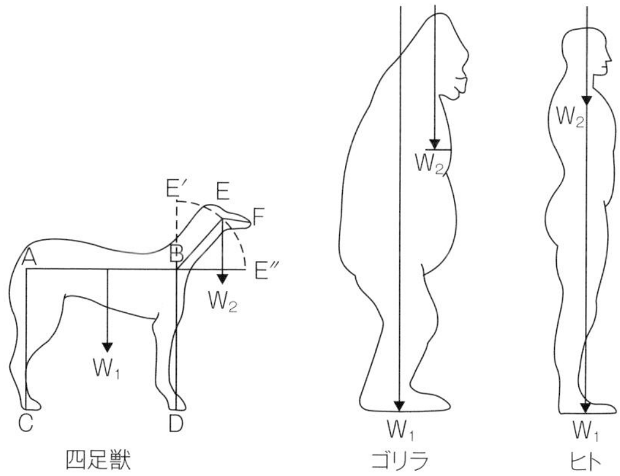

図1−7　体全体の重心と頭部の重心
（香原志勢：人類生物学入門. 中央公論社, p29, 1975）

あたる側腹筋，前腹部と胸郭下前部をおおう腹直筋などである．

この体幹の直立にともない，脊柱も直立するわけであるが，重力を緩和するためにＳ字状になり，前進運動に際して衝撃をやわらげるバネの役目を果たすようになる．また，体幹内部，すなわち胸腔・腹腔・骨盤腔の内臓は直立に際し下垂に陥りやすくなる．四つ足のときは前後関係にあった諸内臓は，直立によって90°回転することで上下関係を形成し，下位にある臓器は上位にある臓器の負荷を受けることになる．こうした不安定さをなくすために，腹膜・腸間膜・大網などの内臓膜が発達したのである．さらに，骨盤が横に幅広い大きなものになり，泌尿器，生殖器，腸などの内臓を包含するものとなった．とりわけ女性の骨盤が大きくなったのは，それが格段に大きくなった新生児の脳頭蓋がとおる産道を包含するからである．腸骨も大きくなり，恥骨が前方に突き出たのも，内臓を支える機能を果たすためである．

最後に，下肢は直立にともなってどのように進化したのであろうか．四足動物の移動方法は，屈曲した脚で敏捷な動きをする「疾走型」（ヒョウやチーターなど）と，伸展して体重を支えやすくした脚で移動する「抗重力型」に分けられる．人類は，後者の抗重力型の構造をもつといえる．直立姿勢では，大腿と下腿は完全に伸展しており，膝関節部では大腿骨と脛骨の接触面が最大となっており，重力を安定して受け止めることを可能にしている．また，解剖学的には，大腿部より下腿部が短く，足部はさらに短くなっていて，重力を受けながらの歩行を安定させる構造となっている．このことは，竹馬に乗って足部（の下）を細く長くした場合に不安定な歩行となることを想定すれば，納得がいくだろう．さらには，人類の下肢が四足獣に比べてはるかに強大化していること（ゴリラの上半身は強大であるが，下半身は人類の方が強大である），足も大きく，とりわけ踵が大きいことも歩行の安定化のための適応現象である．足の裏の「土踏まず」の内側と外側には縦に走る大きな骨組のアーチが，中足骨の部分には横に走るアーチがあり，それら３本のアーチが歩行の際の重力を緩衝するスプリングの役目を果たしている．このスプリングが弱く，土踏まずがみられない者は「扁平足」といわれ，日本では兵役検査においては「疲れやすい」という理由で不合格とされた．

身体の生理的機能も同様に，適応的な変化を遂げていく．直立二足姿勢・直立二足歩行は，血液を重力に逆らって循環させる必要性を生んだのである．心臓は，収縮時約 120 mmHg という圧力で血液を拍出しているが，その圧力は毛細血管の最小動脈終末部では 1/5 の約 25 mmHg まで下降し，さらに静脈との合流地点では 10 mmHg 以下となる．それゆえ，血液循環とはいいながらも心臓が拍出した圧力では最小動脈終末部まで血液を送るのがやっとであり，とても再び心臓へと血液を還流させることができないのである．さらに立位になると，血液は重力の作用を受け下肢の末端に向けて下降しようとする．そこで，静脈には静脈弁が発達し，静脈血が逆流する（下降する）のを防いでいるのである．しかし，それだけでは静脈血は還流せず，次第に下肢に滞留してくる．それを解消するために，「ミルキングアクション（筋ポンプ作用）」が発達した．下肢の骨格筋にリズミカルな反射性の収縮と弛緩が生じ，これがポンプの役目を果たして静脈血を心臓へと押し上げるのである．足が「第二の心臓」であるといわれるのはこういうわけであり，東洋では昔から「足を鍛えると身体の病気が治り，健康を保てる」ともいわれてきたのである．

一方，心臓より高い位置にある頭部への動脈血の拍出も，重力に逆らう作用である．四足獣の場合，心臓の位置と頭部の位置との高低差はそれほどないが，直立した人類ではそれは大きくなるので，脳貧血が生じやすくなった．そのために，人類の血圧は，前述のように血液の循環には十分なものではないにせよ，高めになっていったと考えられよう．頭部静脈血の還流は，逆に重力に従って心臓に戻るだけのことだから，逆流を防ぐ静脈弁は頭部静脈にはみられないのである．

また，静脈血が下肢に貯留する（たまる）のを防ぐために，「血管反射」作用も起こる．これは，起立時に血管の圧受容体などに刺激が加わり静脈系の収縮が生じ，重力による静脈血の貯留や降下を防ぐという生理作用である．この作用の衰退は，起立時の立ちくらみ，めまい，脳貧血などの循環器系の症状を呈する起立性調節障害の発生につながっていく．

2. 重力下での身体運動（歩行）の重要性
−無重力下での宇宙飛行士の生理的変化から−

このように，人類は直立二足姿勢・直立二足歩行で生活していくために適応した身体の形態や生理的機能をつくりあげてきた．この進化は，直立した猿人から旧人，新人に至る数百万年に及ぶ採集・狩猟の時代に生じたものである．彼らは，直立二足姿勢・直立二足歩行の習慣を形成・促進する中で，この進化を遂げてきたのである．狩猟にしても，採集にしても，野生の動植物を求めての持久性を活かした徒歩による移動・追跡をともなった．人類は直立することにより，速く疾走する能力を失った代わりに持久性に富んだ歩行能力を獲得したのであった．

とりわけ，大形獣の追いつめ猟などにおいては，長時間あるいは長距離の継続的歩行あるいは走行によって，相手の獲物を休ませず絶えず追いたて疲労困憊させて捕獲する方法がとられた．たとえば，南アフリカのブッシュマンによる有蹄類各種の追い込みは1日あるいはそれ以上，オーストラリア原住民のカンガルー猟は1～2日，メキシコのタマクマラ・インディアンのシカ猟は2日間，シベリアのマン族のオオシカ猟（猟犬を使っての追跡）は4～5日にわたるという．直立二足歩行（時には“はやあし”“いそぎあし”“走行－両脚が同時に地上から離れる時期をもつロコモーション様式－”を含む）は，狩猟者の必須条件であったことは間違いない．

人類が，こうした長い悠久な採集・狩猟の時代を経て，定着して農耕を始めたのは約1万年前であるとされるが，その1万年程度の時間ではヒトの身体の形質的な変化は起こらないのである．それゆえ，現代のわれわれの身体は，農耕を開始する前の採集・狩猟の生活（すなわち直立二足歩行を主体とした生活）に適応したままであると考えられる．それにもかかわらず，現代人は「省力化」「効率化」で表される文化的進歩の中で，歩かなくなってしまったのである．歩行に適応した身体をもつ人間が歩かなくなったわけだから，身体の正常な機能が失われ，疾病が引き起こされていくことは当然である．以下では，直立して重力を受けながらの歩行を中心とした身体運動の重要性について，無重力下での宇宙飛行士の生理的変化[10,11]をもとに探っていくことにする．

第1に，無重力下では骨格筋重量の減少，とりわけ下肢のヒラメ筋（ふくらはぎの筋肉）をはじめとする抗重力筋の萎縮が顕著となる．この下肢筋の萎縮は，帰還後，前述のミルキングアクションの衰えをもたらし，循環機能の低下を生じさせる．

第2は，骨の中のカルシウム密度の減少である．筋肉も骨も，地球上の1Gという重力下で活動できるように発達してきた．無重力下では，骨に対する負荷がまったくかからなくなり，脊椎が伸びることから身長は3～6 cm高くなる反面，1Gに耐える強さを必要としなくなる．そうすると，骨のカルシウムは血液中に溶出し，尿とともに排出される．特に足首などの結節部においてカルシウム密度の低下が著しい．帰還後，これは骨粗鬆症につながっていくこともある．さらには，このカルシウムは尿中に高濃度で排出されるため，尿路結石が起きやすくなってしまう．

第3は，血液やリンパ液などの体液の移動である．地球上では，体液は重力によって下半身へと下降する傾向にあるので，心臓は活発に拍動し血液（酸素）を上部に位置する脳へと供給しなければならない．しかし，無重力状態では，この体液は容易にからだの中を循環するため，心筋の働きは弱くてもすむようになり，「書斎心臓」の様相を呈するようになる．体液は容易に頭部の方へ移動するので，頭部の充血感と鼻の閉塞感が生じる．目のまわりが腫れたり，鼻がつまったりする．宇宙にいる間は，こうした生理的諸変化はさほど心配はないが，地球に帰還したとき，血液が重さを取り戻すため，頭部の血液量は急減し，脳貧血を引き起こす．宇宙飛行士たちは，前述の筋の萎縮および骨の脆弱化をもともなうので，しっかりと地面に立てない起立性失調状態に陥ることもある．

このような無重力下での生体機能の負の変化を最小限にとどめるために，身体運動プログラムがフライト中の日課に組み込まれてきたのである．トレッドミル，ローイングマシン，エルゴメータ，エキスパンダーなどの運動具が，米国の科学ステーション「スカイラブ」やスペースシャトルなどには積み込まれ，かなりの運動トレーニングがなされるようになっている．また，この身体運動は，薬剤の投与や人工重力の負荷と併用されることによって生理的諸機能のさらなる改善効果をもたらすことが判明してきた．

ベッドレストという実験が各国の宇宙研究機関においてなされてきた．これは，ベッドに横たわり，頭を足より6°下げた状態にすると，頭から足の方向への重力がかからなくなり，宇宙の無重力空間にいるのと同様の状態になる．この状態を，何十日，数カ月と続ける中で，重力の負荷と運動の負荷をどのように併用することで負の生理的諸変化（「宇宙デコンディショニング」と呼ばれる）を防ぐことができるかを観察することが可能となる．以下は，わが国における組織的なベッドレスト実験の1つである[12]．

まずは人工重力を1.4 Gという高重力に設定した中で，エルゴメータでの60 Wという低運動負荷を，1日30分間，14日間のベッドレスト中10日間行った．次に，この高重力・低運動負荷（1.4 G, 60 W）と低重力・高運動負荷（0.7 G，最大酸素摂取量の80％）を組み合わせた実験を行った．それぞれ20分ずつ，計40分間の負荷を20日間のベッドレスト中10日間実施したのである（**表1–7**）．

心循環系デコンディショニングは，体液移動，血管反応性，起立耐性，耐Gスコアの負の変化などとして，骨代謝デコンディショニングは，骨の破壊・形成のバランスの崩れによる骨量の減少としてそれぞれ表れるものであるが，この2つのデコンディショニングは，高重力・低運動負荷を高頻度（10/14日）行うことによって抑制することができる．すなわち，心循環系と骨代謝の低下抑制においては，運動負荷が弱くても高重力下で行うことが重要であると察せられる．一方，筋機能の低下や筋血流・筋体積骨格筋の減少などの骨格筋に関するデコンディショニングは，10/20日の低頻度でも，高重力・低運動負荷と低重力・高運動負荷を併用することで，抑制することができるということである．すなわち，筋肉の萎縮防止には高運動負荷が重要であることが察せられる．

この傾向は，その後も同グループによって確認されている．たとえば，高重

表1-7　ベッドレスト実験

	高重力・低運動負荷30分，10/14日の頻度で負荷	高重力・低運動負荷20分，低重力・高運動負荷20分，10/20日の頻度で負荷
体液移動	抑　制	抑制不可
血管反応性の低下	抑　制	抑制不可
心機能低下	不　明	抑　制
圧受容器反応性低下	不　明	不　明
起立耐性	改　善	不　変
耐Gスコア	改　善	不　変
筋運動機能，持続時間，筋血流	不　明	低下抑制
筋体積	不　明	減少抑制
運動開始直後呼吸循環応答	不　明	低下抑制
呼吸循環応答	不　明	低下抑制
骨代謝	骨粗鬆症抑制	骨粗鬆症抑制不可
内分泌学的変化	不　変	適応抑制
交感神経活動	適応抑制（有意差あり）	不　明

（岩瀬　敏，秋間　広，片山敬章ほか：人工重力プロジェクトの概要−国際多面的人工重力プロジェクトへの参加−．Space Utiliz Res（宇宙利用シンポジウム），21：257，2005）

力・低運動負荷を強化した「重力・運動ステップアップ・プロトコール」において，心循環デコンディショニングにはかなりの有効性，骨代謝にはある程度の有効性，筋萎縮に対しては，やや劣るが有効であることが示されている．筋萎縮の抑制には，低重力・高運動負荷である有酸素性運動の頻度をあげる必要があるとされている[13]．

このように，無重力下での宇宙飛行士の生理的変化から，われわれは，重力を長軸方向に受けながらの身体運動を行うことが，生理的諸機能を正常に保つために不可欠であることを理解できる．そして，そうした身体運動の中でもとりわけ直立二足歩行は，人類の進化の過程でかたちづくられた解剖学的・生理学的構造に沿った運動形態にほかならないのである．逆にいえば，人類は進化の過程で，直立二足歩行に適応した身体の構造と機能を形成してきたのである．それゆえ，現代において歩行はヒトに本質的に根ざした，しかももっとも身近で手軽な健康基盤であるといえよう．

4　健康ブームの背景とその危惧

今や空前の健康ブームといわれる．健康・自然食品，健康飲料，健康器具，健康に関する出版物がもてはやされ，またその健康によいということで，テニス，ゴルフ，ゲートボール，エアロビクス，ウォーキング，ジョギングなどのスポーツ・運動がブームを引き起こしている．国の健康施策には，生活状況の調査，医学的検査，運動機能検査，それに基づく栄養処方，医学処方，運動処方などが盛り込まれている．この異常とも思えるほどの健康ブームの背景には何があるのか，そしてそのブームにはらまれる危惧についてみていくことにする．

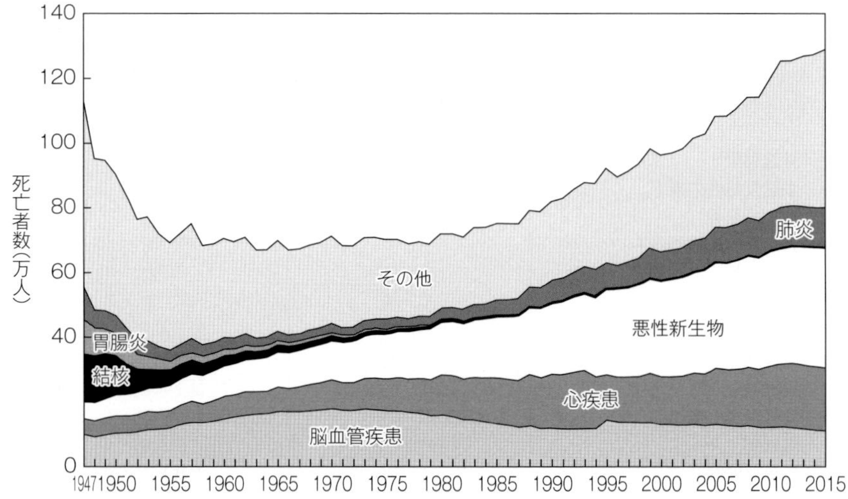

図1−8　主要死因別にみた死亡者数の推移（厚生労働省：平成28年版厚生労働白書．p16）
資料：厚生労働省「人口動態統計」

1．日本人の健康が悪化したのだろうか

現在，生活習慣病の急増，あるいは「無病息災」の時代から「一病息災」の時代への移行などがマスコミによって喧伝されているが，国民の健康は本当に悪化しているのだろうか．

図1−8をみればわかるように，20世紀前半は，肺結核をはじめ肺炎，気管支炎などの感染症が主要死因を占めていたが，1950年代に入ると脳卒中，心臓病，がんなどからなる成人病にとってかわった．詳しくみると，1955年には，1位脳血管疾患，2位悪性新生物（がん），3位心疾患というように，三大成人病が死因の上位を独占するようになり，以降，その三者間での順位交替をともないながら死因に占める比率を上昇させていく．1980年には，1位脳血管疾患，2位悪性新生物，3位心疾患，1985年には，1位悪性新生物，2位心疾患，3位脳血管疾患となり，2000年には，悪性新生物30.7％，心疾患15.3％，脳血管疾患13.8％となる．成人病（1996年に生活習慣病に改称）全体が死因に占める比率が絶頂期に達するのは，60％前後を示す1970年から2000年のあいだである．その後，悪性新生物と心疾患は横ばいが続くが，脳血管疾患が減少していく．2019年には生活習慣病は，全体としては50.0％まで減少するが（**表1−8**），主要死因であることには変わりない．

しかしながら，この実態に関する統計資料は，人口構成の変化すなわち高齢者人口の比率の増大を考慮に入れたものではない．わが国では，男性は1986年以来，女性は1985年以来世界最高の平均寿命を示し続けてきた（男性は2004年では僅差でアイスランドに次ぎ第2位）．2005年には，男性78.56歳，女性85.52歳に，2019年には男性81.41歳，女性87.45歳にまで伸び，戦争による影響が大きかった昭和20年代（1945）は比較の対象から除くとしても，

表1−8　主要4死因の死亡数・死亡率の推移

		全死因	悪性新生物（腫瘍）	心疾患	脳血管疾患	肺　炎
死亡数	1950年	904,876	64,428	53,377	105,728	54,169
	1960年	706,599	93,773	68,400	150,109	37,534
	1970年	712,962	119,977	89,411	181,315	27,929
	1980年	722,801	161,764	123,505	162,317	33,051
	1990年	820,305	217,413	165,478	121,944	68,194
	2000年	961,653	295,484	146,741	132,529	86,938
	2010年	1,197,012	353,499	189,360	123,461	118,888
	2015年	1,290,444	370,346	196,113	111,973	120,953
	2017年	1,340,397	373,334	204,837	109,880	96,841
	2018年	1,362,482	373,547	208,210	108,165	94,654
	2019年※	1,381,098	376,392	207,628	106,506	95,498
死亡率（人口10万対）	1950年	1,087.6	77.4	64.2	127.1	65.1
	1960年	756.4	100.4	73.2	160.7	40.2
	1970年	691.4	116.3	86.7	175.8	27.1
	1980年	621.4	139.1	106.2	139.5	28.4
	1990年	668.4	177.2	134.8	99.4	55.6
	2000年	765.6	235.2	116.8	105.5	69.2
	2010年	947.1	279.7	149.8	97.7	94.1
	2015年	1,029.7	295.5	156.5	89.4	96.5
	2017年	1,075.3	299.5	164.3	88.2	77.7
	2018年	1,096.8	300.7	167.6	87.1	76.2
	2019年※	1,116.2	304.2	167.8	86.1	77.2
死亡総数に対する割合（%）	1950年	100.0	7.1	5.9	11.7	6.0
	1960年	100.0	13.3	9.7	21.2	5.3
	1970年	100.0	16.8	12.5	25.4	3.9
	1980年	100.0	22.4	17.1	22.5	4.6
	1990年	100.0	26.5	20.2	14.9	8.3
	2000年	100.0	30.7	15.3	13.8	9.0
	2010年	100.0	29.5	15.8	10.3	9.9
	2015年	100.0	28.7	15.2	8.7	9.4
	2017年	100.0	27.9	15.3	8.2	7.2
	2018年	100.0	27.4	15.3	7.9	6.9
	2019年※	100.0	27.3	15.0	7.7	6.9

※は概数である.
資料：厚生労働省「人口動態統計」
（厚生労働統計協会：国民衛生の動向2020/2021．厚生の指標，67(9):62，2020）

1955年から60年余りで，男性では17.81歳，女性では19.70歳の伸びを示している（**表1−9**）．この平均寿命の延伸は出生率の低下と相乗し，人口構成を従来のピラミッド型から釣り鐘型，壺型へと変化させ，超高齢社会への移行は必至となっている（**図1−9**）．

こうした高齢者比率の急増が，実は生活習慣病の急増の最大の要因になっているのである．生活習慣病は慢性疾患であり，加齢を重ねるほど罹る確率は高くなる．人口構成比を考慮しないと，**図1−10**のように生活習慣病は確かに急増しているが（脳血管疾患は1960年代・1970年代をピークに減少してきてはいるが，死亡率自体はいまだ高い），人口構成比の隔たりを除外した「年齢調整死亡率」（**図1−11**）からみると，男女とも三大生活習慣病による死亡率は，

表1−9　平均寿命の年次推移

年	男性	女性	男女差	年	男性	女性	男女差
1947	50.06	53.96	3.90	1995	76.38	82.85	6.47
1950−1952	59.57	62.97	3.40	2000	77.72	84.60	6.88
1955	63.60	67.75	4.15	2005	78.56	85.52	6.96
1960	65.32	70.19	4.87	2010	79.55	86.30	6.75
1965	67.74	72.92	5.18	2015	80.75	86.99	6.24
1970	69.31	74.66	5.35	2016	80.98	87.14	6.16
1975	71.73	76.89	5.16	2017	81.09	87.26	6.17
1980	73.35	78.76	5.41	2018	81.25	87.32	6.06
1985	74.78	80.48	5.70	2019	81.41	87.45	6.03
1990	75.92	81.90	5.98				

2015年以前は完全生命表による．1970年以前は，沖縄県を除く値である．
（厚生労働省：令和元年簡易生命表の概況）

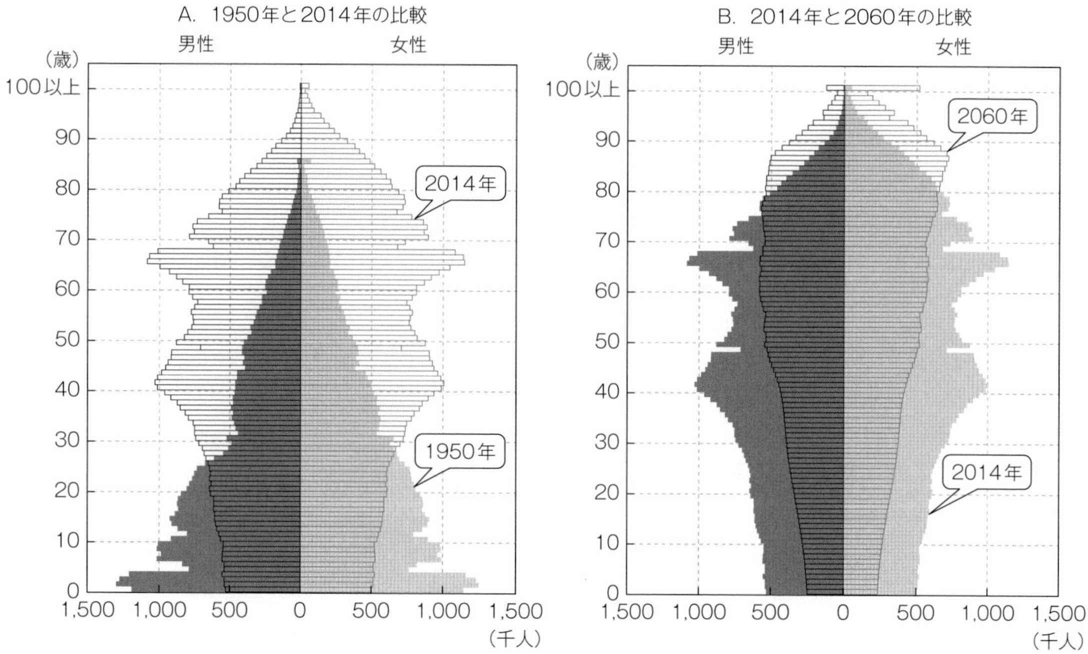

図1−9　人口ピラミッドの比較（厚生労働省：平成28年版厚生労働白書．p7）
資料：1950年および2014年：総務省統計局「国勢調査」および「人口推計」（年齢不詳の人口を按分して含めた）
2060年：国立社会保障・人口問題研究所「日本の将来推計人口（平成24年1月推計）」（出生中位・死亡中位推計）
1950年の85歳人口には，86歳以上人口も含まれている．

男性の悪性新生物の微増を除いてすべて減少傾向にあることがわかる．

受療率（入院・外来）も一般には急上昇したといわれるが，急上昇しているのは1970年以降の65歳以上および70歳以上の高齢者の場合であって，65歳未満においては各年代で差はあるが低下傾向にあり，総数においては横ばいである（図1−12）．

また，医療費は，国民所得の伸びを上回る勢いで急増していることから，国民所得に占める割合を増やしている．1965年から1975年の10年間に6倍近くに，1975年から1985年の10年間に約2.5倍に増加し，その後も着実に増え

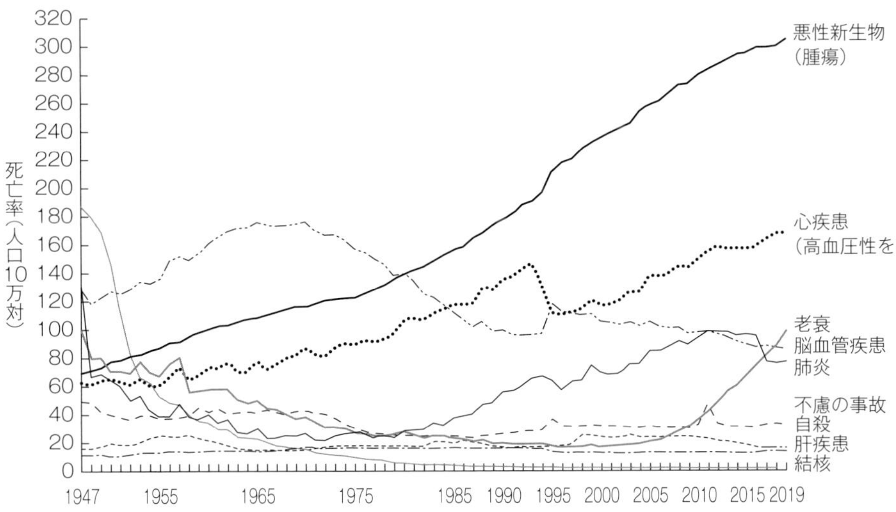

図1−10　主要死因別にみた死亡率（人口10万対）の推移

1994年までの「心疾患（高血圧性を除く）」は，「心疾患」である．1994・1995年の「心疾患（高血圧性を除く）」の低下は，死亡診断書（死体検案書）（1995年1月施行）において「死亡の原因欄には，疾患の終末期の状態としての心不全，呼吸不全等は書かないでください」という注意書きの施行前からの周知の影響によるものと考えられる．1995年の「脳血管疾患」の上昇の主な要因は，ICD-10（1995年1月適用）による原死因選択ルールの明確化によるものと考えられる．2017年の「肺炎」の低下の主な要因は，ICD-10（2013年版）（2017年1月適用）による原死因選択ルールの明確化によるものと考えられる．
（厚生労働省：令和元年（2019）人口動態統計月報年計（概数）の概況．p11）

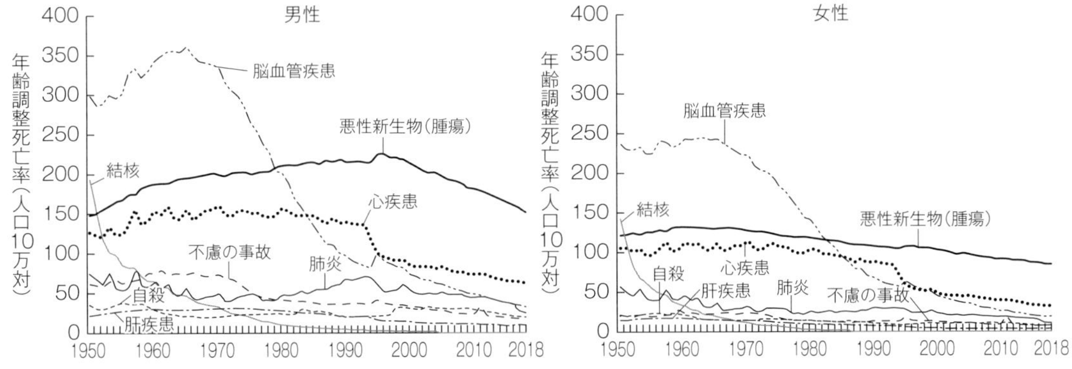

図1−11　性・主要死因別にみた年齢調整死亡率（人口10万対）の推移

年齢調整死亡率の基準人口は「昭和60年モデル人口」である．死因分類はICD-10（2013年版）準拠（平成29年適用）による．なお，1994年まではICD-9による．資料：厚生労働省「人口動態統計」
（厚生労働統計協会：国民衛生の動向2020/2021．厚生の指標，67(9)：61，2020）

続け，1995年ころからは増加率こそ4％以下であるが，30兆円台さらには40兆円にまで達している．1985年以降の増加率はゆるやかとなっているが，増加額に注目すると，1955年から1985年までが16兆円であるのに対し，次の30年間の85年から2015年までは26兆円余りなのである（**表1−10**）．

この医療費の増加は，受療率も低下していることからわかるように，日本人の健康度の悪化を示すものではない．その理由としては，診断報酬の引き上げ，医薬品の使用増と高額化，高価な診療設備と医療の専門化などがあげられ

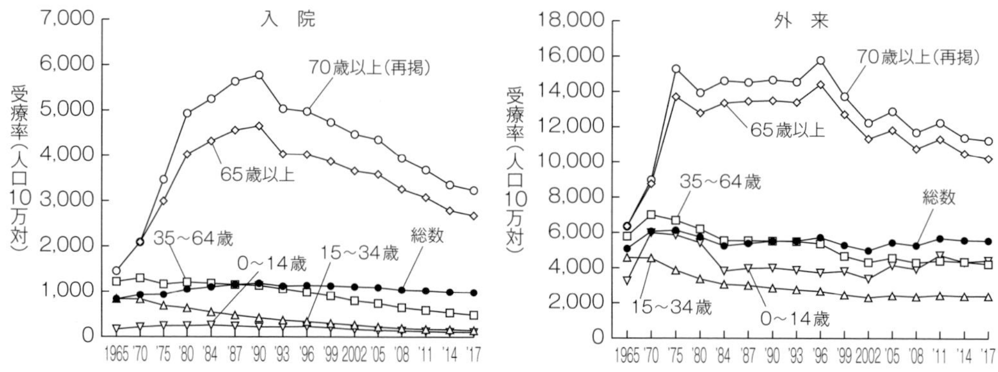

図1－12　年齢階級別にみた受療率（人口10万対）の年次推移

2011年は，宮城県石巻医療圏，気仙沼医療圏および福島県を除いた数値である．資料：厚生労働省「患者調査の概況」
（厚生労働統計協会：国民衛生の動向2020/2021．厚生の指標，67(9)：85，2020）

表1－10　国民医療費と国民所得の推移

	国民医療費		人口1人あたり		国内総生産(GDP)		国民所得(NI)		国民医療費の比率	
	(億円)	対前年度増加率(%)	国民医療費(千円)	対前年度増加率(%)	(億円)	対前年度増加率(%)	(億円)	対前年度増加率(%)	国内総生産に対する比率(%)	国民所得に対する比率(%)
1955年度	2,388	11.0	2.7	12.5	85,979	−	69,733	−	2.78	3.42
1965年度	11,244	19.5	11.4	17.5	337,653	11.1	268,270	11.5	3.32	4.18
1975年度	64,779	20.4	57.9	19.1	1,523,616	10.0	1,239,907	10.2	4.25	5.22
1985年度	160,159	6.1	132.3	5.4	3,303,968	7.2	2,605,599	7.2	4.85	6.15
1995年度	269,577	4.5	214.7	4.1	5,164,065	2.7	3,784,796	2.7	5.22	7.12
2000年度	301,418	△1.8	237.5	△2.0	5,285,127	1.2	3,859,685	2.4	5.70	7.81
2005年度	331,289	3.2	259.3	3.1	5,256,922	0.9	3,873,557	1.2	6.30	8.65
2010年度	374,202	3.9	292.2	3.5	4,992,810	1.5	3,619,241	2.4	7.49	10.34
2015年度	423,644	3.8	333.3	3.8	5,339,044	3.0	3,903,050	2.9	7.93	10.85
2016年度	421,381	△0.5	332.0	△0.4	5,392,543	1.0	3,917,156	0.4	7.81	10.76

資料：厚生労働省「国民医療費」
2000年4月から介護保険制度が施行されたことにともない，従来国民医療費の対象となっていた費用のうち，介護保険の費用に移行したものがあるが，これらは2000年以降，国民医療費に含まれていない．
国内総生産（GDP）と国民所得（NI）は，内閣府の「国民経済計算」による．
人口1人あたり国民医療費を算出するために用いた人口は，総務省統計局による「国勢調査」と「人口推計」の総人口である．
（厚生労働統計協会：国民衛生の動向2019/2020．厚生の指標，66(9)：242，2019）

るが，最も主要な要因は，高齢者（後期高齢者）医療費の急増である．1974年には55.1％，1975年には30.3％の増加率を記録し，その5年後の1980年の医療費は約2.5倍の2兆円台に乗っている．その後も増加率こそ減少しているものの，着実に増え続け，19年後の1999年には11兆円を越えその約5倍となっている（**表1－11**）．以後はしばらく横ばいが続くが，2008年頃から増加傾向となり2015年には15兆円を越えている（**表1－12**）．前述の国民全体の医療費の増加率と比べると，その急増ぶりがわかる．さらに，**表1－13**からは，前期高齢者を含めた65歳以上の医療費が国民医療費のうちに占める割合が，2002年49.0％，2016年59.7％，2017年60.0％と増加していることがわかる．その高齢者比率（人口比）は，2002年18.5％，2016年27.3％，2017年27.7％である．また，1人あたりの年間医療費に注目すると，2002年では65歳未満

表1−11　老人医療受給対象者と老人医療費の推移

	老人医療受給対象者数(千人)	前年度比(%)	老人医療費※(億円)	前年度比(%)	1人あたり老人医療費(千円)	前年度比(%)
1973年度	4,237	—	4,289	—	101	—
1974年度	4,493	6.0	6,652	55.1	148	46.3
1975年度	4,700	4.6	8,666	30.3	184	24.5
1980年度	5,907	4.1	21,269	14.9	360	10.4
1981年度	6,158	4.3	24,281	14.2	394	9.5
1982年度	6,465	(5.5)	27,487	(13.2)	425	(7.8)
1983年度	7,491	(15.9)	33,185	(20.7)	443	(4.2)
1984年度	7,823	4.4	36,098	8.8	461	4.2
1985年度	8,157	4.3	40,673	12.7	499	8.1
1990年度	9,732	3.9	59,269	6.6	609	2.6
1995年度	11,853	4.5	89,152	9.3	752	4.6
1996年度	12,440	5.0	97,232	9.1	782	3.9
1997年度	13,013	4.6	102,786	5.7	790	1.1
1998年度	13,606	4.5	108,932	6.0	801	1.4
1999年度	14,186	4.3	118,040	8.4	832	3.9
2000年度	14,778	4.2	111,997	△5.1	758	△8.9
2001年度	15,405	4.2	116,560	4.1	757	△0.2
2002年度	15,926	3.4	117,300	0.6	737	△2.7

資料：厚生労働省保険局調べ

※：老人医療費は，1983年1月以前は旧老人医療費支給制度の対象者に係るものであり，同2月以降は老人保健法による医療の対象者に係るものであって，老人保健制度の創設にともなう対象者の拡大のため1981年度と1982年度，1982年度と1983年度は単純に比較できない．

（厚生統計協会：国民衛生の動向．厚生の指標，52(9)：210，2005）

表1−12　後期高齢者（老人）医療費の動向

	後期高齢者(老人)医療費(兆円)	国民医療費に対する割合(%)	国民医療費(兆円)
1985年	4.1	25.4	16.0
1990年	5.9	28.8	20.6
1995年	8.9	33.1	27.0
2000年	11.2	37.2	30.1
2001年	11.7	37.5	31.1
2002年	11.7	37.9	31.0
2003年	11.7	36.9	31.5
2004年	11.6	36.1	32.1
2005年	11.6	35.1	33.1
2006年	11.3	34.0	33.1
2007年	11.3	33.0	34.1
2008年	11.4	32.8	34.8
2009年	12.0	33.4	36.0
2010年	12.7	34.0	37.4
2011年	13.3	34.5	38.6
2012年	13.7	34.9	39.2
2013年	14.2	35.4	40.1
2014年	14.5	35.5	40.8
2015年	15.1	35.7	42.4
2016年	15.4	36.5	42.1
2017年	16.0	37.2	43.1
2018年	16.4	37.8	43.4

2018年度の国民医療費，後期高齢者（老人）医療費は実績見込み．老人医療の対象年齢を70歳以上から75歳以上に5年間で段階的に引き上げ（2002年9月までは70歳以上，2007年10月以降は75歳以上）．2008年度より後期高齢者医療制度が施行．

（厚生労働省保険局調査課：医療保険に関する基礎資料～平成29年度の医療費等の状況～）

表1−13　年齢階級別にみた国民医療費と人口１人あたり医療費

	2002年度			2016年度			2017年度		
	推計額（億円）	構成割合（%）	人口1人あたり医療費（千円）	推計額（億円）	構成割合（%）	人口1人あたり医療費（千円）	推計額（億円）	構成割合（%）	人口1人あたり医療費（千円）
総　数	311,240	100.0	244.2	421,381	100.0	332.0	430,710	100.0	339.9
65歳未満	158,699	51.0	152.9	169,797	40.3	183.9	171,195	39.7	187.0
0～14歳	21,495	6.9	118.7	25,220	6.0	159.8	25,392	5.9	162.9
15～44歳	50,843	16.3	101.3	52,560	12.5	120.4	52,690	12.2	122.7
45～64歳	86,362	27.7	243.1	92,017	21.8	279.8	93,112	21.6	282.1
65歳以上	152,540	49.0	645.6	251,584	59.7	727.3	259,515	60.3	738.3
70歳以上（再掲）	119,066	38.3	732.5	201,395	47.8	828.2	210,445	48.9	834.1
75歳以上（再掲）	82,392	26.5	820.3	153,796	36.5	909.6	161,095	37.4	921.5

資料：厚生労働省「国民医療費」
（厚生統計協会：国民衛生の動向．厚生の指標，52(9)：215，2005）
（厚生労働統計協会：国民衛生の動向2019／2020．厚生の指標，66(9)：245，2019）
（厚生労働統計協会：国民衛生の動向2020／2021．厚生の指標，67(9)：242，2020）

152,900円に対し65歳以上645,600円，2016年では65歳未満183,900円に対し65歳以上は727,300円，2017年では65歳未満187,000円に対し65歳以上は738,300円というように，いずれの年も高齢者の方が4倍にのぼっている．

以上，生活習慣病の増加，受療率の上昇，医療費の高騰をみてきたが，いずれも日本人の健康の悪化を意味するものではなく，人口構造における高齢者比率の増大によるところが大きい．健康ブームのひとつの背景には高齢社会化があるといえる．しかしながら，それだけでは老若男女を巻き込んだ健康ブームは説明され得ない．

2. 健康不安の増大

健康診断をはじめとする種々の検査・測定を受け，平均的正常値の範囲におさまらないと，「異常」の判断を下される．最も簡略化して考えよう．血圧の場合ならば，日本高血圧学会の基準（収縮期血圧140 mmHg，拡張期血圧90 mmHg）を超えると高血圧と認定されてしまう（家庭血圧は135/85 mmHg）．そうした場合，人々は不安感を増幅され，みんなと同じ正常値におさまろうと「同調」へと向かわされる，という機構がはたらく．今のところ正常値にある者でもそこから逸脱してしまうのではないかという不安から正常値にとどまろうとする．こうした健康不安が，実は健康ブームの背景に存在しているのである．

この健康不安は，とりわけ生活習慣病をめぐるものであるといえる．生活習慣病は，かつては「成人病」（1957年に厚生省が作った行政用語）と呼ばれた．この成人病による死亡が死因の50％を占めるようになった1960年代はじめに，厚生省（当時，2001年に厚生労働省に再編）は感染症対策から成人病対策へ，治療対策から予防対策へと健康政策の転換をはかった．この予防対策の基本となったのが，「予防医学」でいう二次予防の考え方「早期発見・早期治療」であり，厚生省は，1968 年の厚生白書で「一般に成人病は初期のうちに無自覚に進行するために手遅れになることが多い．したがって初期のうちに異常を発見するには，健康で何も症状がない時でも，定期的に健康診断を受けることが重要である」と啓発したのである．そして，その具体策として「成人病検診・癌検診体制」「国民総人間ドック化」を推進していくのである．「無自覚のうちに進行する」「症状が出たときは手遅れ」という成人病言説は，人々に不安を与えていくことになる．

さらに，1972 年の厚生白書には「半健康人」および「健康人」の健康管理までが施策に載せられてくる．「健康人に対する健康維持と半健康人に対する積極的な健康増進対策を推進することによって健康のポテンシャルをあげ，外界に対する抵抗力と適応性を高めることによって病気に陥らないようにすることが必要である．このことは特に，中高年層について急を要する問題である」．「半健康人」は，健康人と病人とのあいだのボーダーライン上にあって，今は病人ではないが，いつ病人へと転ずるかもしれない人々である．その中には，「もともと虚弱な体質の人」「肥満ぎみの人」「内臓が丈夫でない人」などが含まれよう．さらには，そういう人々に限らず健康で元気な人も，病気へと転じないように現在の健康を維持し，さらには増進させていく施策が必要であるというのである．この施策の一環として各県における「健康増進センター」の設置がなされる．慢性病である成人病（生活習慣病）には，発症前に非常に長い無症状期があり（検査をしても，病気として診られない時期さえもある），誰にも生活習慣病予備群である可能性が存在するところから，不安感が多くの人々を巻き込んでいくことになるのである．

成人病の長い無症状期を有するという性格から，専門家である医師さえも現時点での健康は判定できても近未来の健康については何の保証もできないという状況になっていく．上杉[14]は，この状況について，スポーツ大会の健康診断書や人間ドックを例にあげながら説明している．

甲子園大会の健康証明書の変遷をみると，終戦直後の 1946 年の第 28 回大会では校医の署名捺印つきで「いずれも健康にして数日間連続する野球競技に耐えうる者なることを証明す」というものであったが，1978 年の 60 回大会では「いずれも健康診断の時点で異常がなかったことを証明します」となっているというのである．たった 1 カ月ほど先の競技中の健康状態でさえ，予見することができないわけである．人間ドックにおいては検査結果は 7 段階に分かれている．7 段階のうち 6 段階に何らかの異常が認められるもので，その異常の段階差がつけられている．残りの 1 段階が「今回の検査範囲では異常ありません」となっている．『異常なし』であっても，検査の範囲内での話であり，すべての身体機能を保証するものではないという限定つきなのである．また，「『異常なし』といわれても，その結果は，あくまでも今回の検査時点での結果です．健康はさまざまな要因ですぐに変調をきたしやすいものです．これからも健康維持につとめ，1年に一度，できれば半年に一度は定期的に健康診断を受け，自分の健康をチェックし続けて下さい」（文部科学省共済組合：いきいき健康ライフ．2001）というように，人間ドックは明日からの健康を何ら保証するものではなく，かえって健康不安を再生しているということなのである．

3. 健康ブームの到来

健康ブームは，こうした厚生省の成人病対策の影響を受けて到来した．医学によっても健康を保証されず健康不安に陥った人々は，その不安から逃れるために「健康にとってよいといわれること」にすがるようになる．当時1960年代は，ちょうど高度経済成長が生み出した社会問題，たとえば水俣病，四日市喘息などの公害，スモンなどの薬害，大気汚染，海洋汚染，農薬被害などが浮上した時代であり，そこに生じた科学技術への懐疑や医療不信から自然回帰志向の健康法が隆盛していくことになる[15]．

1965年には「コンフリー」が流行する．これはイギリスのコーカサス地方の牧草で，植物学者ヘンリー・ダブルデーが「奇跡の草」と呼び，その“根”は成人病に効用があると説いたのである．このコンフリー・ブームが，いわば健康ブームの皮切りとなる．

1973年には，大阪市立大学の渡辺正教授著の『にんにく健康法』が100万部を超えるベストセラーとなり，翌1974年には健康雑誌「壮快」が創刊され，さまざまな健康法が注目されるようになる．1970年代後半に健康ブームは頂点を迎える．クコ，ウメ，シイタケ，紅茶キノコ，麦飯石（花崗斑岩のことで，空気・水の浄化を通して健康・美容に効果があるとされた），青竹踏み，米酢，アマチャヅル（薬草），深海ザメ，クロレラ，アロエ，ゲルマニウム（ブレスレット・ネックレスに使用され，首・肩・手首の痛みを緩和するとされた），磁気ネックレス，ルームランナー，ぶら下がり健康器などが流行する．

なかでも紅茶キノコは，「自然そのもので，商業主義に毒されていない原始性」が讃えられ大流行となる．1割の砂糖入りの紅茶を冷まして苗体（酢酸菌）を入れ，フタ付きのビン詰めにして冷暗所に保存し，培養する．1週間もすると表面に薄い膜ができる．それを1日コップ1杯程度を飲めばよい，というものであった．効能としては，高血圧が治った，肝臓がよくなった，胃腸が丈夫になった，慢性腎炎が解消した，水虫が消えたなどがいわれた．

こうした自然回帰志向の高揚の中で，自然食品産業が生まれる．1978年に菓子メーカーのコトブキがスーパーマーケット方式の自然食品店「ナチュラルハウス」一号店を東京自由ヶ丘に開店し，1980年には全日本健康食品協会が創立され，1983年には「国際健康産業展」が開催され，健康食品メーカー90社が参画している．

体育・スポーツもこの健康ブームの主要な媒体となっていった．1965年，総理府に「体力づくり国民会議」（実施機関として「国民体力づくり事業協議会」）

が設けられ，国民の体力増進の啓発がはかられるようになる．また同年，「新日本体育連盟」が設立され，スポーツを一部の選手だけのものではなく，国民すべてのものにするという「スポーツの大衆化」事業を展開していくようになる．一方，それまでは一部の選手中心主義的なあり方で進んできた日本体育協会は「国民総スポーツ運動」を掲げ，地域スポーツクラブの育成，スポーツ少年団の育成を展開していく．文部省も，この方向に追随し，1972年に戦後はじめての体系的なスポーツ政策「保健体育審議会答申」を打ち出し，施設整備，指導体制の確立，スポーツクラブの育成などに乗り出していく．1978年には，厚生省が「健康・体力づくり事業財団」を設立し，マスコミ媒体を通じて健康・体力に関する普及・啓発活動をはじめている．

体育・スポーツ産業においては，1976年にルーム・ランナー，1978年にぶら下がり健康器具が発売され，大ヒット商品となった．日本初のアスレチック・クラブ「東京アスレチック・クラブ」が1969年にオープンし，1970年代後半にはそうしたクラブは増設され大衆化していった．1977年には『コストルバラ博士の走る健康法』が出版され，ジョギングが流行をはじめる．1980年には大塚製薬から「ポカリスウェット」が発売され，それ以降各社からスポーツ志向のアルカリ性飲料が次々と開発され，40年経った現在においてはスポーツ飲料は百花繚乱の状況にある．

4. 成人病から生活習慣病への概念的転換がもたらしたもの　－生きる意味の同一化－

成人病対策として，二次予防にあたる「早期発見・早期治療」「成人病検診体制・がん検診体制」「国民総人間ドック化」がとられたわけであるが，30年あまりが経った1990年代に見直しに迫られた．がんや虚血性心疾患は増加の一途をたどったし，がん検診のほとんどが疫学的（統計学的）に有効性を証明されないままに導入されていたからである．見直しは，二次予防から一次予防（健康増進・発病予防）へとなされ，ここにおいて，成人病から生活習慣病へと概念的転換が生じた．1996年，厚生省による生活習慣病への改称がなされ，「食生活，運動習慣，休養，喫煙，飲酒等の生活習慣が，その発症，進行に関する疾患群」（白書）と定義づけられた．すなわち，成人になって発症する病気のほとんどは，生活習慣が関与するものであるから，その生活習慣を改善することによって健康を増進し，発病を予防しようというのである．1972年に「半健康人」のカテゴリーが厚生白書に登場した時点で，すでに「健康増進」の考え方は見られたが，それは栄養，運動，休養についての生活処方にとどまっており，生活習慣の全体的見直しが展開されていくのはこの1996年以降であった．

この生活習慣病の言説は，病気発症の原因は個人の日常生活の習慣にあるのだという「責任倫理」を前提としている．病気になったのは病気になった個人の生活習慣が「悪い」からだ，という「犠牲者攻撃イデオロギー」がそこには介在している．反面，社会的な因子は問われることがない．多くの疫学的データが存在するにもかかわらず，所得や階層が病気の因子として問われることはほとんどないし，エネルギーの過剰摂取で栄養のバランスが悪い食習慣や飲酒，喫煙習慣が改められるべき生活習慣として非難されても，タバコ・アルコール産業やファストフード産業が根底から批判されることはほとんどない[16)]．こうして，成人病は生活習慣病と改称されることによって，健康増進・発病予防が個人の道徳的改善の推進をもってなされていくようになる．

厚生白書は,「ブレスローの７つの健康習慣」を掲載している．①喫煙しない，②飲酒（適度か，飲まないか），③自由な時間に適度な運動をする，④体重（肥満でない），⑤睡眠時間（7〜8時間），⑥朝食（毎日食べる），⑦間食（しない），というような「〜してはいけない」「〜をすること」といった道徳的啓発をもって，国民は健康づくりへと巻き込まれていくのである．喫煙は，肺がんとの正の相関を示すとしても，それはある一定の条件下で，他の要因と絡み合うことによって健康にとっての危険因子となりうるということにすぎないし，反面喫煙はアルツハイマー病とは負の相関を示すことが指摘されているのである．また，喫煙をするかどうかは本来個々人の自己責任のもとに決定される主義・信条にかかわる問題であり，道徳的に是非を問われる問題ではない．それにもかかわらず，喫煙する人は，自分の健康に無頓着で自己管理能力がない人，さらには他人に副流煙の害をまき散らす良識のない人とされる．肥満の人については,「小太りの長命学」ともいわれるように統計的には小太りが長寿につながっているにもかかわらず，食欲という本能を理性によって制御できない弱者であるとか，その自己制御力のなさから管理職には不適格者であるなどと非難される．

こうして，人々は道徳化された生活習慣を遵守することを通じて，考え方や行動を画一化していくことになる．厚生白書でいう健康とは「平均的正常値」という１つの顔しかもたないものであり,「健康になる」とは,そこに向けて「集う」ことである．人々は平均的正常値を目指して，同じことを考え，同じ行動をとるようになる．

本来，健康とは目標ではなく手段にすぎない．生き甲斐のある生活をするために，個性的な生き方をしていくプロセスにおいて，健康であることが必要となるのである．それゆえ，健康は生きる目標に応じて，すなわち個々人によって異なるものなのである．この手段としての健康は，今や目的化してしまい，人々は健康であることを目標にした同じ生き方をするに至る．人々は，自己についてもつ「実存的関心」というもの（生きる意味，己れ自身に関する反省，世界全体の中での自己の位置づけ）を失っていくことになる．

5　健康概念の変容

これまで述べてきたような現代社会における健康問題は，健康そのものについての考え方，健康とは何か，すなわち健康の概念定義の変容を要請してきたのである．

1.「病気の反対概念としての健康」から「充実した生き方としての健康」へ

19 世紀に確立された近代医学は，人間を身体と心に分け，身体のみに注目し研究を行ってきた．そこでは，身体の諸器官やその生理的機能に異常がある場合が「病気」とされ，「健康」とはその異常が認められない状態とされた．健康は病気の反対概念としてとらえられてきたのである．

こうした近代医学による生物学的な健康概念に，大きな変化をもたらしたのが世界保健機関（World Health Organization：WHO）の健康憲章前文（1948 年）であった．「健康とは，肉体的，精神的および社会的に完全に良好な状態であって，単に疾病または病弱の存在しないということだけではない」．健康が「精神的および社会的に」というように，かつての身体的側面に着目する生物学的な観点に限定されず，より広い観点すなわち心理学的・社会学的観点から多元的にとらえられていることは評価される．一方，「単に疾病または病気の存在しないということだけではない」というように，かつての反対概念的なとらえ方は克服されているようにみえるが，「完全に良好な状態であって」という表現をすることによって，「完全に良好な状態ではない」のは健康ではなく病気であることを暗示しており，結局反対概念的なとらえ方を残存させることになっている．その「完全に良好」という表現は当時の中心的な病気であった感染症を念頭においたものであり，細菌やウイルスを駆逐すれば完全に良好な状態になりうるという考え方が前提となっている．前述したように，生活習慣病は慢性疾患であり，発症前に非常に長い無症状期があることから，完全に健康であるという断定は困難になってきているのである．また，肉体的あるいは精神的に完全に良好でない人や障害のある人は，一生涯にわたって健康ではありえないことになり，社会的差別を生むことになる．

こういったところから，健康についてのとらえ直しがなされることになった．すなわち，健康を「総合的・全体的存在としていかに充実した生き方をするか（自己実現）」とかかわらせて考えることによって，健康を心身の障害・病気の存在と矛盾しないものとして考えるようになったのである．また，心身の障害や病気の有無を決定的条件としないことによって，正常と異常の境界があいまいな生活習慣病にみられる論理的行き詰まりから解放されうるのである．

そうした新たな健康概念を浮きぼりにしてくれる定義を 3 つあげる．「病気の存在は必ずしも健康の否定につながらない．病気を取り除くことが唯一の健康の近道ではない．…両者は同一事象の表裏関係にあるのではなくまったく異質である」[17]．「人間の可能性を最大限に発揮できるような行動を選択し，実践するような形でライフ・プロセスに参加すること」[18]．「人間がいちばん望む種類の健康は，必ずしも身体的活力と健康感にあふれた状態ではないし，長寿をあたえるものでもない．実際，各個人が自分のためにつくった目標に到達するのにいちばん適した状態である」[19]．

これらは，生活全体のあり様をめぐって展開される Quality of Life（QOL）やウェルネス（wellness）などの理念との関連の中で，健康を人間のトータルな生き方の指針を示すものとしてとらえている．QOL は，個人の生きがいや精神的な豊かさを重視して生命を質的に把握しようとする考え方であり，それまでの「生命の量」を重視し生き長らえる「延命」をはかってきた科学の立場を，「幸福」の観点から見直そうとするものである．ウェルネス運動の創始者ダンは，個人にとってのハイレベルなウェルネスとは，「各人が置かれている状況の中で，…各人がもつ潜在能力を可能な限り，最大限に引き出すことを目指した総合的なはたらきかけとして定義づけられる」[20] としている．ウェルネスとは，各人が置かれている身体的・心理的・社会的な状況の中で，いかに積極的に生きるかということであり，健康はこの脈絡の中で把握される．ピルチは，「人生の目的を持つこと，人生の真の喜びや楽しみは何であるかを見出すこと，自由な自己決断の責任を受容すること，有効かつ永続性のある意欲をみつけることなどもウェルネスに含まれる．したがって，末期的な病状にある人も，精神障害者，あるいは一生身体障害を抱えて生きる人も，高い水準のウェルネスの状態にいることができる反面，医学的な検査の結果からすれば，十分に健康であるが，人生の目的がない，したがって，ウェルネスを経験しないであろう人もいる」[21] と述べる．障害（疾病）の有無にかかわらず，自分の諸能力を最大限に活かした，総合的・全体的存在としての自己実現を追求していくという生き方そのものが，健康を物語っているのである．

【『五体不満足』と健康】

『五体不満足』は，先天性四肢切断という，四肢（手足）の欠如の障害を背負って生まれた乙武洋匡氏の 25 年間の自伝である．乙武氏は，「五体不満足」であるにもかかわらず，この著書の多くのページを体育やスポーツ体験にあてている．小学校時代，担任に電動車椅子の使用を禁止され，自力で移動する能力を身につけていく．このことが彼に生活の幅を広げさせ，気持ちのゆとりをもたらしたという．彼は「いちばん好きな授業は何？」と聞かれると，「体育」と臆面もなく答えていた．この気持ちに，本人にしても偽りはなかったという．休み時間に行う野球・サッカー・ドッジボールなどには，クラスメートがつくった「オトちゃんルール」と呼ばれる特別ルールで参加した．体育の時間における体操やランニング，鉄棒，縄跳び，マラソン，運動会の徒競走，棒体操，水泳などにおいては,「自分ができる範囲で, みんなと同じことをする」というかたちで, 先生やクラスメートの協力を得ながら, イヤな思いひとつせず楽しむことができたと記されてある. イヤな思いをするのは, みんながしていることを自分ができないことであった.

中学校では, バスケットボール部に入部し, 試合にも出場し(車椅子バスケットではない), 文化祭実行委員長(生徒会役員)をつとめる.

高校では, アメリカンフットボール部でパソコンを使っての対戦相手のデータ解析を担当し, 都大会優勝に貢献する.「戸山祭」で上演するための映画を制作する.

1年間の予備校での浪人生活ののち, 早稲田大学政経学部政治学科に入学する. ESS部に入部し, 学内大会で優勝する. その後, 国際経済商学生協会(AIESEC)という学生団体に入り,「エコ・サマー・フェスティバル・イン・早稲田」というイベントを開催し, 障害者・高齢者へのバリアフリー対策に取り組む.

卒業後は, スポーツ・ライターやスポーツ・キャスターなどのメディアでの仕事をこなす. 乙武氏にとっては, 五体が不満足であろうと, 幸福な人生を送るには関係がない.「障害があっても, ボクは毎日が楽しいよ」. 生き方としての健康は, 病気や障害の有無を超越してしまうことがある.

2. 病気・死の立場を包含した「生き方」としての健康

充実した生き方とは, かつて人々が正常ではないと否定し排除してきた病気や死の立場を包含することによって, 鮮明にされてくるものである. 平均的正常値としての健康を目指して生活習慣を画一化していくことは, 個人としての特性, すなわち個々の充実した生き方を失っていくことにつらなる. 逆に, 本来異常とされる不健康や病気にあってこそ「実存的」な問いというものがなされた. 病気を通じて「己れ自身に関する反省」「世界全体の中での位置づけ」というものがなされた.

小説家や詩人がそうであったように, 病めるところ, 退廃, 死の立場に立って, 人間の真実がいきいきととらえられた. 三島由紀夫や太宰治の文学を単なる「病的傾斜」の極端な「危険」な文学として決めつけることはたやすい. 三島は,『金閣寺』や『豊饒の海』などに代表されるような“虚無と滅びの美”を描いた. 彼は現実においては1970年, 自衛隊市ヶ谷駐屯地に立てこもり, 国民の注視のうちに「国士」として自刃することで, その美学に殉じた. 彼にとってみれば,「健康」こそが不治の病であって, 生命・存在の意味をたしかめることができるのは, 生命の破壊つまり死の瞬間にしかなかったのである. 三島の文学は, そうした死という永遠の側から現実世界を見ていた. 一方, 太宰における「滅び」は,『斜陽』をはじめ『父』や『桜桃』において“自滅”“自虐”への道として描かれた. 彼自身, 心中未遂を繰り返し, 肉体を酒と薬によって蝕みながら, 救いようのない頽廃の中から人間の真実をみようとしていたのである．川端康成は，ガス管をくわえて自殺したが，「死の世界からこの世を見る」という「末期の目」を有していた．芥川龍之介も自殺を遂げた．「不健康」「死」にまなざしを向けることは，文学作品を形成する大きな要因であったことは間違いない．

18世紀末にヨーロッパで開花した「ロマン主義文学」も，死の立場に依拠することによって自我の無限の可能性を求めた．死をともなう恐ろしい肺結核が美の標準とされ，主人公は「薔薇色の頬」「病める薔薇」と美的に表現された．

「健康」や「正常」とされるものばかりをみていては，世界の全体性は決してとらえられない．「負の項を際立たせることを通じて，世界を全体的にとらえるために欠かせない宇宙力ともいうべきものとのつながりを保つ」[22)] ことが必要なのである．健康と病気，生と死，これらは互いに否定し合う関係にあるが，どちらもが人間の本質をなすものであって，片方のみ（健康・生）を重要とし片方（病・死）を消し去ることは，人間自身を人間でなくしてしまうことにつながる．「生はその否定である死を否定することによって，実は一層重大な死にいたるのである．それは生の無機質化である」[23)]．病気や死を射程に入れなければ，生は意義をもたないのであり，充実した生はあり得ないのである．生の有限性や生の流れをせき止める病気を射程に入れることによってはじめて，生の1コマ1コマが意味づけられるのである．

【不死は生であるのか】

手塚治虫の『火の鳥』とスウィフトの『ガリバー旅行記』は，「不死」を得た人間の悲劇を描いている．まず『火の鳥』未来編では，山之部マサトという少年が，火の鳥にその血を飲まされ，「不死」の人間にされる．彼は火の鳥に，新たな人類の進化を見届けることを命じられる．年老いても死ねないマサトは拳銃で心臓を撃ち抜くが，死ぬことができない．「ぼくだけが生き残って…何の楽しみがあるんだ？　一千年…一万年…一億年も死なないとしたら，…ぼくは，そのあいだ何をしたらいいんだ」と悲しむ．死ねない悲しみは，どこにあるのか．マサトは，冷凍睡眠装置の中に眠る人間が目覚めるのを楽しみに5千年のあいだ待つ．しかし，5千年後に装置を開けると，なかの人間はすでに風化していた．マサトは「次の五千年…その後の五千年…わしはなにを期待して生きればいいのだ」と絶望する．「不死」の悲しみは，「孤独」としてとらえられているのである．この悠久な歴史の流れの中をただ一人で生き続ける孤独というのは，あまりにも現実離れしているものの，長寿を生き抜く中で配偶者に先立たれ，友人を失い，世の流れからも取り残され，孤立化していく悲しみを語りかけているように思える．

一方，『ガリバー旅行記』では，ラグナグという国に「ストラルドブラグ」と呼ばれる「死なない人間」が登場してくる．ガリバーは，ストラルドブラグを大変うらやましがるのだが，通訳の紳士の説明をとおして，「不死」の無意味さに気づいていく.不死の人間は,年をとって衰えながら生き続けることによって，さまざまな醜さを抱えていくことになる．彼らは，決して死なないという見込みから，欠点を次々と増やしていく．頑固，欲張り，気難しがり，自惚れ，おしゃべりになり，友人と親しむこともできなくなり，自然の愛情というようなものにも感じなくなる．嫉妬と無理な欲望ばかりが強くなる．記憶力が悪くなり，覚えていることもデタラメになる．彼らは，80歳になると，この国の法律では死んだものと同様に扱われ，財産は子どもが相続することになっている．90歳になると，もう何を食べても味がわからないが，ただ手当たり次第食べる．「不死」とはいえ，やはり病気には罹ってしまうのである．

こうした不死人間の死なないがゆえに増加させていく欠点は，現実問題として老齢ともなれば必ずつきまとうものとして考えられよう．すなわち，これらのアニメや文学があらわす「不死」は，老いて生きながらえることから生じる問題を浮き彫りにしてくれる．人間はとにかく死に恐怖する．しかし，「死なない」ということ自体もまた恐怖となりうるのである．ガリバーは，ストラルドブラグが他人が死ぬのを嫉妬するのを目の当たりにし，死がどのように恐ろしいものであっても，ストラルドブラグの生き様よりは，まだましだと思うに至る．

『火の鳥』も『ガリバー旅行記』も，「不死の人間」を描くことをとおして，死を射程に入れないことが，いかに生を「無機質」なものにするかを物語っているのである．生においては，どれだけ生きられるかの量ではなく，どのように生きられるのかの質が重要なのであり，それがまさにQOLあるいはウェルネスを予言する論理であったといえよう．

われわれは哲学者ではないのだから，病気になったとしてもそうした深い実存的な問いをするわけではないが，病気になること，病人になることは，労働を中心とした社会的役割の遂行が構成する日常性を脱することであり，普段はその奥に隠されて見えなかった自分を見出す機会であると考えると，身近な感覚として納得できる．病気になると，「肉体の消耗，破壊，解体，死のイメージを射程に入れながら」「まったく日常生活の中ではつながりを断っていた『私』とつき合わざるを得なくなる」[24)]．自分自身で大病をしたり，また身近な人の病気や死に直面すると人生観が変わる．

いうまでもなく，健康な人に，病気にすすんでなりなさい，といっているのでは決してない．病気の視点をも含めて生き方を見つめ直すことが重要であるということなのである．病気につながりかねない，悪いとされる生活習慣に抵触するかどうかはさておき，自分の本当にやりたいことをまず考えてみる．そのやりたいことが見つかったら，それが現実に健康を害することになるかどうかを吟味し,その判断をもとにやりたい行動に折り合いをつけていくのである．上杉は，「寝食を忘れて打ち込む」という表現を例に，「規則正しい睡眠や食事を大切にして，『健康によい』とされる生活をすることからは，個性的な熱中というものは，生まれてこない」[14]と述べる．不健康・不衛生など病気につながりかねないものを乗り越えて，個性的な熱中は達成されうるのである．大学受験を控えた高校生では睡眠時間は短くなるし，スポーツで勝利を目指す者は，汗に塵に土にまみれ，限界まで心身を追い込んでいく．やりたいことを徹底的に追求していくことは，必ず多少の不健康要素を背負うことになる．なぜなら，それが何であれ他の生活局面を犠牲にするからである．こうしたことが実際に健康にどのくらい悪影響を及ぼしていくかどうか，あるいはその影響は一時的なものであってその後のケアによってすぐに健康の回復がもたらされるかどうか，は個々の状況によるだろうし，また，それは反対にたくましく育っていくための試練になりうることもある．もし，本当にやりたいことであれば，結果的にそれが健康を害することになったとしても，人はそれを素直に受け入れることができよう．

また，病気や障害のある人は，自分の真の生きがいを見出すのに近い位置にいるといえるかもしれない．身体に障害のある人が，それまでのスポーツ体験の有無にかかわらず障害者スポーツに情熱を燃やすのは，障害のあることをとおして自分のアイデンティティが身体の奥深いところに根ざしていることを実感するからではないだろうか．大貫[25]は，日本語の「体質」「持病」などは病気や死という否定的な要素をも日常生活にかけることのない一部分として認める二元的宇宙観をあらわしていると指摘する．本来の「日常的」な健康とは，完璧な健康ではなく，病気といったからだの弱点・不健康な部分をも囲い込んでいくところに成立していたといってよい．「日本人は弱みを弱みとだけしないで，それをテコに自分の強みに変えていく，という考え方を古くから持っていたともいえる．病弱な人が長生きをしたり，立派な仕事をなしとげたりする．自分の弱みを一途に排除しないで，むしろそれを自分に取り込み，それと馴れ合い，さらにそれを生かして強みにかえていく」[26]．弱いところを抱えて生活するから，ある程度以上の無茶はしないし，完璧な健康なんてないんだというところで諦めもつく．自分の弱みにくよくよしないから，余裕ができて，何かに集中し，自分の能力を伸ばすことができる．こうした処世術は，病気・障害のある人々に限ってのものではない．それは，超高齢社会が到来するなか，誰もが慢性疾患である生活習慣病に上手に対処していく健康術であり，QOLやウェルネスの考え方に通じている．

設　問

問1.「自己家畜化」の論理は，どうして種としてのヒトの存続に危うさをもたらすことになったのか.

問2. 環境の過度な「人工化」は，家畜や人間にどのような変化をもたらしたか.

問3.「サーカディアンリズム」の乱れは，わたしたちにどのような健康障害をもたらすか.

問4.「歩行」が，ヒトの本質に根ざした健康基盤である根拠はどのようなところにもとめられるか.

問5.「健康ブーム」の背景には何があるのか.

問6.「健康」概念はどのように変遷してきたか.

問7. 病気・死の立場を包含することが，充実した生き方にとって重要であるのは，なぜか.

文　献

1）小原秀雄：環境科学叢書，環境と人類．共立出版，pp175－176，1978.
2）小原秀雄，羽仁　進：ペット化する現代人．日本放送協会，1995.
3）小原秀雄：街のホモ・サピエンス．徳間書店，1989.
4）青木純一郎編：日常生活に生かす運動処方．杏林書院，p20，1982.
5）Hall ET 著，ホール著，日高敏隆，佐藤信行訳：かくれた次元．みすず書房，1970.
6）星川英輝：体内時計の不思議－なぜ体のリズムは1日25時間なのか－．ネスコ/文藝春秋，p89，pp96－98，1995.
7）林　博史：体内リズムの秘密．主婦と生活社，pp107－108，1998.
8）貝原益軒著，伊藤友信訳：養生訓．講談社，p280，1982.
9）香原志勢：人類生物学入門．中公新書，中央公論社，pp20－38，1975.
10）桑野龍士：無重力の世界．日本電気文化センター，pp88－102，1987.
11）ボンドP著，鈴木豊雄ほか訳：重力ゼロの世界へ．ニュートンプレス，pp57－62，2000.
12）岩瀬　敏，秋間　広，片山敬章ほか：人工重力プロジェクトの概要－国際多面的人工重力プロジェクトへの参加－．宇宙利用シンポジウム，21：253－257，2005.
13）岩瀬　敏，菅屋潤壹，佐藤麻紀ほか：20日間－6°ヘッドダウンベッドレストに伴う宇宙飛行デコンディショニングに対する人工重力および運動負荷の対抗措置としての有効性．宇宙利用シンポジウム，23：269－272，2007.
14）上杉正幸：健康病．羊泉社，pp96－113，pp176－177，1992.
15）田中　聡：健康法と癒しの社会史．青弓社，pp30－40，1996.
16）佐藤純一ほか編：健康論の誘惑．文化書房博文社，pp103－140，2000.
17）池上晴夫：健康増進の考え方．公衆衛生，41（5）：132，1977.
18）Winstead-Fry P: The scientific method and its impact on holistic health. ANS Adv Nurs Sci, 2: 1－7, 1980.
19）デュボスRJ著，田多井吉之助訳：健康という幻想－医学の生物学的変化－．紀伊國屋書店，pp208－209，1964.

20）Dunn HL: High-Level Wellness. R.W. Beatty Ltd, pp4－5, 1961.
21）青木和夫：ウェルネスと健康・体力．体育科教育，11：43－47，1986．
22）山口昌男：文化と両義性．岩波書店，p137，1975．
23）富永茂樹：健康論序説．河出書房新社，p127，1977．
24）山口昌男：病いの宇宙誌．人間と歴史社，p20，pp174－178，1990．
25）大貫美恵子：日本人の病気観－象徴人類学的考察－．岩波書店，p108，1985．
26）立川昭二：病いと健康のあいだ．新潮社，p29，1992．

2章　運動と身体の健康

健康を支える3本の柱は，運動，栄養および休養である．これらのどれか1つが欠けても健康を維持することはできなくなる．その中でも特に慢性的な運動不足は身体の諸機能にさまざまな悪影響を及ぼす．逆に，適度な運動を定期的に続け，習慣づけることは身体に好影響を及ぼし，結果として健康（疾病の予防，症状の軽減）や体力の保持・増進につながる．

そこで本章では，運動（トレーニング）に対して，ヒトの身体がどのように適応し，健康・体力の保持・増進へとつながるのか，また，健康・体力を保持・増進するための具体的な方法について述べる．

1　運動時のエネルギー供給のしくみ

1．アデノシン三リン酸

走る，跳ぶ，投げるなどの身体運動は，骨格筋が収縮しながら力を発揮することによって引き起こされる．筋収縮を引き起こす細胞内プロセス（細胞膜の興奮，筋小胞体のカルシウム調節，筋フィラメントのクロスブリッジ形成）にはエネルギーが必要であり，それはアデノシン三リン酸（ATP）と呼ばれる高エネルギーリン酸化合物の分解から得られる．収縮タンパク質であるミオシンは，それ自体がATP分解酵素（ATPase）であり，ATPをアデノシン二リン酸（ADP）と無機リン酸（P_i）に加水分解する際に得られる自由エネルギー（$\varDelta G^{0'}$）を利用して，アクチンと交互作用（クロスブリッジを形成）し力学的仕事（筋収縮）を行う．そのため，ATPは筋収縮の直接的なエネルギー源とみなすことができる．

2．ATPの再合成を担う代謝経路

骨格筋のATP貯蔵量はきわめて少なく，全力疾走のような激しい運動では，筋収縮をほんの1～2秒間しか維持することができない．したがって，運動を継続するためには，ATPの分解で生じたADPに再びリン酸を結合させ，ATPを再合成しなければならい．筋が収縮し続ける間，ATPは充電可能な電池のように，分解と再合成を繰り返しながら自由エネルギーを供給し続ける（ATP-ADPサイクル，図2−1）．ATPの再合成を担う代謝経路には，酸素を必要としない基質レベルのリン酸化（無酸素系）と酸素を必要とする酸化的リン酸化（有酸素系）がある（表2−1）[1]．ATP再合成に対するこれら代謝経路の相対的な寄与率は，主に運動強度や持続時間によって変動する．

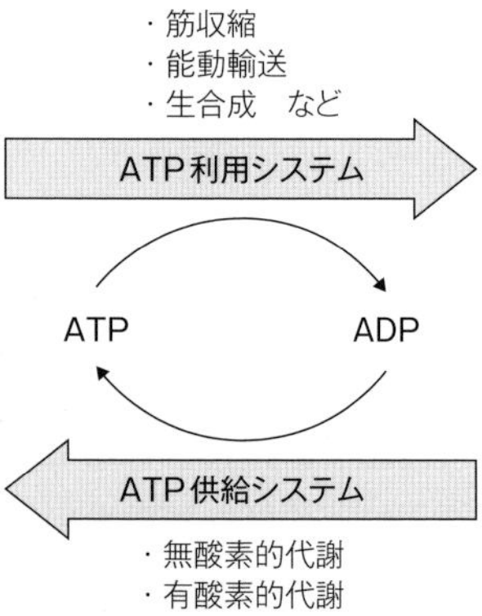

図2−1　ATP-ADPサイクル

表2−1　骨格筋のエネルギー代謝

●ATP利用

$ATP + H_2O \rightarrow ADP + Pi + H^+ +(\varDelta G^{0'}=-6.3\,kcal\,mol^{-1})$

●ATP再合成

基質レベルのリン酸化（無酸素系）

$PCr + ADP + H^+ + \rightarrow ATP + Cr$

$2ADP \rightarrow ATP+AMP$

$Glycogen_n{}^a + ADP \rightarrow glycogen_{n-1} + 2Lactate + 2H^+ + 3ATP$

酸化的リン酸化（有酸素系）

$Glucose + 6O_2 + 36ADP \rightarrow 6CO_2 + 6H_2O + 36ATP^{bc}$

$Palmitate + 23O_2 + 130ADP \rightarrow 16CO_2 + 16H_2O + 130ATP^{bc}$

[a]：筋グリコーゲンは，激しい運動中の主なCHO源である．グリコゲンは，n個のグルコース残基からなるグリコーゲンポリマーである．

[b]：ATPの総収量は，解糖における基質レベルのリン酸化からとTCA回路からのものとの合計となる．

[c]：報告されたATP収量は，NADHあたり3ATPの伝統的に使用される値に基づいているが，NADHあたり2または3ATPのより現代的な値が使用された場合，実際のATP収量は少なくなる．しかし，全体的なATP生成へのグルコースとパルミチン酸の相対的な貢献は変わらない．

(Hargreaves M, Spriet LL: Skeletal muscle energy metabolism during exercise. Nat Metab, 2: 817−828, 2020より改変)

1）短時間最大運動時におけるATP再合成（無酸素系）

数秒から数十秒の非常に激しい運動が始まると，ATPを供給するために無酸素系および有酸素系の両代謝経路が活性化される．しかしながら，無酸素系によるATPの供給速度は有酸素系のそれよりもはるかに速く，必要とされるATPの大部分は無酸素系によって供給される．無酸素系は細胞内の細胞質と呼ばれる場所で行われ，酸素を使うことなくATPをすばやく再合成することができる．そのため，このシステムは，全力疾走のように短時間に多くのATPを必要とするときや，運動開始直後のように筋への酸素供給がまだ不十分なときに重要な役割を演じる．無酸素系では，筋に貯蔵されたクレアチンリン酸（phosphocreatine：PCr）と糖質，主に筋グリコーゲンがエネルギー源として利用される．

（1）クレアチンリン酸によるATPの再合成（ATP-PCr系）

PCrはクレアチンキナーゼ（creatine kinase：CK）反応のみによってATPを再合成できるため，エネルギー需要の急激な増加に対して最もすばやく反応することできる．CKは細胞内に豊富に存在し，基質（ADP, PCr）と生成物（ATP, Cr）の濃度だけで制御されている．そのため，筋収縮が始まりATPが分解されて遊離ADPの濃度が上昇するとすぐに，この反応は左から右に進み，瞬時にATPが再合成される（**表2−1**，**図2−2**）．短時間の激しい運動中にATPとPCrの貯蔵量は減少するが，それぞれの減少の程度は大きく異なる．たとえば，30秒間の最大スプリント走においては，PCrは約75％と大きく減少するのに対して，ATPは15％程度しか減少せず，激しい運動中であってもATPの貯蔵量はよく維持されており，ATPに限っては“動的平衡”状態が成立している（**図2−3**）[2]．このように，PCrにはATPを瞬時に再合成し，筋収縮にと

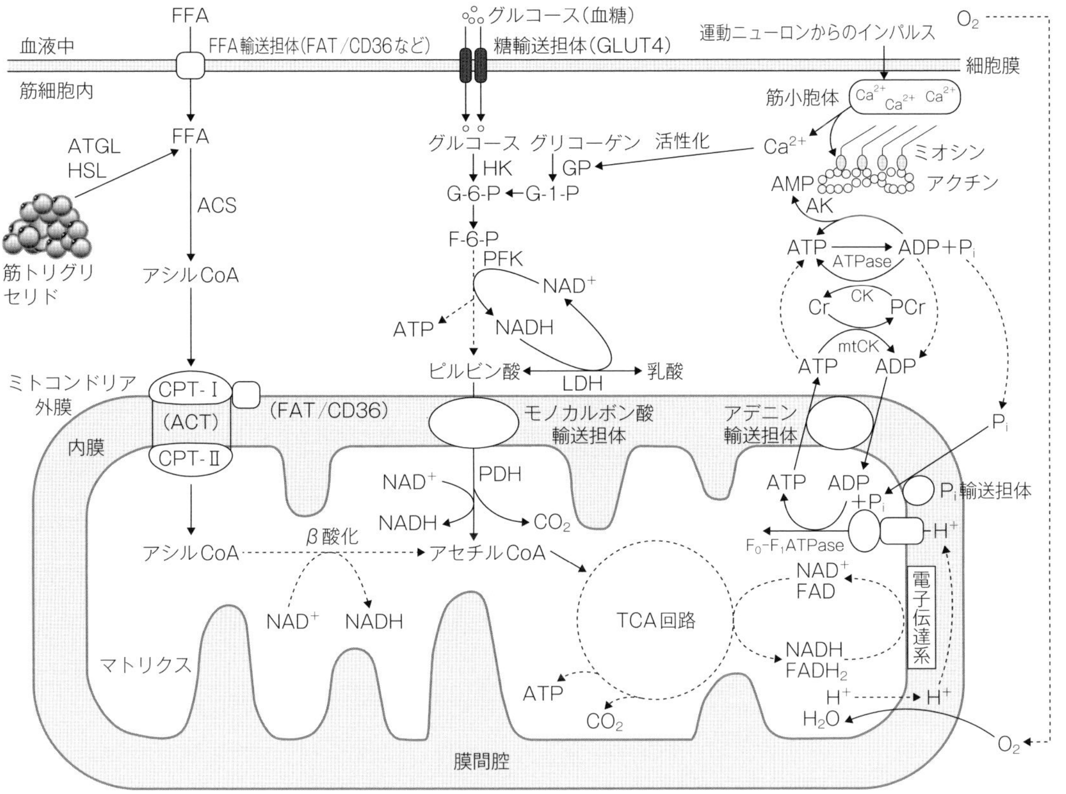

図2−2　運動中の活動筋における主要な代謝経路

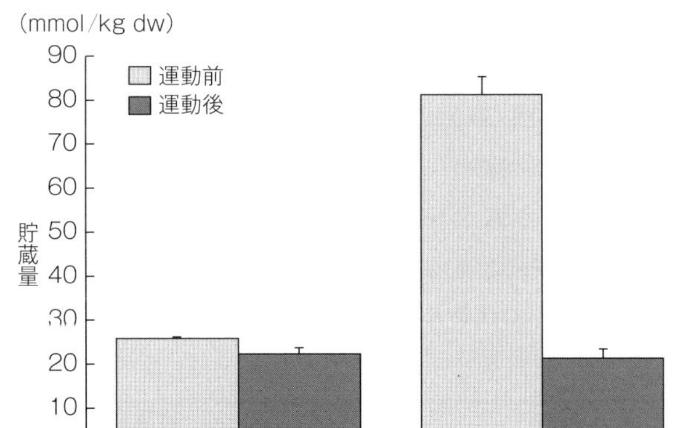

図2−3　30秒間の最大スプリント走によるATPとPCrの変化(Greenhaffら(1994)[2]より作図)

もなうATPの急激な減少を防ぐ重要な役割がある.

ATPとPCrはともに高エネルギーリン酸化合物であり，これらの分解によるエネルギー供給システムは，ATP-PCr系あるいはフォスファーゲン系と呼ばれる．ATP-PCr系は，酸素を必要とせず，その反応速度もきわめて速いため，瞬時にエネルギーを供給でき，非常に大きなパワー（13 kcal/kg/秒）を発揮できるという利点を有している．しかしながら，筋内のATPとPCrの貯蔵量

(エネルギー容量) は限られており (100 kcal/kg), 最大パワーで動員された場合, この系は約8秒間 (100÷13≒8) しかエネルギーを供給し続けることができない[3].

(2) アデニル酸キナーゼ反応によるATPの再合成

筋はPCrによるATP再合成に加えて, ATPを即座に再合成できるシステムを備えている. これはエネルギー需要の増大にともなってATP消費が加速し, ADP濃度が上昇した際に, 2分子のADPから1分子のATPと1分子のアデノシン一リン酸 (adenosine monophosphate : AMP) を生成する反応で (**表2−1**), アデニル酸キナーゼ (adenylate kinase : AK) によって触媒される (**図2−2**). 生成されたAMPは細胞内カルシウム (Ca^{2+}) などの他の調節因子とともに糖質代謝や脂質代謝を活性化させるなど, エネルギー代謝の調節に大きくかかわっている.

(3) 筋グリコーゲン分解によるATPの再合成 (解糖系)

運動ニューロンからのインパルスが筋小胞体に届き, 貯蔵されていたCa^{2+}が放出され, ミオシンとアクチンの交互作用が始まると同時に, Ca^{2+}はグリコーゲン分解酵素であるグリコーゲンホスホリラーゼ (glycogen phosphorylase : GP) を活性化させる (**図2−2**). そのため, 筋グリコーゲンの分解反応もPCrの分解反応と同様に急激に活性化される. グリコーゲンは多数のグルコース (ブドウ糖) 分子がグルコシド結合によって重合した, 枝分れ構造をもつ高分子(ポリマー)である. 筋グリコーゲンの分解はGPによって, グルコシド結合が切断され, グルコース1リン酸 (G-1-P) が遊離することから始まる. その後, グルコース6リン酸 (G-6-P) を経て, ピルビン酸にまで分解される過程 (無酸素的解糖) においてATPが再合成される (**図2−2**). このエネルギー供給過程は解糖系と呼ばれており, その流速 (フラックス) は律速酵素であるホスホフルクトキナーゼ (PFK) によって調節されている (**図2−2**). 筋収縮にともなうADP, AMP, P_i, およびフルクトース6リン酸 (F-6-P) の増加はPFKの活性を高め (アロステリック効果), 解糖の流れを速める.

エネルギー需要が高く, 酸素供給が需要に追いつかない状況では, ミトコンドリア内でのピルビン酸の分解 (有酸素的解糖) が間に合わず, 細胞質内にピルビン酸が蓄積する. 蓄積したピルビン酸は乳酸脱水素酵素 (lactate dehydrogenase : LDH) の働きによって乳酸に変換され (**図2−2**), 筋内に蓄積された乳酸は血液中へと拡散し, 血中濃度を高める. このことから解糖系は乳酸系とも呼ばれており, 筋グリコーゲンから遊離されたグルコース1分子の無酸素的解糖から正味3分子のATPと2分子の乳酸が生成される (**表2−1**). 解糖系では血液中のグルコース (血糖) も利用されるが, 筋グリコーゲンが急激に分解される状況においては, G-6-Pの増加によるヘキソキナーゼ (hexokinase : HK) 活性の低下 (アロステリック阻害) が起こり, グルコースの筋への取り込みは減少する.

解糖系はATPを再合成するために必要な代謝反応の数がPCrよりも多いが，速やかに進行するので，解糖系の単位時間あたりのエネルギー生成量は多く，ATP-PCr系に次いで高いパワー（7 kcal/kg/秒）を発揮することができる．しかしながら，この系のエネルギー容量は，ATP-PCr系に次いで少なく（230 kcal/kg），最大限に利用された場合約33秒間（230÷7≒33）しか持続できない[3]．ATP-PCr系と解糖系はともに酸素を必要としないことから，両システムのエネルギー供給時間を加えた約40秒が，理論上，無酸素系によるエネルギー供給の限界と考えられる．

2）持久性運動時におけるATP再合成経路（有酸素系）

運動強度が低くとも運動開始直後のように筋への酸素供給がまだ不十分なときは，必要とされるATPの多くは無酸素系によって供給されるが，数分を越えて呼吸・循環器系が十分に機能し，需要量に見合う酸素が筋に供給されるようになると，細胞内のミトコンドリアと呼ばれる小器官内において有酸素系の代謝経路が活性化される．

有酸素系では，筋に貯蔵されたグリコーゲンとトリグリセリドに加え，肝臓や脂肪組織から血液中に動員されたグルコースや遊離脂肪酸（free fatty acid：FFA）も利用される．血中グルコースとFFAは細胞膜上にある輸送タンパク質を介して細胞内に取り込まれた後，筋グリコーゲンの分解で生じたグルコースと筋トリグリセリドの分解に由来するFFAとともに代謝される．これらは共通の中間代謝産物であるアセチルCoAを経て，TCA回路（クエン酸回路，クレブス回路とも呼ばれる）へと入る（図2−2）．TCA回路の一連の反応過程において特に重要なことは，水素が発生することであり，この水素がATPを再合成する際に重要な役割を演じる．TCA回路から発生した水素は，2つの補酵素，すなわちNAD（ニコチンアミドアデニンジヌクレオチド）とFAD（フラビンアデニンジヌクレオチド）によって捉えられ，還元型補酵素（NADHおよび$FADH_2$）として電子伝達系と呼ばれる一連の化学反応系へと運ばれる．そこで水素はプロトン（H^+）と電子に分けられ，最終的にH^+は酸素（O_2）と結合し水（H_2O）を生成する．一方，水素から切り離された電子は，一連の反応で最終的にADPをリン酸化するためのエネルギーを提供し，結果として多くのATPが再合成される（図2−2）．この過程は酸化的リン酸化反応と呼ばれる．

有酸素系によって産生されたATPは，運動中に減少したPCrの回復にも重要な役割を果たす．つまり，PCrの分解によって生じたCrは，ミトコンドリア内膜にあるクレアチンキナーゼ（mtCK）の働きによって，有酸素系で産生されたATPからリン酸を受け取りPCrへと再合成される．また，そのようにして再合成されたPCrは筋原線維で再びATP再合成のために利用される．このように，PCrとCrはミトコンドリアと筋原線維との間でエネルギーを運搬するシャトルのような働きをしている（図2−2）．このメカニズムはクレアチ

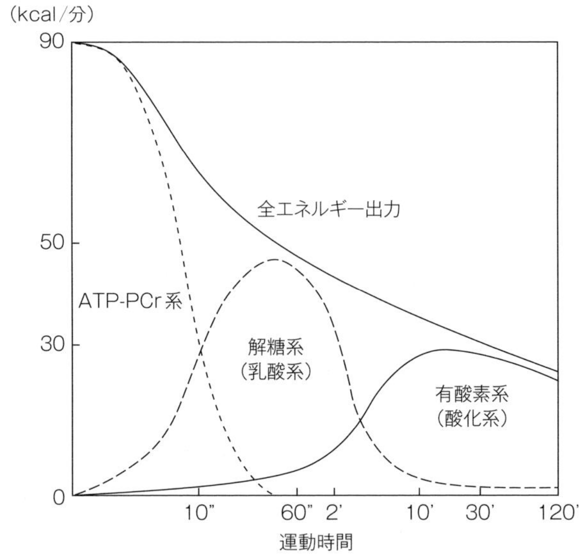

図2−4　最大運動中における各種エネルギー供給系
(Landry F, Orban WAR Eds: 3rd International Symposium on Biochemistry of Exercise, Vol.3. Symposia Specialists, 1978より改変)

ンリン酸シャトルと呼ばれている．

有酸素系は，ATP-PCr系や解糖系よりも代謝反応が複雑であり，また呼吸・循環器系による酸素供給が十分になされる必要もあるため，発動が遅く，エネルギーの供給速度も遅い．したがって，有酸素系の発揮パワーは3つのエネルギー供給系の中でもっとも小さい（3.6 kcal/kg/秒）．しかしながら，有酸素系では，筋や肝臓に貯蔵されたグリコーゲンと筋や脂肪組織に貯蔵されたトリグリセリドをエネルギー源として利用できるため，長時間にわたってより多くのATPを再合成することができる[3]．たとえば，血中グルコースは筋に取り込まれ，その後細胞質で無酸素的解糖を経たのちミトコンドリアへと入り最終的にグルコース1分子あたり36分子のATPを生じる（**表2−1**）[1]．また，代表的な脂肪酸の1つであるパルミチン酸1分子からは130分子ものATPが生成される（**表2−1**）[1]．

3）最大運動時の継続時間とエネルギー供給系

運動には歩行のような軽い運動から，激しいスポーツ活動までさまざまな活動様式がある．運動が行われる際には，エネルギー需要を満たすように，適切なエネルギー供給系が選択される．しかしながら，各々のエネルギー供給系が単独ではたらくことはまれであり，ほとんどの運動においては，すべての系が異なる貢献度で同時に働いている（**図2−4**）．概して，運動強度がきわめて高く，瞬発力を要する短時間の運動では主としてATP-PCr系がはたらき，運動時間が長くなればなるほど有酸素系の関与度が高くなる．解糖系は運動時間が30秒から1分30秒の最大運動において最も貢献度が高くなる．

2　運動時における骨格筋線維の動員

ヒトの骨格筋は，エネルギー需要の増加に対してうまく応答している．運動中，筋を構成している筋線維（筋細胞）は，すべてが同時に活動しているわけではなく，強度の増大にともない，動員される筋線維数は増加する．骨格筋線維にはタイプがあり，タイプによって動員のされ方が異なる．

1．筋線維タイプとその特徴

骨格筋を構成する筋線維は，その特性により数種類に分類される．ヒトの筋線維は収縮・弛緩速度が遅く，発揮張力も小さい遅筋線維（slow-twitch fiber：ST 線維または Type Ⅰ線維）と，収縮・弛緩速度は速く発揮張力も大きい速筋線維（fast-twitch fiber：FT 線維または Type Ⅱ線維）の2つのタイプに大別される．さらに，速筋線維は FTa 線維と FTb 線維のサブタイプに分類される．

遅筋線維は最大パワーを発揮するという点では劣るが，持続的に張力を発揮し続けるという点では優れており，疲労しにくい性質を有している．一方，速筋線維は最大パワーの発揮能力には優れるものの，疲労耐性は劣っている．速

表2-2　ヒトの骨格筋線維のタイプと特徴

	遅筋線維	速筋線維	
	ST	FTa	FTb
収縮特性			
収縮速度	遅い	速い	速い
張力産生（パワー出力）	弱い	中間	強い
疲労耐性	高い	高い	低い
動員閾値	全強度	＞40% $\dot{V}O_2max$	＞75% $\dot{V}O_2max$
形態学的特性			
毛細血管密度	高い	中間	低い
ミトコンドリア密度	高い	中間	低い
ミオグロビン含量（外観）	高い（赤色）	中間（ピンク）	低い（白色）
無酸素的代謝にかかわる酵素活性			
ATPase	低い	高い	
クレアチンキナーゼ	低い	高い	
ホスホフルクトキナーゼ	低い	中間	高い
グリコーゲンホスホリラーゼ	低い	中間	高い
乳酸脱水素酵素	低い	中間	高い
有酸素的代謝にかかわる酵素活性			
クエン酸合成酵素	高い	中間	低い
コハク酸脱水素酵素	高い	中間	低い
3-ヒドロキシル-CoA 脱水素酵素	高い	中間	低い
代謝および基質特性			
酸化能	高	中～高	低
解糖能	低	中～高	高
クレアチンリン酸	少ない	多い	多い
グリコーゲン	少ない	中間	多い
トリグリセリド	多い	中間	少ない

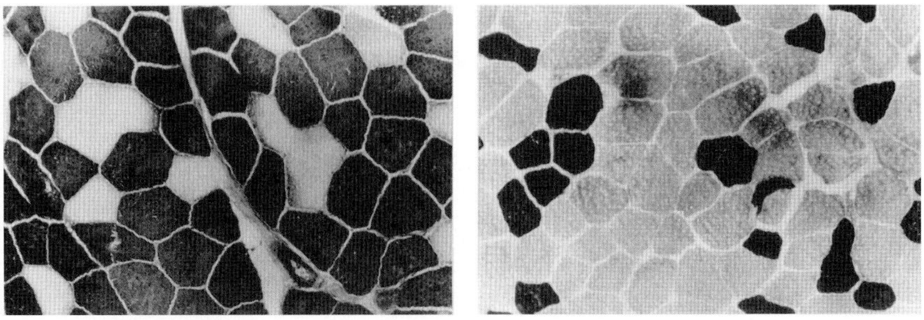

図2-5　陸上短距離選手（左）とマラソン選手（右）における外側広筋の筋線維染色標本（ミオシンATPase染色，pH10.3）
濃染しているのが速筋線維，淡染しているのが遅筋線維である．短距離選手は速筋線維が多く，マラソン選手は遅筋線維が優位を占める．
（高橋英幸：運動による筋組成の変化と適応現象．竹宮　隆，石河利寛編，運動適応の科学．杏林書院，pp76-91，1998）

筋線維のサブタイプ間で比較すると，FTa線維はFTb線維よりも疲労しにくく，疲労耐性が高い．

筋線維タイプ間における収縮特性の違いは，各筋線維タイプのもつ代謝特性に起因している．表2-2には各筋線維タイプの特徴を示した．ST線維は毛細血管やミトコンドリアが発達し，酸化系酵素活性も高いため，有酸素系からより多くのエネルギーを獲得できるようになっている．一方，FTb線維は，ATP分解酵素であるATPaseや解糖系の酵素活性が高く，無酸素系（ATP-PCr系および解糖系）からより多くのエネルギーを獲得できるようになっている．FTa線維は，ST線維とFTb線維の中間的な性質を有している．

ヒトの骨格筋ではこれらの筋線維タイプが混在しており，骨格筋における各筋線維のタイプの構成比率を筋線維組成という．筋線維組成はスポーツの適性と密接にかかわっており，瞬発力を要する種目の選手にはFT線維の割合が多く，逆に持久力を有する種目の選手にはST線維の割合が高い（図2-5）．

2．運動時における筋線維の動員

各筋線維タイプは，異なるタイプのα（アルファ）運動ニューロンによって支配されている．1つのα運動ニューロンとそれに支配される筋線維群は運動単位と呼ばれ，神経による骨格筋の収縮調節の最終単位を構成している（図2-6）．ST線維を支配している神経は，直径が細く，インパルスの伝導速度が遅く，活性化閾値が低い．一方，FT線維は，直径が太く，伝導速度が速く，活性化閾値が高い神経によって支配されている．運動中の筋線維の動員順序は，それを支配している神経の活性化閾値によって決まるので，原則的にはST→FTa→FTbの順番で付加的に動員される．図2-7は運動にともなう筋線維タイプの動員パターンを示している．軽い運動では，ほとんどST線維だけで運動が行われ，中等度の運動では，ST線維とFTa線維の両方が動員され，より激しい高強度の運動ではすべての筋線維タイプが力の発揮に貢献する．運

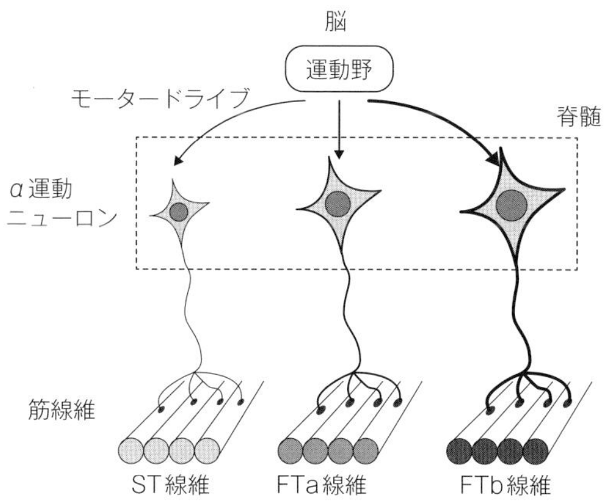

図2-6　運動単位

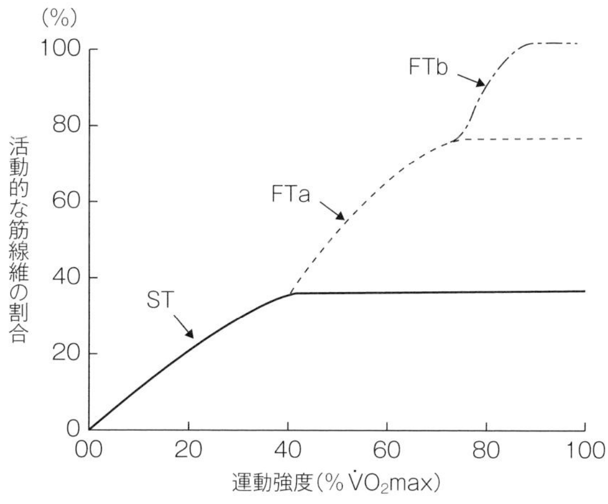

図2-7　運動強度と動員される筋線維タイプの関係
(Sale DG: Influence of exercise and training on motor unit activation. Exerc Sport Sci Rev, 15: 95–151, 1987 より改変)

動強度が低く，長時間行うことのできる有酸素性運動では，高い有酸素性能力を有し，持久力のあるST線維が主に使われ，より強度の高い無酸素性運動で，無酸素性能力が高く，最大パワー発揮能力に優れたFT線維がさらに動員されるようになることは，非常に理にかなったことである．

3　運動トレーニングに対するからだの適応

1．筋力トレーニングに対する筋・骨格系の適応

1）随意最大筋力と筋横断面積

筋力トレーニングのように，筋に大きな負荷をかけることによって，随意最大筋力が増加する．図2−8には，筋力トレーニングにともなう随意最大筋力，筋断面積，神経性因子の変化について示した．筋力トレーニングの初期においては，筋断面積の増大に比べて筋力の増加が大きいため，結果として筋断面積あたりの筋力は急激に増加する．これは神経系の改善（運動単位のインパルス発射頻度の増加や運動単位の同期化）によるものであり，筋力発揮時に動員される筋線維の数が増加したことに起因している．さらに，筋力トレーニングを続けると筋の肥大が生じ，この筋量の増加がトレーニング後半における筋力増大の主な要因となる．筋力トレーニングによる筋横断面積の増大は，筋線維横断面積の増大によってもたらされるが，ST線維よりFT線維において肥大率は大きい（図2−9）[4]．

2）骨塩密度

骨塩密度（bone mineral density：BMD）は骨の強さを評価する指標の1つである．図2−10は，若年女性競技者の腰椎骨塩密度について，競技種目間で

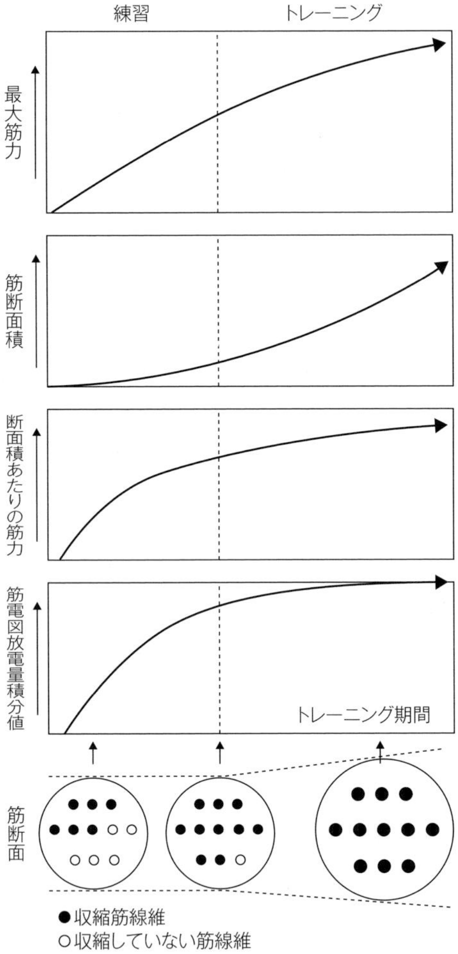

図2-8　筋力トレーニングにともなう最大筋力，筋断面積，神経性因子の変化
（福永哲夫：ヒトの絶対筋力．杏林書院，1978）

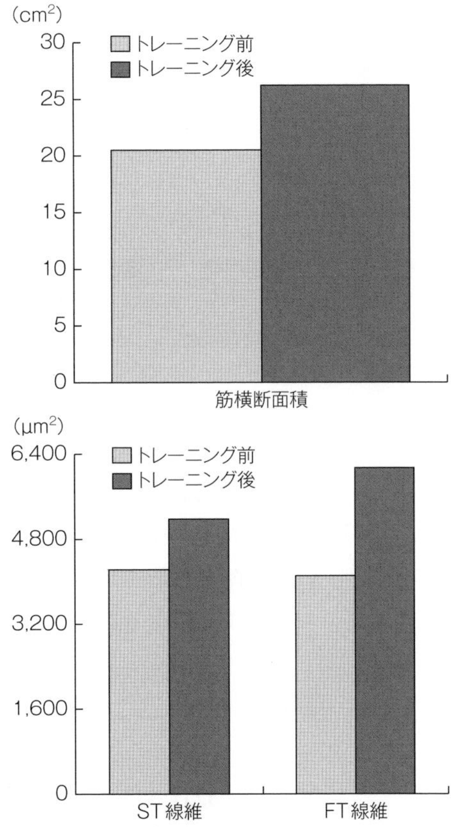

図2-9　20週間の筋力トレーニングによる外側広筋の変化（Kunoら（1990）[8]より作図）

比較した結果を示している．持久的な運動種目よりも，瞬発的な動作を要求される運動種目，あるいは大きな筋力発揮を強いられる運動種目で，顕著な骨量の増加がみられる．このことは，筋力トレーニングなど，大きな力を発揮する必要のあるトレーニングは，骨により大きな力学的負荷をかけることによって骨量を増やし，結果として骨強度を高めることにつながることを意味している．

2. 持久性トレーニングに対する呼吸・循環器系の適応

1）最大酸素摂取量

からだが1分間に摂取（消費）する酸素の量を酸素摂取量（$\dot{V}O_2$）という．安静時においてヒトは3.5 mL/kg/分の酸素を消費している．$\dot{V}O_2$は運動強度の増加にともなって直線的に増加するが，個人が行うことのできる限界の強度に達すると，それ以上増加しなくなる．この時点の$\dot{V}O_2$を最大酸素摂取量

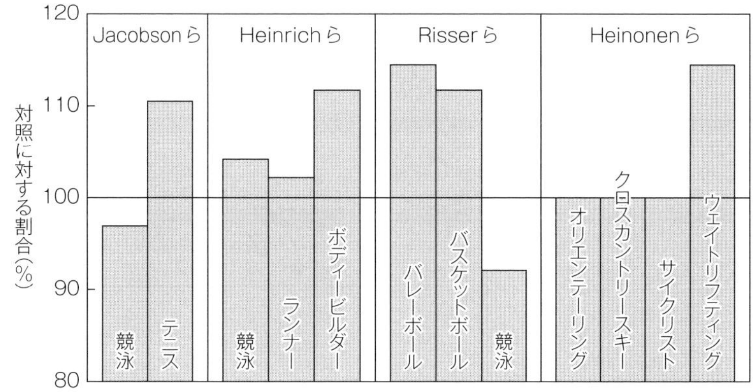

図2-10　正常月経を有する若年の女性運動競技者（17～38歳）の腰椎骨塩密度
（七五三木聡：運動と骨代謝．勝田　茂編，運動生理学20講 第3版．朝倉書店，pp96-102，2015より改変）

（maximal oxygen uptake：$\dot{V}O_2max$）といい，個人が1分間に摂取することのできる限界の酸素量を示している．$\dot{V}O_2max$は，肺，心臓，血液など呼吸・循環器系機能と筋の代謝機能によって影響され，持久性トレーニングはこれらの諸機能を改善させることによって$\dot{V}O_2max$を高める．$\dot{V}O_2max$は，20歳の成人男子ではおよそ40～50 mL/kg/分であり，女性では35～45 mL/kg/分，一流の持久性競技者では80 mL/kg/分を超える選手もいる．

2）呼吸機能

（1）毎分換気量

毎分換気量は，1回の呼吸で肺に出入りする空気の量（一回換気量）と1分間の呼吸数の積で表される．安静時の毎分換気量は6～9 L/分程度であるが，運動時には一回換気量が増え，呼吸数も増えるので120～140 L/分くらいまで増加する．一方，持久性競技者では200 L/分に達することもある．

毎分換気量は，運動強度が増すとある強度までは運動強度に比例して増加するが，それを超えると急激に増加し始める．このとき，初期の運動強度に比例した毎分換気量の増加は主に一回換気量の増加によるものであるが，その後の急激な増加は主に呼吸数の増加によってもたらされる．

（2）肺拡散容量

換気能力が高く，より多く酸素を肺胞に取り込んだとしても，酸素が肺胞から肺毛細血管内に移動しなければ，十分な酸素を活動筋に供給することはできない．肺胞から肺毛細血管内への酸素の移動量（mL/分）は，血管内外の酸素の分圧勾配（肺胞気酸素分圧－肺毛細血管酸素分圧）と酸素の肺拡散容量（mL/分/mmHg）の積で表される．

図2-11は，一般人と中・長距離選手の肺拡散容量を比較したものである．肺拡散容量は運動強度（酸素摂取量で表される）とともに増加するが，同一運

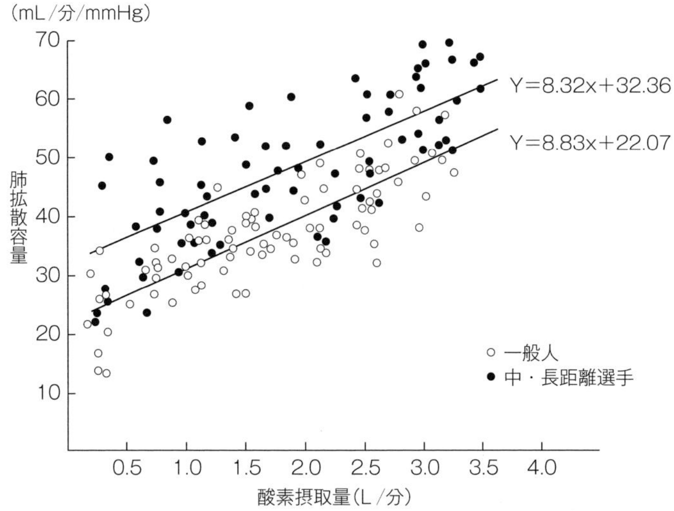

図2-11　一般人と中・長距離選手における酸素摂取量と肺拡散容量の関係
（山地啓司，猪飼道夫：有酸素的作業能の一因としての肺拡散容量．体育学研究，17：7-16，1972より改変）

動強度でみると，中・長距離選手は一般人より高い値を示している．このことは，持久性トレーニングによって，より多くの酸素が肺胞から肺胞毛細血管へと移動するようになることを示唆している．

3）循環機能

心臓から送り出された動脈血は組織をめぐり，静脈血となって再び心臓へと戻ってくる．動脈血に含まれる酸素は，そのすべてが使われるわけではなく，使われなかった酸素は静脈血に含まれて再び心臓へと戻ってくる．したがって，組織で使われた酸素の量は，動脈血酸素含量（CaO_2）と混合静脈血酸素含量（$C\bar{v}O_2$）の差（動静脈酸素較差：$CaO_2-C\bar{v}O_2$）で表される．この動静脈酸素較差に心拍出量（cardiac output：$\dot{Q}$）を乗じた値が$\dot{V}O_2$である．心拍出量は一回拍出量（stroke volume：SV）と心拍数（heart rate：HR）の積であるから，$\dot{V}O_2$は次式で表すことができ，このような関係はFickの原理と呼ばれている．

$$\dot{V}O_2=\dot{Q}\times(CaO_2-C\bar{v}O_2)=SV\times HR\times(CaO_2-C\bar{v}O_2)$$

持久性トレーニングにともなう$\dot{V}O_2$の増加と循環機能および代謝系機能の向上との関連性については，Fickの原理に基づく上記の式から考えると理解しやすい．

（1）一回拍出量

一回拍出量は心臓が1回に送り出す血液の量であり，安静時の一般成人の値は70～80 mL/拍であるが，持久性鍛錬者では100～110 mL/拍と大きな値を示す．一回拍出量は運動時に増加するが，最大の40～60％の運動強度（心拍数がおよそ120拍/分）でほぼ最大値（最大一回拍出量）となり，それ以上運動

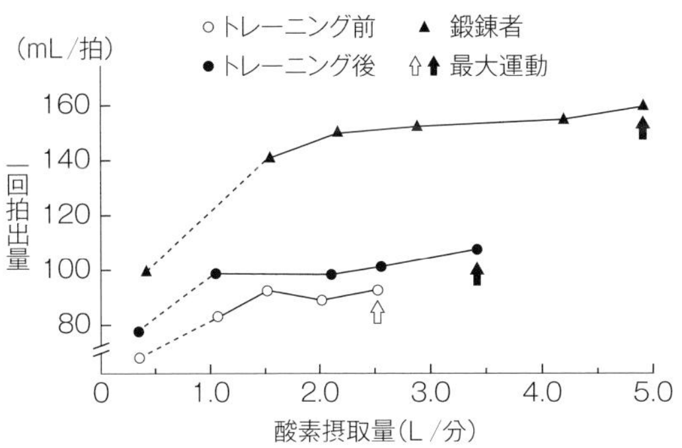

図2-12　トレーニングにともなう運動時の一回拍出量の変化
(Saltin B: Physiological effects of physical conditioning. Med Sci Sports Exerc, 1: 50–56, 1969 より改変)

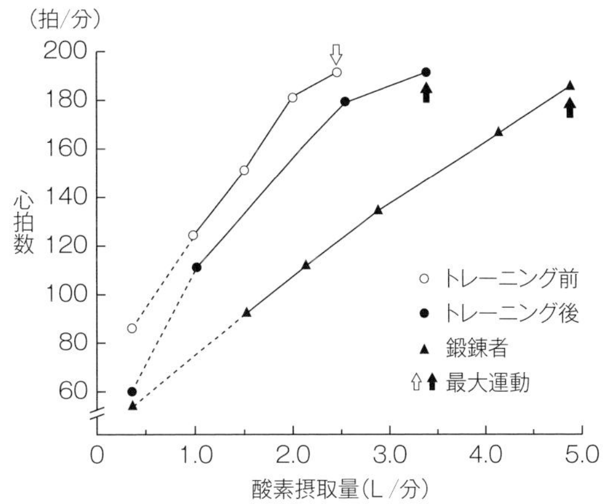

図2-13　トレーニングにともなう運動時心拍数の変化
(Saltin B: Physiological effects of physical conditioning. Med Sci Sports Exerc, 1: 50–56, 1969 より改変)

強度が上がっても増加しなくなる（図2–12）. 最大一回拍出量は，一般成人では100～120mL/拍程度であるが，持久性鍛錬者では160～170 mL/拍にも達する. これは持久性トレーニングを積むことによって，心臓が大きくなり，しかも心臓の収縮力が増大するためである. 持久性トレーニングによる心容積と収縮力の増大は，末梢からの静脈還流量の増加による心室の伸展であり，血液量の増加とカテコラミン濃度の増加によって促進される[5].

（2）心拍数

安静時心拍数は，一般成人で60～70拍/分程度であるが，非常に鍛錬された持久性競技者の中には40拍/分前後という非常に低い値を示す者もいる. 持久性鍛錬者の安静時心拍数の減少は徐脈と呼ばれる.

図2–13に運動時における酸素摂取量と心拍数の関係を示した. 運動時の心拍数は，運動強度（酸素摂取量で表される）に比例して増加し，最大運動時に最高心拍数（HRmax）に達する. HRmaxは持久性トレーニングによりほとんど影響を受けず，「220–年齢」に近い値を示す. たとえば，20歳の人であればHRmaxは200拍/分程度になる. しかしながら，最大下レベルの同一運動強度でみると，持久性鍛錬者は一般人より常に低い心拍数を示す. このことは，持久性鍛錬者は一回拍出量が大きいため，同じ量の血液を組織に送るとき少ない心拍数でまかなうことができることを意味している.

（3）心拍出量

心拍出量は一回拍出量と心拍数の積であるので，一般成人において，安静時の一回拍出量を80 mL/拍，心拍数を70拍/分とすると，安静時の心拍出量は80×70＝5,600 mL/分となり，平均すると5～6 L/分になる. 運動強度の増大にともなって，心拍出量もまたほぼ直線的に増加し（図2–14），最大運動時には一回拍出量が約 110 mL/分，心拍数が約 190 拍/分となり，最大心拍出量は 110×190＝20,900 mL/分（約 21 L/分）となる．

一方，持久性鍛錬者では，安静時の心拍出量は一般成人と差はないが，最大運動時では一回拍出量が 160 mL/分と大きいため，最大心拍出量は一般成人より約 1.5 倍大きい値（160×185≒29,600 mL/分，約 30 L/分）を示す（図 2-14）．

（4）血流配分

安静時においては，心臓から毎分 5～6 L の血液が送り出されている．このうち，骨格筋へは 15％（0.9 L）ほどしか分配されていない．しかしながら，最大運動時には，活動筋への血流は 100 倍にも増加し，心拍出量の 80～90％の血液が骨格筋へと供給される[5]．トレーニングされた骨格筋では，大腿動脈のような大きな導管性血管の直径，動脈孔の数，および毛細血管密度の増加など，血管系のリモデリングが生じることが知られている[6]．活動筋への血流増加をもたらす主なメカニズムは，血管拡張，特に小動脈の血管拡張である．この反応には，機械的因子，神経的因子，および活動筋から放出される因子を含む体液性因子が関与している．活動筋の血流量は代謝率と密接に結びついており，運動強度に比例して増加するため，酸素需要にほぼ比例して活動筋から放出される血管拡張因子が重要となる[7]．運動によって活動筋に蓄積した代謝産物は交感神経の血管収縮作用に拮抗的に働き，血管を拡張させ筋血流を増大させる[8]．また，血流による機械的な刺激（ずり応力）やコリン作動性ニューロン（アセチルコリンなど）によって内皮細胞から生成される一酸化窒素（NO）も血管拡張作用を有することが知られており，持久性運動中の血流調節に強く関与していることが認められている[9]．運動中，腎臓や肝臓などの内臓器官および不活動筋においては，交感神経活動の亢進による血管収縮に加え，内皮細胞由来の血管収縮因子であるエンドセリン-1 の産生による血管収縮が起こる[10]．結果として，血流はそれらとは別の場所に再分配され，心拍出量の多くが活動筋へと運ばれる．

（5）動静脈酸素較差

心臓のポンプ機能によって送り出された酸素は各組織で消費される．したがって，動脈血の酸素含量（CaO_2）と混合静脈血の酸素含量（$C\bar{v}O_2$）の差（動静脈酸素較差）は，全身の組織で消費された酸素量を反映する．安静時においては，健常者の動脈血 1 dL あたり約 20 mL の酸素が含まれており（20 vol％という），混合静脈血には 15 vol％の酸素が含まれている．したがって，安静時の動静脈酸素較差は約 5 vol％となる．このことは，安静時においては，全身の組織で血液 1 dL あたり 5 mL の酸素が使われており，動脈血で運ばれた酸素の 75％は利用されずに心臓に戻されていることを示している．動静脈酸素較差は運動強度に比例して増大し（図 2-15），一般成人では約 15 vol％，持久性鍛錬者では 17 vol％程度にまで達する．運動中，CaO_2 はほとんど変化し

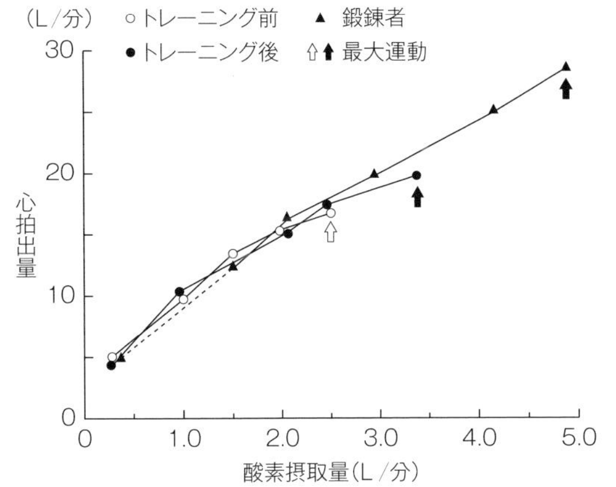

図2-14　トレーニングにともなう運動時心拍出量の変化
(Saltin B: Physiological effects of physical conditioning. Med Sci Sports Exerc, 1: 50−56, 1969より改変)

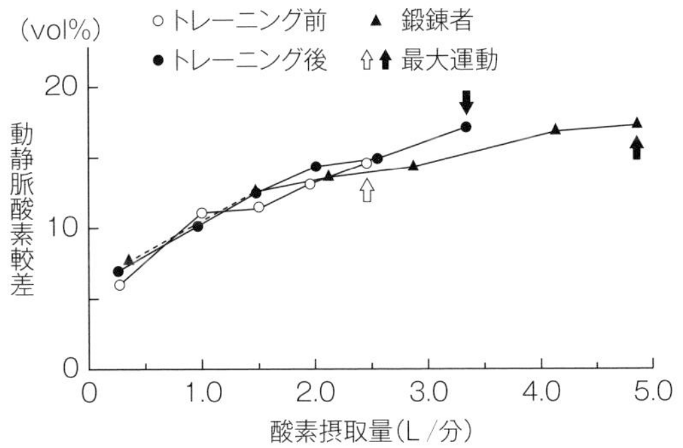

図2-15　トレーニングにともなう運動時動静脈酸素較差の変化
(Saltin B: Physiological effects of physical conditioning. Med Sci Sports Exerc, 1: 50−56, 1969より改変)

ないので，この増加は主に $C\bar{v}O_2$ の低下によるものである．このことは，持久性鍛錬者における筋の酸素利用能力が一般成人より高いことを示唆している．

3. 持久性トレーニングによる代謝系の適応

持久性トレーニングによって，筋の酸素利用能力が増大する背景には，筋に生じたさまざまな適応による有酸素的代謝能力の改善がある．

1）毛細血管

毛細血管は最終的な組織とのガス交換（内呼吸，組織呼吸）の場であり，分圧勾配にしたがって，酸素は血液から細胞内へと，二酸化炭素は細胞内から毛細血管内へと移動する．持久性トレーニングを開始すると，筋の毛細血管密度は最初の数週間で著しく増加し，その後はトレーニングの継続とともに徐々に増加する[11]．持久性トレーニングによる毛細血管数の変化を筋線維タイプ別にみると，酸化能力の高いST線維とFTa線維はFTb線維より大きな増加を示している（**図2−16**）[12]．

個々の筋線維周囲の毛細血管数が増加すると，運動中に動員される筋線維はより多くの酸素と接触できるようになる．また，毛細血管を通過する血液の流れもゆるやかになるため，血液と筋線維間のガス交換・物質交換がより効率よく行われるようになる．最大運動時には，血液の毛細血管通過時間は約0.25秒と非常に短くなり，血液からの酸素の抽出が不十分となる（酸素の抽出が完全に行われるためには1秒程度必要とされる）．したがって，毛細血管の発達は血液の毛細血管通過時間を延長させ，血液からより多くの酸素を抽出することを可能にする．さらに，運動中に生成された二酸化炭素などの代謝産物の除去を促進させる．

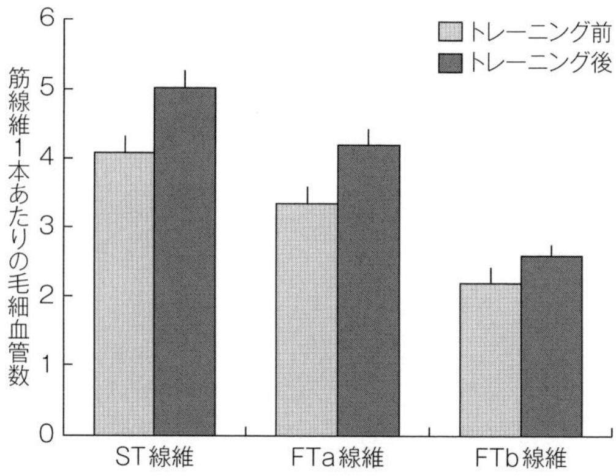

図2-16　持久性トレーニングによる外側広筋の筋線維タイプ別毛細血管数の変化（Ingjer（1979）[12]より作図）

2）ミトコンドリア密度と酸化系酵素活性

持久性トレーニングによって，ミトコンドリアの数や大きさが増大し，酸化系酵素活性が上昇する．その結果，トレーニングされた筋では，脂肪酸や糖質の酸化による有酸素的なATP産生能力が顕著に増大する．酸化系酵素活性が増加する程度は，トレーニングの種類や強度に依存して各筋線維タイプで異なる．持続運動トレーニングの場合には，FT線維よりST線維において，対照的にインターバルトレーニングの場合には，ST線維よりFT線維において酸化系酵素活性は大きく上昇する[13]．このことは，ミトコンドリアや酸化系酵素活性の適応もまた，毛細血管と同様に，運動中の筋線維の動員パターンと関連して生じることを示唆している．

TCA回路の酵素活性は，トレーニング初期の数週間において，毛細血管密度より急激に上昇する．1年後にはトレーニング前のほぼ2倍に達し，その後は徐々に上昇する．トレーニングを中止すると，毛細血管密度より急激に低下し，1〜2カ月後にはほぼトレーニング前のレベルに戻る[11]．

3）運動時の代謝応答の変化

持久性トレーニングに対する骨格筋の適応変化は，運動時の代謝応答を大きく変化させる．

（1）糖質代謝と脂質代謝

糖質と脂質は運動時の主たるエネルギー源であるが，それぞれの利用のされ方は，運動強度や運動時間によって異なる．**図2−17**は運動強度とエネルギー供給源との関係を示している．エネルギー源を脂質と糖質に大別してみると，運動強度が低い場合には脂質への依存度が高く，運動強度が高くなるにつれて，糖質への依存度が高まることがわかる．しかしながら，脂質の使われ方は，血中の遊離脂肪酸と筋中のトリグリセリドとで異なる．血中の遊離脂肪酸は運動強度の増加にともなって貢献度は低くなるが，筋中のトリグリセリドは，低強

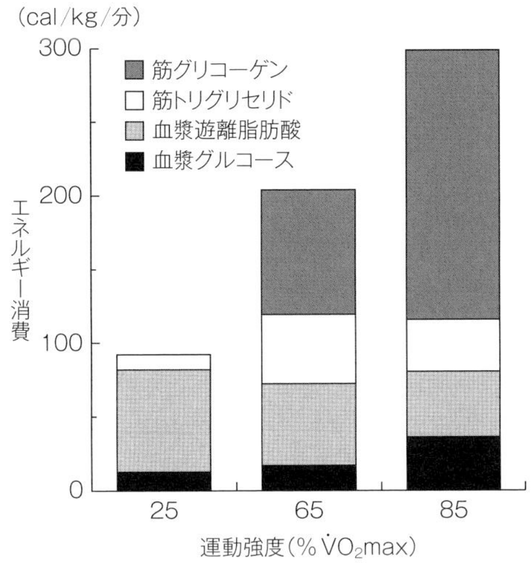

図2-17　運動強度とエネルギー供給源
(Romijn JA, Coyle EF, Sidossis LS, et al.: Regulation of endogenous fat and carbohydrate metabolism in relation to exercise intensity and duration. Am J Physiol, 265: E380–E391, 1993より改変)

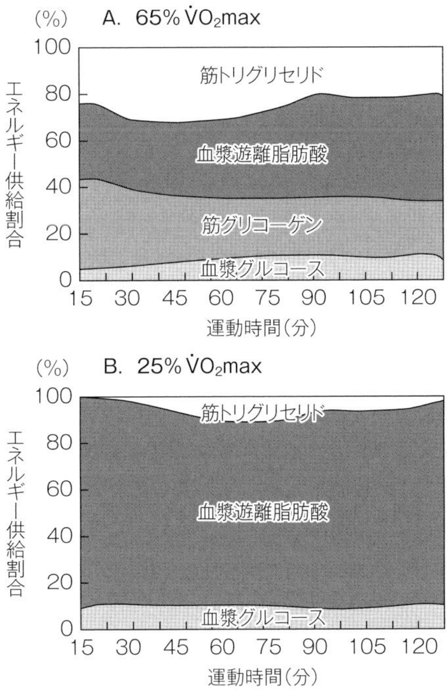

図2-18　65%(A)および25% $\dot{V}O_2$maxでの120分の運動中におけるエネルギー生成に対する血液由来および筋内基質の相対的貢献
(Romijn JA, Coyle EF, Sidossis LS, et al.: Regulation of endogenous fat and carbohydrate metabolism in relation to exercise intensity and duration. Am J Physiol, 265: E380–E391, 1993より改変)

度および高強度運動でその利用が少なく，中等度の運動で最も貢献度が高くなる．

長時間運動中におけるエネルギー源としての糖質と脂質の貢献度は，運動時間によって変化する．**図2–18**は運動時間とエネルギー供給源との関係を示している．強度が非常に低い(25% $\dot{V}O_2$max)運動では，エネルギーのほとんどは血中の遊離脂肪酸によって供給されている．一方，中強度(65% $\dot{V}O_2$max)の運動では，運動初期において糖質と脂質の貢献度はほぼ同じであるが，運動時間が長くなるにつれて，糖質の貢献度は低くなり，脂質の貢献度が高まる．しかしながら，糖質の利用のされ方を血中グルコースと筋グリコーゲンで分けてみると，運動時間の延長にともなって，筋グリコーゲンの貢献度は低くなるが，血中グルコースの貢献度は増大することがわかる．脂質もまた，筋中のトリグリセリドと血中の遊離脂肪酸とでは利用のされ方が異なっている．血中の遊離脂肪酸は運動時間が長くなるにつれて貢献度は増すが，筋中のトリグリセリドの貢献度は低くなる．これらのことを合わせて考えると，中強度の運動において，血液由来のエネルギー源は運動時間が長くなるにつれて，その貢献度が高くなるようである．

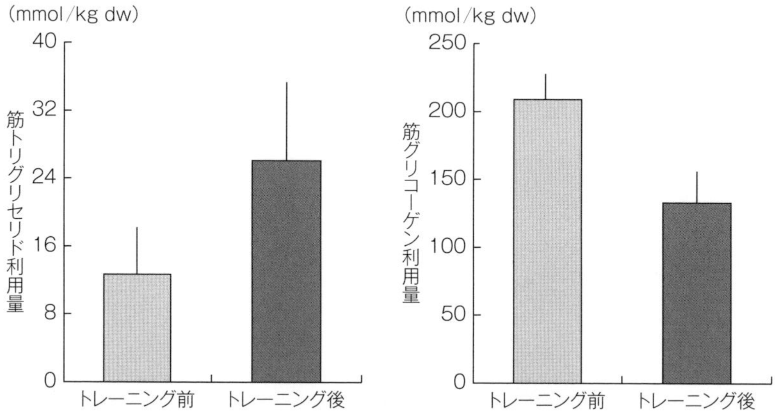

図2-19　運動中の筋トリグリセリドおよび筋グリコーゲン利用に対する持久性トレーニングの影響（Hurleyら（1986）[14]とCogganら（1993）[15]より作図）

（2）持久性トレーニングにともなう糖質・脂質代謝の変化

持久性トレーニングは，骨格筋の毛細血管を発達させ，さらにはミトコンドリアの数や大きさの増大をとおして酸化系酵素活性を上昇させる．このような骨格筋の適応変化にともなう最も重要な代謝変化は，最大下運動時の有酸素性エネルギー代謝に対する脂質の貢献度が増大し，それに応じて糖質の貢献度が低下することである．**図2−19**は，運動中の筋トリグリセリドおよび筋グリコーゲン利用に対する持久性トレーニングの影響を示したものである．この図から明らかなように，持久性トレーニングによって筋の脂質利用能力が高まり[14]，糖質を節約できるようになる[15]．このような運動中の筋グリコーゲンの節約能力は，マラソンなどの長時間運動のパフォーマンスを大きく左右する．

（3）乳酸性作業閾値と換気性作業閾値

運動中に強度を徐々に上げていくと，$\dot{V}O_2max$ の60％強度あたりから，血中乳酸濃度が急激に上昇し始め，それとほぼ同時に換気量も急増する．その急な上昇点はそれぞれ，乳酸性作業閾値（lactate threshold：LT），換気性作業閾値（ventilatory threshold：VT）と呼ばれている（**図2−20**）．

解糖の亢進によって生成された乳酸はすぐに水素イオン（H^+）と乳酸イオン（La^-）に解離する．すると，血液中の重炭酸イオン（HCO_3^-）が以下のように作用して，乳酸から解離したH^+を中和（緩衝）する．

$$H^+ + HCO_3^- \rightleftarrows H_2CO_3 \rightleftarrows H_2O + CO_2 \uparrow$$

この結果として生じた二酸化炭素（CO_2）は，有酸素的代謝により産生された二酸化炭素に加えられるため，二酸化炭素排泄量が急増する．乳酸蓄積による代謝性アシドーシスの発現（H^+の蓄積）は，頚動脈や大動脈にある化学受容器をとおして，呼吸中枢を刺激しより一層換気量を増加させる（RCT）．そのため，乳酸が多く蓄積するような高強度運動中には呼吸数が増え，呼吸の乱れや息苦しさを感じやすくなる．代謝性アシドーシスは，高強度運動時に筋疲

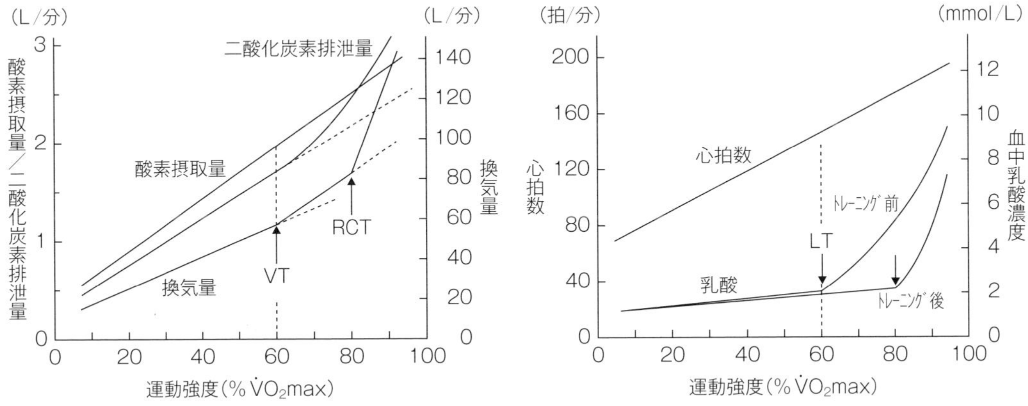

図2-20　運動強度と酸素摂取量，二酸化炭素排泄量，換気量，心拍数および乳酸との関係

労をもたらす主な要因の1つであることから，LTやVTも $\dot{V}O_2max$ と同様に，持久性パフォーマンスの指標として広く用いられている．

持久性トレーニングによって，骨格筋の毛細血管密度やミトコンドリア密度が増加すると，骨格筋における脂質利用能力が高まり，糖質を節約できるようになる．結果として，より高い運動強度でも乳酸の蓄積は抑えられるようになる（図2−20）．

4　運動による生活習慣病の予防

身体活動量の増加や習慣的な運動により，エネルギー消費量が増加し，脂肪組織に貯蔵された脂肪がエネルギー源として利用されると，腹囲や体重が減少する．肥満，特に内臓脂肪型肥満の予防・解消は高血圧，糖尿病，脂質異常症等の生活習慣病の発症，重症化，合併（メタボリックシンドローム）を防ぎ，結果として心筋梗塞や脳梗塞等の動脈硬化性疾患による死亡リスクを低下させる．ここでは肥満（3章で詳述する）を除く，生活習慣病に対する運動の予防効果とその機序について述べる．

1．高血圧

1）高血圧の原因

現在，わが国においては男性の29.9％，女性の24.9％が高血圧（収縮期血圧140 mmHg以上）を有しており，年齢層が高くなるほどその割合は高い[16]．国民の血圧水準は年々低下する傾向にあるが，人口の高齢化にともない高血圧者数は増加している．高血圧は脳卒中（脳梗塞，脳出血など），心臓病（冠動脈疾患，心肥大，心不全など）の重大な原因疾患で，120/80 mmHgを越えて血圧が高くなるほど脳心血管疾患の死亡リスクおよび罹患リスクは高くなる（図2−21）[17]．

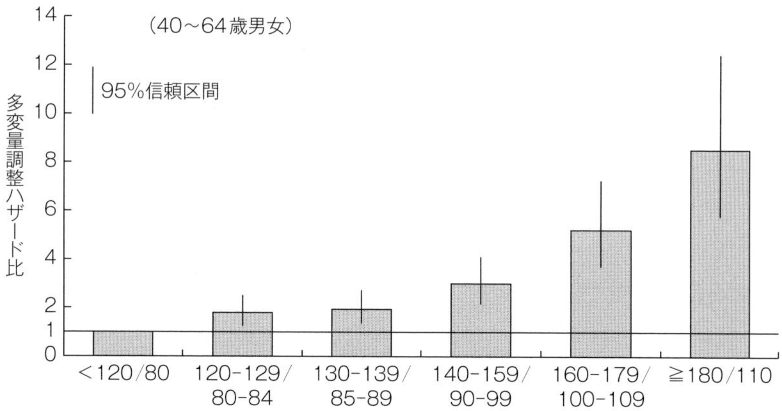

図2-21　血圧レベル別の脳心血管病死亡ハザード比（Fujiyoshiら（2012）[17]より作図）

高血圧には生活習慣など多くの環境要因と遺伝的要因が大きくかかわっている．食習慣に関しては，食塩摂取量と血圧との間には有意な正の相関関係が認められている．わが国の平均食塩摂取量は10.1 g/日（男性10.9 g/日，女性9.3 g/日）であり[16]，これは2012年に世界保健機関（WHO）が発表した，ナトリウム摂取量に関するガイドラインにおける推奨量（5 g/日未満）の約2倍である．肥満もまた高血圧の重大な危険因子であり，肥満度の指標であるBody Mass Index（BMI，kg/m^2）の平均値は男性では年々増加し，20歳以上の男性の肥満者（BMI 25以上）の割合は33％とその割合は過去30年間で約2倍に増えている[16]．このように男性では肥満をともなう高血圧者が増加しており，高血圧有病に対する肥満の影響が次第に強くなってきている．一方，20歳以上の女性においては過去30年間に肥満者の割合は増加しておらず，その割合は22.3％となっている[16]．

2）運動による高血圧の予防効果とその機序

運動による降圧効果は広く認められており，2013年ACC/AHA（米国心臓病学会/米国心臓協会）の心血管リスク低減のための生活習慣管理ガイドラインでは，運動療法は収縮期血圧で2～5 mmHg，拡張期血圧で1～4 mmHgの低下が期待されると報告されている[18]．また，運動習慣のない人は活発で運動習慣のある人と比べて高血圧発症のリスクが高く，身体活動量の低下は独立して高血圧発症の危険因子となることが明らかにされている．

運動による降圧の機序としては，アデノシンなどの利尿作用を引き起こす物質の増加による循環血漿量の減少，交感神経活動の抑制，大動脈伸展性の改善，血管弛緩作用や血管内皮機能の改善効果を有するNOの産生増加などが考えられている．

2. 糖尿病

1）糖尿病の原因

糖尿病とは血糖降下ホルモンであるインスリンが十分に機能できないために，慢性的に高血糖状態が続く糖代謝異常であり，「糖尿病が強く疑われる者」の割合は男性で 19.7％，女性で 10.8％となっている[16]．

食事摂取によって血糖値が上昇すると，膵臓からインスリンが分泌される．血糖の 80％以上はインスリンの働きによって骨格筋に取り込まれて代謝される．したがって，骨格筋にインスリン抵抗性（インスリン感受性の低下）が生じると，血糖値の恒常性を維持するために大量のインスリンが分泌されるようになる（高インスリン血症）．この状態が長く続くと膵臓に負担がかかり，インスリン分泌機能が低下して 2 型糖尿病が発症する．したがって，2 型糖尿病を予防し，改善するためには，筋のインスリン感受性を高めることが重要となる．

グルコースは親水性であるため，脂質二重膜である細胞膜を直接通過できない．そのため，グルコースは糖輸送担体（glucose transporter：GLUT）を介して促通拡散的に細胞内へと取り込まれる．GLUT には複数のサブタイプがあり，そのうち骨格筋や脂肪組織に選択的に存在するのが GLUT4 である．GLUT4 は他のサブタイプとは異なり，細胞膜と細胞質の間を移動する性質を有している．図 2−22 には，骨格筋が血糖を取り込み代謝する仕組みを模式的に示した．インスリンが細胞膜上のレセプターに結合すると，それが引き金となって，PI3 キナーゼなどのインスリン情報伝達酵素が次々に活性化される．そして最終的には GLUT4 を細胞内から細胞膜へと移動（トランスロケーション）させることによって，血糖の取り込みを促進する．したがって，インスリン情報伝達や GLUT4 のトランスロケーション過程に不全が生じたり，GLUT4 タンパク質の発現量が減少したりすると，細胞膜に移動できる GLUT4 の数が減少する．これがインスリン抵抗性の原因である．

脂肪細胞は多くの生理活性物質（アディポカイン）を分泌するが，内臓の脂肪細胞が肥大すると，腫瘍壊死因子-α（TNF-α）などのインスリン感受性を低下させる悪玉アディポカインの分泌量が増加し，アディポネクチンなどのインスリン感受性を高める善玉アディポカインの分泌量が減少する．このため，内臓脂肪型肥満では骨格筋にインスリン抵抗性が生じ，2 型糖尿病に移行しやすくなる．

2）運動による糖尿病予防効果とその機序

肥満糖尿病患者や単純性肥満者は，鍛錬者や健常者に比べてグルコース代謝量が少なく，インスリン感受性が低い．また有酸素性運動を継続的に長期にわたって行うと，筋のインスリン感受性が増大し，グルコースの代謝量すなわち利用能力が高まる．この機序として考えられることの 1 つに，定期的な運動実

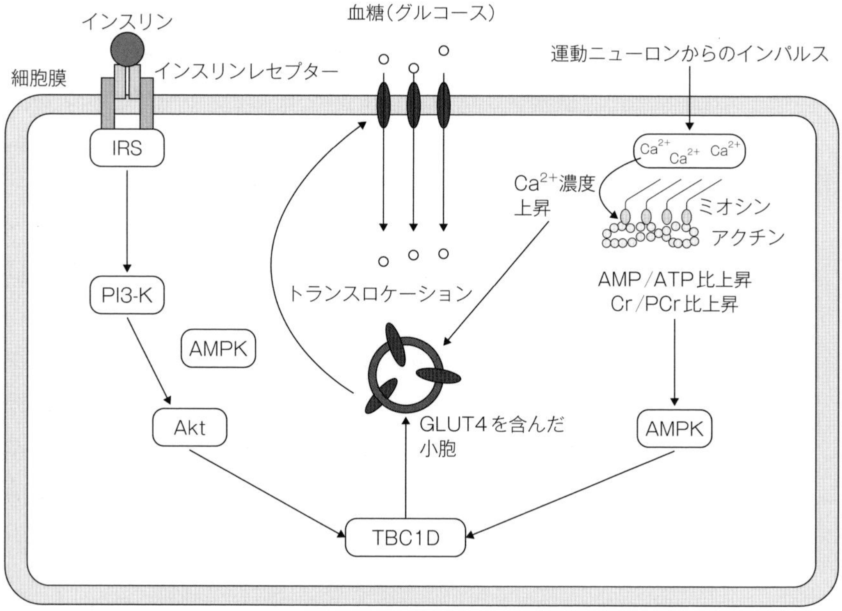

図2-22　インスリンと筋収縮による血糖の取り込み機序

施による内臓脂肪の減少がある．加えて，筋収縮自体による活動筋での糖取り込みの活発化も関係している．

（1）筋収縮による糖取り込みの活発化

運動中あるいは運動後数時間にわたって骨格筋のグルコース取り込みが亢進するが，これは筋収縮そのものがインスリンとは異なる別の情報伝達経路を活性化させ，GLUT4のトランスロケーションを生じさせるためである（図2−2，図2−22）．現在，筋収縮による糖取り込みの情報伝達経路・分子メカニズムとして，現在いくつかの候補が明らかになってきているが，その1つとして，細胞内のエネルギーセンサー（調節分子）である，AMP活性化プロテインキナーゼ（57-AMP-activated protein kinase：AMPK）の関与が示されてきている[19)]．中強度（60％$\dot{V}O_2max$程度）以上の強度では細胞内においてAMP/ATP比やCr/PCr比の増加（つまりエネルギー不足）が生じ，これによってAMPKが活性化され，これがさらに下流の情報伝達タンパク質を活性化させることによってGLUT4のトランスロケーションが起こる．トランスロケーションを引き起こすその他の機序としては，細胞内Ca^{2+}や活性酸素の関与が考えられてきている．

（2）筋収縮によるインスリン感受性の増大

筋収縮によるインスリン依存しないGLUT4のトランスロケーション作用は運動終了2〜3時間後には消失する．しかしながら，活動筋では運動によって消費したグリコーゲンを回復させるために，その後も活発に血糖を取り込み続ける必要がある．そのため，運動終了後2〜3時間以上経過すると，活動筋では一定濃度でのインスリン刺激に対してより多くのGLUT4がトランスロケーションできるようになる[20]．つまり，インスリン感受性が高まる．この運動後に生じるインスリン感受性の増大もAMPK活性化などを介して引き起こされる可能性がある[20]．

（3）筋収縮によるGLUT4タンパク質発現の増加

一過性の運動を行うと，運動終了数時間後に活動筋においてGLUT4遺伝子の転写反応が亢進し，GLUT4のmRNAが増加する．さらに運動後十数時間が経過すると次にGLUT4タンパク質の発現量そのものが増加する[20]．トレーニングを習慣的に繰り返すことにより，この効果は累積され，GLUT4のタンパク質含量が増加する．GLUT4のタンパク質含量が増加すると，インスリン刺激に反応してより多くのGLUT4がトランスロケーションできるようになり，結果として筋はより多くの血糖を取り込むことができるようになる．

3．脂質異常症

1）脂質異常症の原因

血漿脂質にはコレステロール，トリグリセリド（中性脂肪），リン脂質，遊離脂肪酸の4種類がある．コレステロールは細胞膜の成分，ステロイドホルモンの原料，脂肪を消化する胆汁の成分として重要であり，トリグリセリドはエネルギーの貯蔵成分，リン脂質は細胞膜成分としての役割をもつ．これらの血中脂質のうち，遊離脂肪酸以外はアポタンパクと呼ばれるタンパク質と結合し，脂質－タンパク複合体（リポタンパク）を形成する．リポタンパクは，比重の軽いものからカイロミクロン（CM），超低比重リポタンパク（VLDL），低比重リポタンパク（LDL），高比重リポタンパク（HDL）に分類される．その中で，CMとVLDLはトリグリセリドを運搬し，LDLとHDLがコレステロールを運搬する重要な役割を演じている．LDLは主に肝臓で作られたコレステロールを末梢組織へと運搬するが，過剰に存在すると動脈壁に沈着し，動脈硬化の原因となる．一方，HDLは全身の組織に蓄積したコレステロールを肝臓に運ぶ働きがあり，動脈硬化を抑制する．血液中におけるLDLコレステロールやトリグリセリドの異常高値をさす「高脂血症」と，HDLコレステロールの異常低値を総称して脂質異常症と呼ぶ．

2）運動による脂質異常症の予防効果とその機序

運動習慣のある者は，運動習慣のない者に比べて，血中のトリグリセリドやLDLコレステロールが低く，HDLコレステロールが高い．すなわち，運動は血中脂質プロフィールを抗動脈硬化型に変化させ，脂質異常症を予防・改善する．その機序の1つとして，運動は内臓脂肪を減少させ，インスリン抵抗性を防止することによって，肝臓におけるトリグリセリドやコレステロールの合成を抑制する可能性が考えられる．

また，運動によって，脂肪組織と骨格筋の毛細血管内皮のリポタンパクリパーゼ（lipoprotein lipase：LPL）の活性が亢進し，VLDLやカイロミクロン中のトリグリセリドが分解されて遊離脂肪酸を生じ，エネルギー源として供給されるようになる．少量の遊離脂肪酸は，細胞膜の脂質二重層から直接細胞内に拡散できるが，大部分は輸送タンパク質を介して細胞内に取り込まれる．代表的な輸送担体の1つに脂肪酸トランスロカーゼ（FAT/CD36）があり，GLUT4と同じように筋収縮によって細胞内プールから細胞膜へ一過性に移動する（図2–2）．FAT/CD36はまたミトコンドリア膜にも移動し，CPT1（carnitine palmitoyl-transferase 1）システムとともに脂肪酸をミトコンドリア内に取り込む（図2–2）．運動によって，筋およびミトコンドリアのFAT/CD36含量およびCPT1含量が増加し，酸化系酵素活性もまた上昇する[21]．これらの細胞内の適応がもたらす骨格筋の脂質利用能力の増大が，運動による脂質異常症の予防・改善効果につながる．

4. マイオカインを介したさまざまな恩恵効果

運動は，血管内皮機能，動脈の伸展性，骨格筋のインスリン抵抗性，脂質利用能力の改善など，多くの機序を通して高血圧，2型糖尿病，および脂質異常症の予防・改善効果を発揮する．その他，運動は認知症，骨粗鬆症，がんの発症リスクを低減することも知られている．このように，運動がさまざまな恩恵効果を発揮する背景にはマイオカインの働きが考えられる．

マイオカインとは，「筋線維によって産生，発現，放出され，自己分泌，傍分泌，内分泌のいずれかの作用を示すサイトカインやその他のペプチド」であり，現在650以上のマイオカインが同定されてきている．最近の研究では，骨格筋が運動に反応してマイオカインを産生し，筋と他の臓器（脳，脂肪組織，骨，肝臓，血管床，皮膚など）との間のクロストークや，筋内でのコミュニケーションを可能にしていることが明らかになってきた[22]．ヒトにおいて特定の機能に割り当てられているマイオカインは少ないが，マイオカインの生物学的役割としては，たとえば，糖質・脂質代謝，認知機能，白色脂肪の褐色化，骨形成，内皮細胞機能，肥大化，皮膚構造，腫瘍成長などへの影響があることが明らかにされている．表2–3には代表的なマイオカインとその働きを示した．

1）筋における糖質・脂質代謝

インターロイキン-6（IL-6）は内分泌作用を有するマイオカインとして特徴づけられているが，筋自体の中では傍分泌的に働き代謝作用を発揮することが知られている．ヒトでは，運動不足は安静時の高い血中IL-6レベルと関連している．さらに，全身のIL-6レベルと筋のIL-6 mRNAは運動によって急性的に増加するが，その増加は長期のトレーニングによって抑えられる．一方，筋のIL-6受容体（IL-6R）の発現は上昇する．このことは，トレーニングによっ

表2−3　代表的なマイオカインとその働き

代表的なミオカイン	働き
IL-6	筋肥大, 白色脂肪組織の褐色化, AMPKを介した脂肪酸化, インスリン刺激による糖取込み促進, 肝臓からのグルコース産生を促進(運動中のみ), 抗炎症作用, インスリン分泌を間接的に増加
イリシン	BDNF産生によって海馬の神経新生, 白色脂肪組織の褐色化
カテプシンB	BDNF産生によって海馬の神経新生
BDNF	AMPKを介した脂肪酸化(脳内で産生されたものは海馬の神経新生)
FSTL-1	内皮細胞機能の改善, 虚血性血管の再灌流を促進
IGF-1	骨形成

て筋のIL-6感受性が高まることを示唆している.

IL-6はAMPKの活性化を介して安静時のグルコース取り込みとGLUT4のトランスロケーションの両方を増加させることが示されている. Careyら[23]は, 健康な人を対象に, 遺伝子組み換えヒトIL-6（rhIL-6）の注入がインスリン刺激によるグルコース取り込みを改善すること, またin vitroの実験によって, IL-6のグルコース取り込みに対する効果はAMPKの活性化を介していること明らかにした. さらに, IL-6はAMPKの活性化を介して, 細胞内[23]または全身[24]における脂肪酸の酸化を増加させることが示されてきている.

脳由来神経栄養因子（brain-derived neurotrophic factor：BDNF）もヒト骨格筋で発現しているが, BDNFは血液中には放出されず内分泌的には働かない. しかしながら, BDNFは自己分泌的または傍分泌的にAMPKを活性化し, 脂質酸化を促進する可能性がある[25].

2）脂肪分解

内臓脂肪の蓄積は2型糖尿病, 心血管疾患, 認知症, 大腸がん, 乳がんと関連しており, 全死因死亡率とも関連している.

骨格筋を収縮させると, IL-6, IL-15, イリシンなどのマイオカインが産生され, 脂肪の代謝に有益な効果を発揮する. ヒトを対象とした研究では, rhIL-6が健康な若年者[24]と高齢者[26]において脂肪分解および脂肪酸化を促進させることが示されてきている. また, 腹部型肥満者を対象に, トシリズマブ（IL-6受容体抗体）またはプラセボに無作為に割り付け, 12週間の有酸素性運動または運動なしの介入を行った研究では, 運動トレーニングは内臓脂肪組織量の減少をもたらしたが, 抗体でIL-6受容体を遮断するとその効果が消失することが認められた[27].

IL-15は同化（筋肥大）作用を有するマイオカインであり, 内臓脂肪の減少とも関連している. Nielsenら[28]はマウスとヒトを用いて, IL-15の過剰発現が除脂肪量を増加させ, 内臓脂肪の蓄積を防ぐこと, また血漿中のIL-15レベルと内臓脂肪量との間に負の相関関係があることを示している.

イリシンは齧歯類とヒトの脂肪組織において発熱作用を誘発することが知ら

れている[28]．マウスにおいて血液中のイリシンレベルを適度に増加させると，脱共役タンパク 1（uncoupling proteini 1：UCP1）の発現が増加し，白色脂肪組織の褐色化が誘導され，肥満とインスリン抵抗性が軽減されることが認められている[29]．

これらのことは，IL-6，IL-15 およびイリシンが内臓脂肪の減少に大きな役割を果たし，2 型糖尿病をはじめとする非感染性疾患の予防・改善効果をもたらしている可能性を示唆している．

3）認知機能

身体運動が認知機能と脳の健康に有益な効果をもたらすことを示すエビデンスが蓄積されており，身体活動と運動トレーニングは認知症のリスクを減少させることが明らかになっている．

運動は脳のどの部分よりも海馬に大きな影響を与えることが示されている．特に，運動は歯状回の神経新生を促進し，シナプスの可塑性を高める．最近の知見では，筋と脳の間で内分泌ループが存在することを示唆しており，これは少なくとも部分的にはマイオカインによる情報伝達によって媒介されている可能性がある．

BDNF は，海馬に対する運動の効果を媒介するうえで支配的な役割を果たしていると考えられている[30]．齧歯類の研究では，1～8 週間のホイールランニングに反応して海馬内の BDNF mRNA と BDNF タンパク質が増加したことが示されている[31]．さらに，BDNF は運動によって誘発される記憶や学習などの認知機能の改善と関連していることが示されている[32]．ヒトを対象とした研究では，BDNF は自転車での運動中に脳から放出されることが示されており[33]，3 カ月間の有酸素性運動トレーニングを行うと，健常者では海馬の体積が 12％，統合失調症患者では 16％増加することが示されている[34]．

最近，マイオカインとして同定されたカテプシン B（CTSB）とイリシンが血液–脳関門を通過し，BDNF の増加を引き起こす可能性があることが示唆されている．Moon ら[35] は CTSB を同定し，運動が CTSB の全身レベルの上昇をもたらし，それが海馬における BDNF の発現を促進し，神経新生を刺激することを示した．さらに彼ら[35] は，CTSB ノックアウトマウスを用いた研究で，CTSB を欠損したマウスは自発運動の効果に関して海馬の成長や認知機能の改善に抵抗性があることを示している．

4）骨形成

筋の消耗および/または筋萎縮は骨粗鬆症を引き起こす[36]．除脂肪体重として測定される筋量は，骨ミネラル密度のばらつきの 20％までしか説明できず[36]，筋の萎縮による力学的負荷の減少は，骨量の損失を完全に説明することがない．このことは，骨量がマイオカインなどの生化学的因子によっても調節されている可能性を示唆している．現在，骨形成を促す効果を有するマイオカインの1つとして，インスリン様成長因子（insulin-like growth factor-1：IGF-1）が知られており，筋由来のIGF-1は，IGF-1受容体を発現する局所の骨芽細胞に作用し，それによって骨形成を促進することが示されている[37]．

5　健康・体力づくりのための身体活動・運動

1．健康づくりのための身体活動基準2013

厚生労働省の健康づくり運動である「健康日本21（第2次）」において，2023年までの身体活動・運動分野の目標が定められ，この目標を達成するためのツールとして発表されたものが「健康づくりのための身体活動基準2013」である．これは，生活習慣病の予防や改善だけではなく，加齢に伴う生活機能の低下（ロコモティブシンドロームや認知症など）のリスクを低減させることを目的としている．

この中で，「身体活動」とは，安静にしている状態よりも多くのエネルギーを消費するすべての動作を指し，そのうち，日常生活における労働，家事，通勤・通学などは「生活活動」，それ以外のスポーツなど，特に体力の維持・向上を目的として計画的・意図的に実施し，継続性のある活動が「運動」と定義されている[38]．身体活動量は，運動の強さ（metabolic equivalent：METs，安静時の何倍のエネルギーを必要とするかを表す）と時間（hour）の積（METs･時）で表され，年齢別に基準値が示されている．検診結果が基準範囲内で，65歳以上の者は，強度を問わず身体活動を毎日40分以上（＝10 METs･時/週），18～64歳での者は3 METs以上の身体活動を毎日約60分（＝23 METs･時/週），このうち3 METs以上の運動を毎週60分（4 METs･時/週）行うことを推奨している（表2−4～6）．18～64歳であれば，具体的には，週5日間は普通歩行（3 METs相当）を1日に60分（15 METs･時/週），週2日間は普通歩行40分に加え軽いジョギング（6 METs相当）を20分行うと（8 METs･時/週）と，推奨された身体活動基準（23 METs･時/週）をクリアすることになる．

2．心肺持久力を高めるための運動

心肺持久力の最も良い指標は$\dot{V}O_2max$に変わりはないが，標準的なアルゴリズムを用いたトレッドミルでの速度や傾斜によって推定されるMETsや，冠動脈疾患や高血圧患者における6分間歩行テストなどの運動能力の評価もまた有用な指標である．高いレベルの心肺持久力は，肥満，高血圧，2型糖尿病，およびメタボリックシンドロームを含む心血管疾患リスク因子の有病率の低下と関連している．また心肺持久力は全死因死亡率や心血管疾患による死亡率の低下とも強く関連しており，心肺持久力として推定されたMETsが1増加する毎にそれぞれ13％，15％減少することが認められている[39]．よって，心肺

表2-4　健康づくりのための身体活動基準

<table>
<tr><th colspan="2">血糖・血圧・脂質に関する状況</th><th colspan="2">身体活動（生活活動・運動）※1</th><th colspan="2">運　動</th><th>体　力（うち全身持久力）</th></tr>
<tr><td rowspan="3">健診結果が基準範囲内</td><td>65歳以上</td><td>強度を問わず，身体活動を毎日40分（＝10メッツ・時/週）</td><td rowspan="3">今より少しでも増やす（たとえば，10分多く歩く）※4</td><td>──</td><td rowspan="3">運動習慣をもつようにする（30分以上・週2日以上）※4</td><td>──</td></tr>
<tr><td>18～64歳</td><td>3メッツ以上の強度の身体活動※2を毎日60分（＝23メッツ・時/週）</td><td>3メッツ以上の強度の運動※3を毎週60分（＝4メッツ・時/週）</td><td>性・年代別に示した強度での運動を約3分間継続可能</td></tr>
<tr><td>18歳未満</td><td>──</td><td>──</td><td>──</td></tr>
<tr><td colspan="2">血糖・血圧・脂質のいずれかが保健指導レベルの者</td><td colspan="5">医療機関にかかっておらず，「身体活動のリスクに関するスクリーニングシート」でリスクがないことを確認できれば，対象者が運動開始前・実施中に自ら体調確認ができるよう支援したうえで，保健指導の一環としての運動指導を積極的に行う．</td></tr>
<tr><td colspan="2">リスク重複者またはすぐ受診を要する者</td><td colspan="5">生活習慣病患者が積極的に運動をする際には，安全面での配慮がより特に重要になるので，まずかかりつけの医師に相談する．</td></tr>
</table>

※1：「身体活動」は，「生活活動」と「運動」に分けられる．このうち，生活活動とは，日常生活における労働，家事，通勤・通学などの身体活動を指す．また，運動とは，スポーツ等の，特に体力の維持・向上を目的として計画的・意図的に実施し，継続性のある身体活動を指す．
※2：「3メッツ以上の強度の身体活動」とは，歩行またはそれと同等以上の身体活動．
※3：「3メッツ以上の強度の運動」とは，息が弾み汗をかく程度の運動．
※4：年齢別の基準とは別に，世代共通の方向性として示したもの．
（厚生労働省：健康づくりのための身体活動基準2013（概要）．2013）

表2-5　生活活動のメッツ表

メッツ	3メッツ以上の生活活動の例
3.0	普通歩行（平地，67m/分，犬を連れて），電動アシスト付き自転車に乗る，家財道具の片付け，子どもの世話（立位），台所の手伝い，大工仕事，梱包，ギター演奏（立位）
3.3	カーペット掃き，フロア掃き，掃除機，電気関係の仕事：配線工事，身体の動きを伴うスポーツ観戦
3.5	歩行（平地，75～85m/分，ほどほどの速さ，散歩など），楽に自転車に乗る（8.9km/時），階段を下りる，軽い荷物運び，車の荷物の積み下ろし，荷づくり，モップがけ，床磨き，風呂掃除，庭の草むしり，子どもと遊ぶ（歩く/走る，中強度），車椅子を押す，釣り（全般），スクーター（原付）・オートバイの運転
4.0	自転車に乗る（≒16km/時未満，通勤），階段を上る（ゆっくり），動物と遊ぶ（歩く/走る，中強度），高齢者や障がい者の介護（身支度，風呂，ベッドの乗り降り），屋根の雪下ろし
4.3	やや速歩（平地，やや速めに＝93m/分），苗木の植栽，農作業（家畜に餌を与える）
4.5	耕作，家の修繕
5.0	かなり速歩（平地，速く＝107m/分）），動物と遊ぶ（歩く/走る，活発に）
5.5	シャベルで土や泥をすくう
5.8	子どもと遊ぶ（歩く/走る，活発に），家具・家財道具の移動・運搬
6.0	スコップで雪かきをする
7.8	農作業（干し草をまとめる，納屋の掃除）
8.0	運搬（重い荷物）
8.3	荷物を上の階へ運ぶ
8.8	階段を上る（速く）
メッツ	**3メッツ未満の生活活動の例**
1.8	立位（会話，電話，読書），皿洗い
2.0	ゆっくりした歩行（平地，非常に遅い＝53m/分未満，散歩または家の中），料理や食材の準備（立位，座位），洗濯，子どもを抱えながら立つ，洗車・ワックスがけ
2.2	子どもと遊ぶ（座位，軽度）
2.3	ガーデニング（コンテナを使用する），動物の世話，ピアノの演奏
2.5	植物への水やり，子どもの世話，仕立て作業
2.8	ゆっくりした歩行（平地，遅い＝53m/分），子ども・動物と遊ぶ（立位，軽度）

（厚生労働省：健康づくりのための身体活動基準2013．2013）

表2-6　運動のメッツ表

メッツ	3メッツ以上の運動の例
3.0	ボウリング，バレーボール，社交ダンス(ワルツ，サンバ，タンゴ)，ピラティス，太極拳
3.5	自転車エルゴメータ(30～50ワット)，自体重を使った軽い筋力トレーニング(軽・中等度)，体操(家で，軽・中等度)，ゴルフ(手引きカートを使って)，カヌー
3.8	全身を使ったテレビゲーム(スポーツ・ダンス)
4.0	卓球，パワーヨガ，ラジオ体操第1
4.3	やや速歩(平地，やや速めに＝93m/分)，ゴルフ(クラブを担いで運ぶ)
4.5	テニス(ダブルス)※，水中歩行(中等度)，ラジオ体操第2
4.8	水泳(ゆっくりとした背泳)
5.0	かなり速歩(平地，速く＝107m/分)，野球，ソフトボール，サーフィン，バレエ(モダン，ジャズ)
5.3	水泳(ゆっくりとした平泳ぎ)，スキー，アクアビクス
5.5	バドミントン
6.0	ゆっくりとしたジョギング，ウェイトトレーニング(高強度，パワーリフティング，ボディビル)，バスケットボール，水泳(のんびり泳ぐ)
6.5	山を登る(0～4.1kgの荷物を持って)
6.8	自転車エルゴメータ(90～100ワット)
7.0	ジョギング，サッカー，スキー，スケート，ハンドボール※
7.3	エアロビクス，テニス(シングルス)※，山を登る（約4.5～9.0kgの荷物を持って）
8.0	サイクリング(約20km/時)
8.3	ランニング(134m/分)，水泳(クロール，ふつうの速さ，46m/分未満)，ラグビー※
9.0	ランニング(139m/分)
9.8	ランニング(161m/分)
10.0	水泳(クロール，速い，69m/分)
10.3	武道・武術(柔道，柔術，空手，キックボクシング，テコンドー)
11.0	ランニング(188m/分)，自転車エルゴメータ(161～200ワット)
メッツ	3メッツ未満の運動の例
2.3	ストレッチング，全身を使ったテレビゲーム（バランス運動，ヨガ）
2.5	ヨガ，ビリヤード
2.8	座って行うラジオ体操

※試合の場合
(厚生労働省：健康づくりのための身体活動基準2013．2013)

持久力を高いレベルに維持することは，健康長寿を目指すうえで重要なことになる．「健康づくりのための身体活動基準2013」には，生活習慣病を予防するために必要な全身持久力の目安が性・年代別に示されている（表2-7）．以下に，心肺持久力を高めるための方法を示す．

1）運動の種類

全身持久力を高めるために適した運動は有酸素性運動であり，運動に必要なエネルギーを主として有酸素性代謝により賄う運動である．この運動では，酸素を長時間にわたって筋に供給するため，心肺機能が高められ，同時に身体内部の代謝レベルも改善される．また，この運動は長時間にわたって行うことができるので，総エネルギー消費量の増大を期待でき，肥満の解消など動脈硬化性疾患の危険因子を取り除くことにも役立つ．主なものとして，歩行，ジョギ

表2–7　性・年代別の全身持久力の基準

年齢 / 性別	18～39歳	40～59歳	60～69歳
男性	11.0メッツ（39mL/kg/分）	10.0メッツ（35mL/kg/分）	9.0メッツ（32mL/kg/分）
女性	9.5メッツ（33mL/kg/分）	8.5メッツ（30mL/kg/分）	7.5メッツ（26mL/kg/分）

上記の強度での運動を約3分以上継続できた場合，基準を満たすと評価できる．
カッコ内は最大酸素摂取量を示す．
（厚生労働省：健康づくりのための身体活動基準2013．2013）

ング，サイクリングなどリズミカルに行う全身運動があげられる．

2）運動の強度

アメリカスポーツ医学会（ACSM）が1990年に提示した健常者に対する運動処方のガイドラインでは，全身持久力の維持・向上ための運動強度は$\dot{V}O_2max$の50～85％の強度とされているが，特に運動を行っていない人たちへの安全性を考慮すれば50～60％$\dot{V}O_2max$が望ましく，高くても70％$\dot{V}O_2max$強度までにとどめておく方がよい．ただし，体力レベルが向上してくると，より高い強度でも安全に運動を行うことができるようになるので，より高い効果を得やすくなる．

以下に，運動強度の目安としてよく用いられる方法について述べる．

（1）心拍数（生理的強度）

心拍数は，定常状態が維持できる運動では，運動強度とほぼ直線関係にあることから，運動中の強度の目安としてよく用いられる．全身持久力を安全かつ効果的に向上させるためには，前述したように運動強度を50～60％$\dot{V}O_2max$の範囲に設定する必要があるが，心拍数を用いてこの範囲を設定するにはカルボーネンの方法を用いるとよい．まず，安静状態から最大に至るまでの心拍数の変動範囲，つまり予備心拍数（heart rate reserve：HRR）を求める必要がある．HRRは心臓の予備能力を反映し，これを考慮しない場合，人によっては運動強度を過大あるいは過小設定してしまう可能性がある．HRRは「最大心拍数（220－年齢）－安静時心拍数」で求められ，たとえば，年齢20歳，安静時心拍数60拍/分の人であれば，HRRは（220－20）－60＝140となる．そして，以下の式を用いて目標とする運動強度（％$\dot{V}O_2max$）の心拍数を求める．

目標心拍数＝安静時心拍数＋HRR×目標運動強度（％）

上記の例を用いて50～60％$\dot{V}O_2max$強度に相当する心拍数を計算すると，

目標心拍数＝60＋140×0.5＝130（拍/分）

目標心拍数＝60＋140×0.6＝144（拍/分）

表2−8　主観的運動強度（RPE）の判定表と運動強度

RPE	英語での表現	日本語での表現	運動強度(%)
20			100
19	very very hard	非常にきつい	95
18			
17	very hard	かなりきつい	85
16			
15	hard	きつい	70
14			
13	somewhat hard	ややきつい	55
12			
11	fairly light	楽である	40
10			
9	very light	かなり楽である	20
8			
7	very very light	非常に楽である	
6			

（小野寺孝一，宮下充正：全身持久性運動における主観的強度と客観的強度の対応性．体育学研究，21：191−203，1976）

となり，130〜144拍/分の範囲内で運動を行えば，安全かつ効果的に全身持久力を高めることができる．運動中の心拍数は，運動を一定強度で3〜4分以上続けた後立ち止まり，15秒間脈拍数を数え，4倍して10を加えることで簡単に推定することができる．現在は脈拍数を簡単に測定できるスマートウォッチなどが普及しつつあり，それらのツールを使って，強度を確認しながら運動を行ったり，トレーニングに対する心肺機能の適応状態を捉えたりするのもよいだろう．

（2）主観的運動強度（心理的強度）

運動強度の指標として，運動の生体に対する負担度を主観的・心理的尺度で表すものがある．主観的運動強度とは，スウェーデンのボルグによって考案されたRPE（rating of perceived exertion）が日本語に訳されたものである．表2−8には主観的運動強度の判定表と運動強度を示した．この尺度では，運動強度を15段階に分け，20が$\dot{V}O_2max$に相当するように，またRPEの数値を10倍すると心拍数に相当するように作成されている．上記の例をこの尺度でいえば，「ややきつい」から「きつい」と感じる少し前の範囲内になる．

（3）METs

METsとは，運動中のエネルギー消費量が安静時代謝量の何倍に相当するかを示す単位である．安静状態での酸素摂取量は，成人で3.5 mL/kg/分であり，これを1 METとし，1 MET以外はMETsと表す．1 METは，酸化される物質にもよるが，およそ1 kcal/kg/時に相当する．したがって，運動強度がMETsで示されていれば，METsの値×運動時間（時間）×体重（kg）でおおよその総消費エネルギーを計算することができる．表2−5と表2−6は，各種運動・動作の運動強度をMETsで表したものである．たとえば，最大酸

表2–9　運動強度と必要運動時間（分）の目安

%$\dot{V}O_2max$	必要運動時間(分)
50%	30~45
60%	20~30
70%	15~20

素摂取量が 35 mL/kg/分の人は 10 METs が最大能力であるから，50~60％ $\dot{V}O_2max$ に相当する 5~6 METs の身体活動から選択すればよいことになる．

（4）運動の持続時間

健康のため，体力向上のため，あるいは減量のために役立つエネルギー消費をもたらす運動継続時間は，常に運動強度との積算になる．よって運動強度が低ければ，体力を保持・向上させるためには運動時間を長くする必要があり，運動強度が高ければ短い時間ですむ（表 2–9）．健康づくりのための運動所要量に従えば，20 歳代の場合，運動強度が最大の 50％強度（心拍 130 拍/分）のとき，1 週間に少なくとも合計 180 分の運動時間は確保したいものである．

（5）運動の頻度

運動の頻度は運動の種類や強度によるが，週 1 日あるいはそれ以下ではほとんど効果は望めない．逆に強度の高い運動を毎日実施すると，疲労の蓄積による事故や障害が発生する可能性が増加する．ACSM によると週に 1~2 日でも改善を認める場合もあるが，定期的に運動を実施していない者には障害が起こりやすいため推奨できないとし，週 3~5 日を推奨している．また，健康づくりのための運動所要量では，20 歳代の場合，目標心拍数 130 拍/分の強度で 1 日に 30 分運動を行うとすれば，週に 6 日運動を行う必要がある．

3. 筋力・筋持久力を高めるための運動

健康づくりのためには，全身持久力だけではなく，筋力・筋持久力の保持・向上も同時に考えなければならない．筋力・筋持久力の向上は，日常の活動力を増大させ，スポーツを楽しむだけの体力づくりにも役立つ．また，筋量の増大は代謝を高め，体重や血糖値を正常値に安定させる働きや骨を強化する働きもある．

骨格筋量は 20~30 歳代でピークを迎えた後，加齢とともに減少し，70~80 歳代ではピーク時に比べて，30~40％減少することが知られている．加齢にともなう骨格筋量の減少と筋力の低下（サルコペニア：加齢性筋減弱症）は，身体機能の低下を生じさせる要因であり，機能障害，QOL の低下および死亡リスクの増加をともなうことから，特に高齢者にとって筋力・筋持久力を高めておくことは，介護予防や健康寿命の延伸という点で重要な意味をもつ．以下に，筋力・筋持久力を高める方法について述べる．

表2-10　運動開始前のチェックリスト

チェック項目	回答	
1　足腰の痛みが強い	はい	いいえ
2　熱がある	はい	いいえ
3　体がだるい	はい	いいえ
4　吐き気がある，気分が悪い	はい	いいえ
5　頭痛やめまいがする	はい	いいえ
6　耳鳴りがする	はい	いいえ
7　過労気味で体調が悪い	はい	いいえ
8　睡眠不足で体調が悪い	はい	いいえ
9　食欲がない	はい	いいえ
10　二日酔いで体調が悪い	はい	いいえ
11　下痢や便秘をして腹痛がある	はい	いいえ
12　少し動いただけで息切れや動悸がする	はい	いいえ
13　咳やたんが出て，風邪気味である	はい	いいえ
14　胸が痛い	はい	いいえ
15　(夏季)熱中症警報が出ている	はい	いいえ

(厚生労働省：健康づくりのための身体活動基準2013．2013)

1）運動の種類

筋力を保持・向上させるためには，筋に一定の負荷をかける必要がある．筋に負荷をかけたトレーニングはレジスタンス（抵抗）トレーニング（＝筋力トレーニング）と呼ばれ，静的筋力トレーニングと動的筋力トレーニングに大別される．静的筋力トレーニングは筋の長さを変えることなく収縮(等尺性収縮)させるもので,胸の前で手のひらを合わせ左右から押し合うなどの方法がある．一方，動的筋力トレーニングには自分の体重やチューブ，ダンベル，バーベルなどの重量物を用いる方法があり，中でも，自重トレーニングは器具を使わず，場所を選ばず，高齢者やトレーニング初心者でも取り組みやすい方法である．代表例として，①スクワット（大腿前部），②ランジ（大腿後部），③カーフレイズ（下腿後部），④上体起こし（体幹全部），⑤バックエクステンション（体幹後部），⑥腕立て伏せ（上腕後部，胸部）がある．また，ペットボトルに水を入れるなどして，身近にある物を使って行う筋力トレーニングには，⑦アームカール（上腕前部）や，⑧サイドレイズ（肩）がある．これら8種目を行うと全身の筋肉を鍛えることになり，拮抗する筋群（屈筋群と伸筋群）をバランスよく鍛えることができる．

2）運動の強度・回数とセット数・頻度

静的トレーニングでは，最大に近い力で5秒前後，最大筋力の2/3の力では10秒程度の持続的収縮を，休息を入れながら数セット行うと1週間に3日程度で十分な効果を得ることができる．ただし，この種のトレーニングは血圧を上昇させ，局所の血液循環を阻害するので，心血管系に障害のある人は避けた方がよい．

動的筋力トレーニングでは,成人の場合は8～12回で疲労するような強度で,高齢者の場合10〜15回で疲労するような強度で，2〜3セット実施する．それぞれの動作は，使う筋肉に意識を向け，呼吸を止めずに，ゆっくりと行う．セット間は2〜3分とるとよい．同じ筋群については48時間以上空けてトレーニングするのがよいとされており，1週間に2〜3回実施することが推奨されている．

4．運動実施上の安全対策

身体のコンディションはさまざまな要因によって変化するので，普段は安全な運動であっても場合によっては危険になることもある．したがって，運動の開始前に，**表2−10**に示す項目に1つでも当てはまる場合は，運動を中止するなどして安全の確保に最善を尽くさなければならない．

設　問

問1．運動時のエネルギー供給系について述べなさい．
問2．骨格筋線維のタイプとそれぞれの特徴について述べなさい．
問3．筋力トレーニングによる筋力改善のメカニズムについて述べなさい．
問4．持久性トレーニングが呼吸・循環器系および代謝系に及ぼす影響について述べなさい．
問5．運動はなぜ生活習慣病の予防・改善に有効であるのか述べなさい．
問6．全身持久力および筋力を高めるための具体的な方法を述べなさい．

文　献

1）Hargreaves M, Spriet LL: Skeletal muscle energy metabolism during exercise. Nat Metab, 2: 817−828, 2020.
2）Greenhaff PL, Nevill ME, Soderlund K, et al.: The metabolic responses of human type I and II muscle fibres during maximal treadmill sprinting. J Physiol（Lond）, 478: 149−155, 1994.
3）Margaria R: Capacity and power of the energy processes in muscle activity: their practical relevance in athletics. Int Z Angew Physiol, 25: 352−360, 1968.
4）Kuno S, Katsuta S, Akisada M, et al.: Effect of strength training on the relationship between magnetic resonance relaxation time and muscle fibre composition. Eur J Appl Physiol, 61: 33−36, 1990.
5）Hawley JA, Hargreaves M, Joyner MJ, et al.: Integrative biology of exercise. Cell, 159: 738−749, 2014.
6）Green DJ, Spence A, Rowley N, et al.: Vascular adaptation in athletes: is there an ‘athlete's artery? Exp Physiol, 97: 295−304, 2012.
7）Hellsten Y, Nyberg M, Jensen LG, et al.: Vasodilator interactions in skeletal muscle blood flow regulation. J Physiol, 590: 6297−6305, 2012.
8）Saltin B, Rådegran G, Koskolou MD, et al.: Skeletal muscle blood flow in humans

and its regulation during exercise. Acta Physiol Scand, 162: 421－436, 1998.
9）Hickner RC, Fisher JS, Ehsani AA, et al.: Role of nitric oxide in skeletal muscle blood flow at rest and during dynamic exercise in humans. Am J Physiol, 273: H405－H410, 1997.
10）Maeda S, Miyauchi T, Iemitsu M, et al.: Involvement of endogenous endothelin-1 in exercise-induced redistribution of tissue blood flow ; an endothelin receptor antagonist reduces the redistribution. Circulation, 106: 2188－2193, 2002.
11）Saltin B, Gollnick PD: Skeletal muscle adaptability: significance for metabolism and performance. In: Peachey LD, et al. Eds., Skeletal Muscle. Waverly Press Inc, pp555－631, 1983.
12）Ingjer F: Effects of endurance training on muscle fibre ATPase activity, capillary supply and mitochondrial content in man. J Physiol, 294: 419－432, 1979.
13）Henricksson J, Reitman JS: Quantitative measures of enzyme activities in type I and type II muscle fibres of man after training. Acta Physiol Scand, 97: 392－397, 1976.
14）Hurley BF, Nemeth PM, Martin 3rd WH, et al.: Muscle triglyceride utilization during exercise: effect of training. J Appl Physiol, 60: 562－567, 1986.
15）Coggan AR, Spina RJ, Kohrt WM, et al.: Effect of prolonged exercise on muscle citrate concentration before and after endurance training in men. Am J Physiol, 264: E215－E220, 1993.
16）厚生労働省：令和元年国民健康・栄養調査報告．2020．
17）Fujiyoshi A, Ohkubo T, Miura K, et al., Observational Cohorts in Japan（EPOCH-JAPAN）Research Group: Blood pressure categories and long-term risk of cardiovascular disease according to age group in Japanese men and women. Hypertens Res, 35: 947－953, 2012.
18）Eckel RH, Jakicic JM, Ard JD, et al.: 2013 AHA/ACC guideline on lifestyle management to reduce cardiovascular risk: a report of the American College of Cardiology/American Heart Association Task Force on Practice Guidelines. Circulation, 129（Suppl）: S76－S99, 2014.
19）Winder WW: Energy-sensing and signaling by AMP-activated protein kinase in skeletal muscle. J Appl Physiol, 91: 1017－1028, 2001.
20）Holloszy JO: A forty-year memoir of research on the regulation of glucose transport into muscle. Am J Physiol, 284: E453－E467, 2003.
21）Talanian JL, Holloway GP, Snook LA, et al.: Exercise training increases sarcolemmal and mitochondrial fatty acid transport proteins in human skeletal muscle. Am J Physiol Endocrinol Metab, 299: E180－E188, 2010.
22）Severinsen MCK, Pedersen BK: Muscle-organ crosstalk: the emerging roles of myokines. Endocr Rev, 41: 594－609, 2020.
23）Carey AL, Steinberg GR, Macaulay SL, et al.: Interleukin-6 increases insulin-stimulated glucose disposal in humans and glucose uptake and fatty acid oxidation in vitro via AMP-activated protein kinase. Diabetes, 55: 2688－2697, 2006.
24）van Hall G, Steensberg A, Sacchetti M, et al.: Interleukin-6 stimulates lipolysis and fat oxidation in humans. J Clin Endocrinol Metab, 88: 3005－3010, 2003.
25）Matthews VB, Aström M-B, Chan MHS, et al.: Brain-derived neurotrophic factor is produced by skeletal muscle cells in response to contraction and enhances fat oxidation via activation of AMP-activated protein kinase. Diabetologia, 52:1409－1418, 2009.
26）Petersen EW, Carey AL, Sacchetti M, et al.: Acute IL-6 treatment increases fatty acid turnover in elderly humans in vivo and in tissue culture in vitro: evidence that

IL-6 acts independently of lipolytic hormones. Am J Physiol Endocrinol Metab, 288: E155－E162, 2005.
27）Wedell-Neergaard AS, Lehrskov LL, Christensen RH, et al.: Exercise-induced changes in visceral adipose tissue mass are regulated by IL-6 signaling: a randomized controlled trial. Cell Metab, 29: 844－855.e3, 2019.
28）Nielsen AR, Hojman P, Erikstrup C, et al.: Association between interleukin-15 and obesity: interleukin-15 as a potential regulator of fat mass. J Clin Endocrinol Metab, 93: 4486－4493, 2008.
29）Boström P, Wu J, Jedrychowski MP, et al.: A PGC1- α -dependent myokine that drives brown-fat-like development of white fat and thermogenesis. Nature, 481: 463－468, 2012.
30）Loprinzi PD, Frith E: A brief primer on the mediational role of BDNF in the exercise-memory link.Clin Physiol Funct Imaging, 39: 9－14, 2019.
31）Adlard PA, Perreau VM, Cotman CW: The exercise-induced expression of BDNF within the hippocampus varies across life-span. Neurobiol Aging, 26: 511－520, 2005.
32）Vaynman S, Ying Z,Gómez-Pinilla F: Exercise induces BDNF and synapsin I to specific hippocampal subfields. J Neurosci Res, 76: 356－362, 2004.
33）Seifert T, Brassard P, Wissenberg M, et al.: Endurance training enhances BDNF release from the human brain. Am J Physiol Regul Integr Comp Physiol, 298: R372－R377, 2010.
34）Pajonk FG, Wobrock T, Gruber O, et al.: Hippocampal plasticity in response to exercise in schizophrenia. Arch Gen Psychiatry, 67: 133－143, 2010.
35）Moon HY, Becke A, Berron D, et al. Running-induced systemic cathepsin b secretion is associated with memory function. Cell Metab, 24: 332－340, 2016.
36）Verschueren S, Gielen E, O'Neill TW, et al.: Sarcopenia and its relationship with bone mineral density in middle-aged and elderly European men. Osteoporos Int, 24: 87－98, 2013.
37）Perrini S, Laviola L, Carreira MC, et al.: The GH/IGF1 axis and signaling pathways in the muscle and bone: mechanisms underlying age-related skeletal muscle wasting and osteoporosis. J Endocrinol, 205: 201－210, 2010.
38）厚生労働省：健康づくりのための身体活動基準 2013．2013．
39）Kodama S, Saito K, Tanaka S, et al.: Cardiorespiratory fitness as a quantitative predictor of all-cause mortality and cardio-vascular events in healthy men and women: a meta-analysis. JAMA,301: 2024－2035, 2009.

3章　肥満と健康

生活様式や食習慣が欧米化したことにより，エネルギー摂取量の増加によるエネルギー収支（摂取と消費）のアンバランスが，日本における現代人の肥満を助長させていると考えがちであるが，1998～2019年までの約20年間の日本人の1日あたりの男女を合わせた平均エネルギー摂取量（平成30年度国民栄養調査）は，2000年の1,948 kcal/日から2019年の1,900 kcal/日とほぼ横這い状態である．このことは，現代人の肥満は必ずしも絶対的摂取エネルギーの過剰にあるのではなく，日常生活における身体活動量の不足により消費エネルギーが減少し，相対的摂取エネルギーの過剰と食事全体に占める脂質摂取割合の増加に起因している可能性がある．数年前までは肥満そのものは，病的なものではなく，単なる身体的状態を意味するものという風潮が体勢を占めていたように思われるが，肥満研究の進歩とともにそのような考え方が修正され，肥満そのものが主に代謝性疾患を含む病的状態を反映することが指摘されてきている．吉田[1]によると，日本の肥満者は増加し続けており，現在男女あわせて約2,300万人が肥満者で，その約半数は何らかの生活習慣病の合併症を発症し，治療が必要な肥満症である」とされている．このような背景から，高度な肥満は「生活習慣病」の危険因子（risk factor）や引き金（trigger）となっており，これを解消することが健康の維持や疾病の予防（予防医学）にとって重要な課題となっている．さらに，このことは高騰し続ける国民医療費の抑制にとっても有効な方策でもある．

本章では，肥満に関する最近の知見を提示し，肥満の成因と病因についての知識を深めるとともに，肥満解消方法の効果的な運動処方（運動プログラム作成と実施）の基本的考え方について概説する．

1　肥満の定義とその判定方法

1．肥満の定義

一般に肥満（obesity）は，「身体に脂肪組織が過剰に蓄積した状態」（日本肥満学会）と定義されている．「過剰に脂肪組織が蓄積した状態」とはどのような身体的状態を意味しているのであろうか．図3–1に示すように，身体組成を2つの成分（2成分モデル）に単純化して，体重とそれを構成する成分との関係から肥満を捉えると理解が容易になる．体重（body mass：BM）は，大別すると不活性組織の体脂肪量（fat mass：FM）と活性組織である除脂肪量（lean body mass：LBM あるいは fat free mass：FFM）から構成され，BM＝FM＋

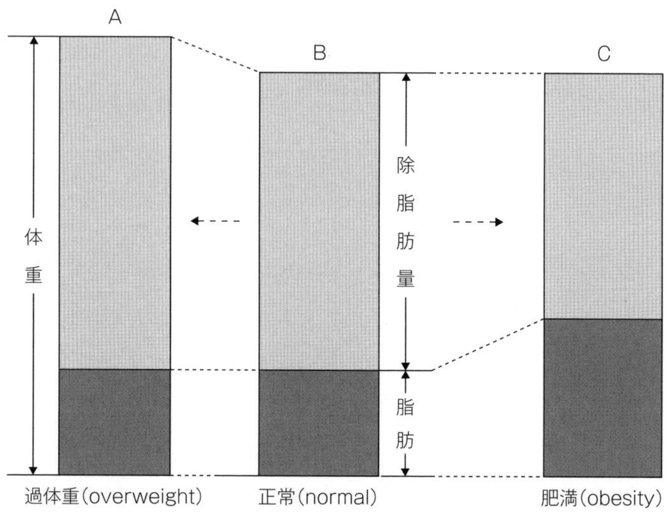

図3−1　生体の2成分モデルによる体重の構成要素

LBM（FFM）という関係式が成立する．その両者の体重に占める構成比は各個人によって異なり，体脂肪の体重に占める比率の水準の高低によって肥満を判定する必要がある．

ここで，この身体組成の2成分モデルを用いて，体脂肪量と除脂肪体重の構成比の異なる3つのタイプ（A，B，Cとも身長が同じであるが，AのみがB，Cよりも体重が多く，BとCは体重が同じ水準にある）に分け，Bが正常な体脂肪の構成比を有するヒト（normal）と仮定して考えてみたい．BとCを比較すると，体重が同じであっても，CはBよりも体脂肪量が多く，その結果体重に占める体脂肪量の割合（体脂肪率：％Fat）がBよりも多く，「体脂肪の過剰蓄積状態」となり肥満と判定される．逆にBでは％FatがCよりも少ないために，除脂肪体重の絶対値も相対値も多いということになり，活性組織が多いことが日常の身体活動にとっては有利に働くことが推察される．一方，AにおいてはBよりも体重は重い．体重のみから判断すると，外見上肥満と判定される可能性がある．しかしながら，身体組成を注意深く観察すると，体脂肪量は両者において同水準にあるために，％FatはBよりも低く，除脂肪体重の比率は高いということが理解できる．したがって，Aは除脂肪体重（主に筋量）の増加により，体重が増加し，肥満ではなく，過体重（overweight）となっていることが指摘される．過体重は，肥満と同義語として使用されることが多いが，厳密にいうと，両者の意味は異なることに注意されたい．したがって，過体重とは身長や骨格から推定した標準体重よりも重いことを指し，この意味からいうと，肥満は単に体重の過多によって判定されるものではないということを念頭において肥満判定方法を検討していくことが重要である．

2. 肥満の判定

前述した肥満の定義からすると，肥満を判定する場合には，「過剰な体脂肪量の蓄積」があるのかどうか，また体脂肪量の過剰な蓄積があるとすれば，それはどの程度であるかを判定する必要がある．肥満判定に関しては多くの直接的・間接的方法が開発・提案されている[2)]が，いずれの方法も絶対的なものではないということが肥満研究者の認識であると筆者は理解している．すなわち，生体（in vivo）における体脂肪量の真値（true value）を測定するのは不可能に近いため，採用されたあるいは開発された方法での体脂肪量の測定値がどのような精度で測定されているかの検証が困難であることがその背景にあるだろう．

ここでは，正確な体脂肪量の測定の困難性や測定にかかわる費用対効果等から，現在最も幅広く用いられている間接的方法である形態（身長，体重，皮下脂肪厚）の測定値や生体の電気抵抗の原理を応用した安価で簡便な方法について紹介していきたい．

1）標準体重法（ブローカの桂変法）

肥満は単に体重という変数のみから判定されるべきではないが，本法は学校現場や一般健康診断等で肥満の判定というよりは肥満のスクリーニング法としてこれまで広く用いられてきた方法である．この方法は身長と体重が正の相関関係を示すことを利用して，各個人の身長からその身長に相当する体重（標準体重）を推定し，体重の実測値との関係から肥満度を判定するという方法である（式①，式②）．

標準体重（kg）＝（身長（cm）−100）× 0.9 ……………………………………式①

肥　満　度（%）＝（実測体重 − 標準体重）÷ 標準体重 × 100 ………………式②

しかしながら，この方法で肥満と判定されたとしても，これは各個人の身長から推定した体重（標準値）よりも実測体重が重いということ（overweight）を判定しているに過ぎず，必ずしも肥満であるということを示しているわけではない．前述した身体組成の2成分モデルのAは，この方法に従うと「肥満」と判定され，逆にCは肥満と判定されるべきであるが，正常と判定される可能性のあることからも，この方法が妥当ではないことが理解できるだろう．さらに，身長の大小により実際の体脂肪の推定誤差が大きくなり，その理由から健康度や疾病の罹患率の間に統計上の疫学的根拠がないことが指摘されている[3)]．したがって，上記の式①に替えて，後述する体格指数（BMI）の算出式である式③とBMIの理想値＝22用いて標準体重を算出することを推奨している．

2）体格指数

体格指数（body mass index：BMI）は，安価で簡便な方法であることと，国際間でも広く通用する肥満判定指標として，また信頼性も高いことから（体脂

表3-1　日本肥満学会による肥満度分類

BMI(kg/m²)	判　定	WHO基準
<18.5	低体重	Underweight
18.5≦～<25	普通体重	Normal range
25≦～<30	肥満(1度)	Pre-obese
30≦～<35	肥満(2度)	Obese class Ⅰ
35≦～<40	肥満(3度)	Obese class Ⅱ
40≦	肥満(4度)	Obese class Ⅲ

注1）ただし，肥満（BMI≧25）は，医学的に減量を要する状態とは限らない．なお，標準体重（理想体重）は最も疾病の少ないBMI 22を基準として，標準体重(kg)＝身長(m)^2×22で計算された値とする．
注2）BMI≧35を高度肥満と定義する．
（日本肥満学会：肥満症診療ガイドライン2016. ライフサイエンス出版, pxii, 2016）

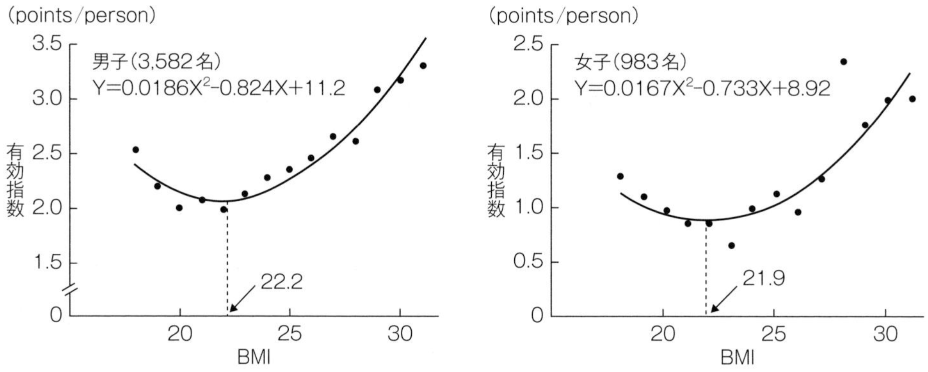

図3-2　体格指数（BMI）と罹患率の関係
（Matsuzawa Y, Tokunaga K, Kotani K, et al.: Simple estimation of ideal body weight from body mass index with the lowest morbidity. Diabetes Res Clin Pract, 10 (Suppl 1) : S159-S164, 1990）

肪量とBMIの相関が高い），日本肥満学会がこの方法による肥満判定を推奨しており，形態測定値の応用からの判定で現在最もよく用いられている方法である（式③）．なお，日本肥満学会が2011年度に11年ぶりに新しく策定した肥満度診断基準に，2016年度に肥満度判定の判定用語に対応するWHOのそれと対比させたものを公表した（**表3-1**）[4]．

BMI＝体重(kg)÷身長(m)^2 ……………………………………………式③

図3-2に示したように，BMIと罹病率の関係はU字状を示し，BMI＝22が男女とも疾患罹患率が最も低く，体脂肪を反映しやすいとされている[5]．これを根拠にBMI＝22を理想値として定め，この数値から標準体重を算出し（標準体重(kg)＝22×身長(m)^2），標準体重法で示した肥満度の算出式から肥満度を判定することを提唱している[3]．

3. 体密度法

体密度法は，前述した身体組成の2成分モデルにおける体脂肪と除脂肪体重の密度（g/mLまたはg/cm^3）が異なることを利用して，体脂肪の蓄積量を評

表3-2　身体組成と各成分の密度

成　分	密　度 (g/mL)	除脂肪量に対する割合(%)	体重に対する割合(%)
水分(W)	0.9937	73.8	62.4
タンパク質(P)	1.34	19.4	16.4
ミネラル(M)	3.038	6.8	5.9
骨	2.982	5.6	4.8
骨以外	3.317	1.2	1.1
脂肪(F)	0.9007		15.3
除脂肪量	1.100	100.0	84.7
体重に対する割合	1.064		100.0

各成分の密度は36℃での値である.
(Brozek J, Grande F, Anderson JT, et al.: Densitometric analysis of body composition: Revision of some quantitative assumptions. Ann NY Acad Sci, 110:113–140, 1963)

価する方法である. **表3-2**に示したように, 体脂肪（Fat）の密度は0.90 g/mL, 除脂肪体重（LBMまたはFFM）の密度は1.1 g/mLとなることが確認されている[6]. このことから推測すると, 生体全体の密度は, 体脂肪の比率が多いほど, 0.9 g/mLに近づき, 逆に体脂肪の比率が少ない程, 1.1 g/mLに近づくと考えられる. 肥満の人は, 過剰な体脂肪の蓄積がある訳であるから, 水の密度（約1 g/mL）との関係から水に浮きやすくなり, 一方, 脂肪の蓄積が少なく筋肉質の人は, 水に浮きにくいということが理解できる. Going[7]は, 本法の仮説と妥当性について下記の4点をあげている.

①身体組成の密度は個別に応用可能である.
②身体を構成する要素の密度は, 個人間で差はなく, 相対的に一定である.
③体脂肪以外の他の構成要素の比率は, 個人間で差がなく, 相対的に一定である.
④測定された個人の身体の構成要素の基準値は, 体脂肪量あるいは脂肪組織量の増減によってのみ変化する.

体密度法で信頼性が高いとされている水中体重法は, 直接身体の密度を計測し, 後述するBrozekの式を用いて体脂肪率（%Fat）を求める方法である. この方法による体密度評価は, 測定が大掛かりで, かつ被験者への負担も大きく, さらに測定に時間を要することもあり, 実用的ではないと考えられるので, ここでは参考程度に原理と方法について紹介する. 基本的には被験者の体積（volume：V）と質量（mass：M）が測定できれば, 身体全体の体密度（body density：BD）が算出できるわけである.

BD = M/V ……………………………………式④

実際には, 空気中での体重（M_1）と水中での体重（M_2）を測定し, アルキメデス（Archimedes）の原理（体積に等しい浮力が得られる）から両者の質量の差が体積に等しいことが導きだされ, 体密度の算出が可能となる.

$BD = M_1/(M_1 - M_2)$ ……………………………………式⑤

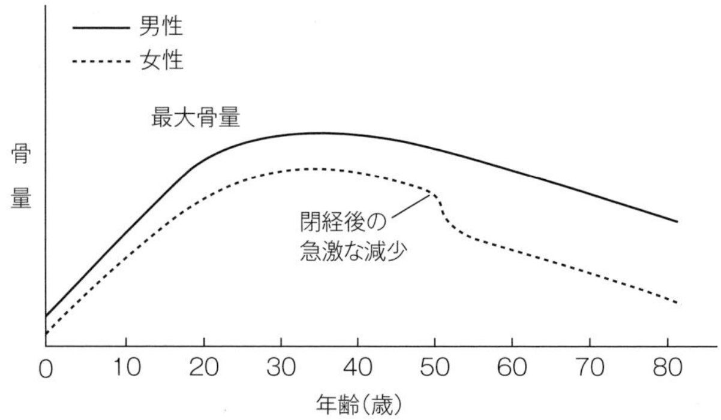

図3-3　加齢にともなう骨量(骨密度)変化の男女間の差
(江澤郁子：骨粗鬆症を予防するための基礎知識．Newton別冊，12月号：166-171，1996)

しかしながら，生体はブラックボックスであり単純ではないために，下記の3点について補正が必要となる，

①残気量による浮力

②個人間における骨密度の変動

③水温による水の密度の変動

すなわち，水中での体重測定において，被験者は肺の空気を呼出し，最大呼気位の状態で水中に潜り体重を測定するわけであるが，肺の空気を被験者がすべて呼出したとしても肺にはある程度の空気が残っており(残気量)，これによる浮力が問題となるので，補正の必要がある．一般成人男性で残気量は，約1L程度とされているが，個人差があるのでこれも測定する必要がでてくる．さらに，この方法では個人間の骨密度の差を考慮していない．特に**図3-3**にあるように，骨量(骨密度)は男女間および加齢にともなって大きく異なるので[8]，骨密度の変動による推定誤差を考慮することも重要である[9]．最後に，水温の変化により水の密度は変動(摂氏4℃で1 g/mL)するので，測定水温条件(体温付近の温度を通常用いる)により補正する必要がある[2]．

体密度法の簡便な方法の1つである皮下脂肪厚法は，NagamineとSuzuki[10]が，年齢別および性別に検討した上腕背側部(S_1)と肩甲骨下部(S_2)を合計した皮下脂肪厚と体密度が高い相関係数($r = -0.75 \sim -0.90$)を示す結果を報告したことから(**図3-4**および式⑥の推定式参照)，上述の2カ所の皮下脂肪厚の測定値から体密度(BD)を推定し，それを下記に示すBrozekら[6]の式に代入し，体脂肪率を求める方式が採用されている．

◆2カ所の皮下脂肪厚の測定(S_1：上腕背部，S_2：肩甲骨下部)

<体密度(BD)の計算(鈴木・長嶺の式)> ……………………………式⑥

男子：$BD = 1.0879 - 0.00151 \times (S_1 + S_2)$ …… 9-11歳

$BD = 1.0868 - 0.00133 \times (S_1 + S_2)$ ……12-14歳

$BD = 1.0977 - 0.00146 \times (S_1 + S_2)$ ……15-18歳

$BD = 1.0913 - 0.00116 \times (S_1 + S_2)$ ……19歳以上成人

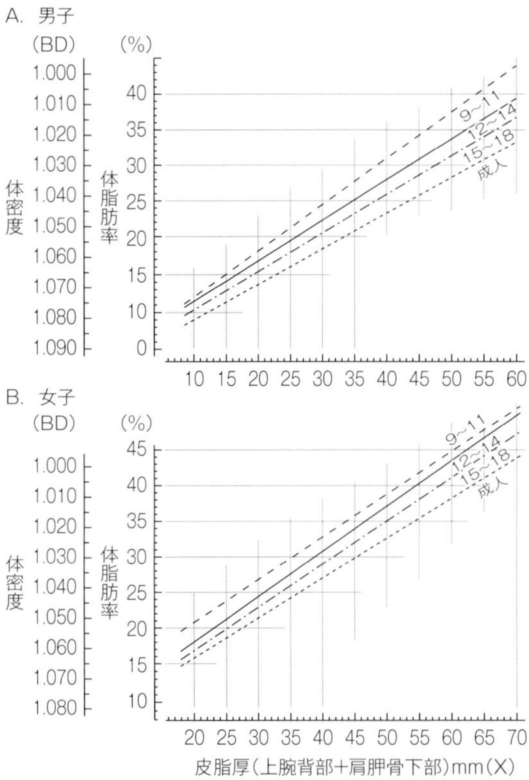

図3-4　2カ所の皮下脂肪厚から推定した体密度（BD）と体脂肪率
（Nagamine S and Suzuki S: Anthropometry and body composition of Japanese young men and Women. Hum Biol, 36: 8-15, 1964）

表3-3　体脂肪率（%Fat）からの肥満判定基準

判　定	軽度肥満	中等度肥満	重度肥満
男性(全年齢)	20%以上	25%以上	30%以上
女性(6～14歳)	25%以上	30%以上	35%以上
(15歳以上)	30%以上	35%以上	40%以上

（日本肥満学会編集委員会編：肥満・肥満症の指導マニュアル 第2版．医歯薬出版，pp1-11，2001）

女子：$BD = 1.0794 - 0.00142 \times (S_1 + S_2)$ …… 9-11歳

$BD = 1.0888 - 0.00153 \times (S_1 + S_2)$ ……12-14歳

$BD = 1.0931 - 0.00160 \times (S_1 + S_2)$ ……15-18歳

$BD = 1.0897 - 0.00133 \times (S_1 + S_2)$ ……19歳以上成人

＜体脂肪率（%Fat）の計算（Brozekの式）＞ ……………………………式⑦

$\%Fat = (4.570/BD - 4.142) \times 100$

以上の手続きにより，求められた%Fatを表3-3の肥満判定基準に照らし合わせて，肥満かどうかを判定する．皮下脂肪厚法の測定手順から理解できるように，体重の測定値なしに，この方法は肥満を判定できることである．肥満は「過剰な体脂肪の蓄積状態」と考えるならば，その定義に合致した肥満判定法であり，標準体重法による肥満判定の問題点を解決していると考えられる．

この方法の問題点は，2カ所のみの皮下脂肪厚の測定値から全身の体脂肪率を評価するということである．すなわち，全身の皮下脂肪が均等に分布していれば大きな推定誤差は生じないかもしれないが，脂肪分布に大きな偏りのある人にとっては誤差を招く要因となる．このように，体脂肪分布の不均等な人に

表3-4　数カ所の皮下脂肪厚から体密度（BD）を求める推定式

●男　性

・計測部位７カ所の場合（胸部，腋窩中央部，上腕三頭筋，肩甲骨下部，腹部，腸骨上部，大腿部）

体密度＝1.112-0.00043499（7カ所の皮脂厚計測値の合計）＋0.00000055（7カ所の皮脂厚計測値の合計）^{2} -0.00028826（年齢）

［標準誤差 0.008 または～3.5％fat］

・計測部位３カ所の場合（胸部，腹部，大腿部）

体密度＝1.10938－0.0008267（3カ所の皮脂厚計測値の合計）＋0.0000016（3カ所の皮脂厚計測値の合計）^{2} -0.0002574（年齢）

［標準誤差 0.008 または～3.4％fat］

・計測部位３カ所の場合（胸部，上腕三頭筋，肩甲骨下部）

体密度＝1.1125025-0.0013125（3カ所の皮脂厚計測値の合計）＋0.0000055（3カ所の皮脂厚計測値の合計）^{2} -0.000244（年齢）

［標準誤差 0.008 または～3.6％fat］

●女　性

・計測部位７カ所の場合（胸部，腋窩中央部，上腕三頭筋，肩甲骨下部，腹部，腸骨上部，大腿部）

体密度＝1.097-0.00046971（7カ所の皮脂厚計測値の合計）＋0.00000056（7カ所の皮脂厚計測値の合計）^{2} -0.00012828（年齢）

［標準誤差 0.008 または～3.8％fat］

・計測部位３カ所の場合（上腕三頭筋，腸骨上部，大腿部）

体密度＝1.0994921-0.0009929（3カ所の皮脂厚計測値の合計）＋0.0000023（3カ所の皮脂厚計測値の合計）^{2} -0.0001392（年齢）

［標準誤差 0.009 または～3.9％fat］

・計測部位３カ所の場合（上腕三頭筋，腸骨上部，腹部）

体密度＝1.089733-0.0009245（3カ所の皮脂厚計測値の合計）＋0.0000025（3カ所の皮脂厚計測値の合計）^{2} -0.0000979（年齢）

［標準誤差 0.009 または～3.9％fat］

（アメリカスポーツ医学会編（日本体力医学会編集委員会監訳）：運動処方の指針－運動負荷試験と運動プログラム－原著第8版．南江堂，pp57－105，2011）

対しては，できるだけ多くの部位の皮下脂肪厚を測定することが望ましいので，2カ所のみの皮下脂肪厚の測定ではなく，3カ所から7カ所の皮下脂肪厚を測定する方法（**表3-4**参照）も考案されているが，皮下脂肪の測定部位が増すと，各部位の特定と皮下脂肪厚測定技術の熟練度がより一層求められ，測定の煩雑さもあり，一般的には普及が困難となっている．

4．体水分量法

生体の大部分は水分により構成され，一般成人の肥満でない人において総体水分量（total body water：TBW）は，体重（BM）の約60％，あるいは除脂肪量（LBM）の約73％を占め，その比率は比較的一定であることが指摘されている[11]．すなわち，体水分量法による体脂肪量評価の原理は，体脂肪組織には水分が含まれず，TBWのすべてはLBMに含まれ，その含有率は73.2％であることを前提としているので，TBWを測定できればLBMと体脂肪量（FM）そして体脂肪率（％Fat）も算出可能となる．

$$LBM(kg) = TBW/0.732$$

$$FM(kg) = BM - LBM$$

$$\%Fat = FM(kg)/BM(kg) \times 100 \quad \cdots\cdots 式⑧$$

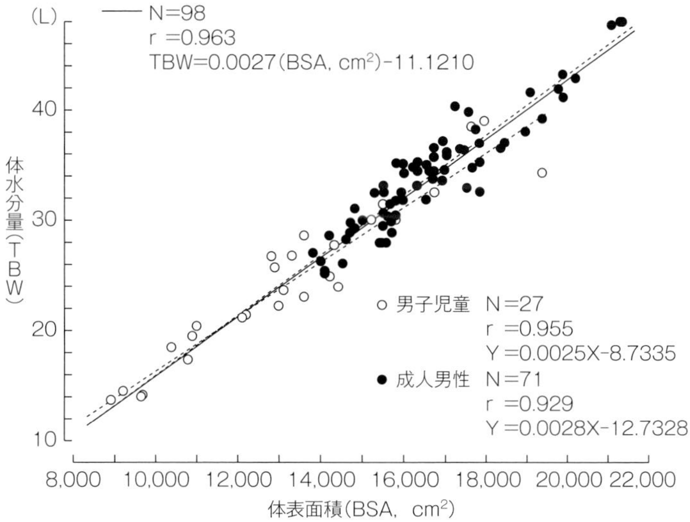

図3−5　重水法により測定された体水分量（TBW）と体表面積（BSA）の関係
（小宮秀一，吉川和利：日本人男子の体脂肪（%Fat）推定式．体力科学，34：259−268，1985）

または

% Fat = {(BM − (TBW / 0.732) / BM)} × 100 ……………………………式⑨

体水分量法による肥満度判定のキーポイントは，TBW の測定精度である．信頼性の高い TBW の定量法は重水（deuterium oxide：D_2O）希釈法であるが，この方法には専門的知識と高価な測定装置（赤外分光光度計）が必要であるため，どこでも実施可能ということではない．小宮と吉川[12)]は，男子児童と成人男性（7〜77 歳）98 名を対象にして得られた重水希釈法による TBW（L）と体表面積（body surface area：BSA，cm^2）の関係式（図 3−5）を試作し，BSA から推定誤差 ±1.92 L の精度で TBW を推定できることを報告し，直接的な TBW の定量方法を用いなくとも，ある程度の範囲内で肥満度を推定できる可能性を示唆している．ただし，この TBW の推定式が幅広い体脂肪率を有する人にも適応可能であるのかについては検討しなければならないだろう．

<インピーダンス法>

ここでは前述の体水分量法の測定原理を応用し，広く家庭にも普及しているインピーダンス法について紹介する．インピーダンス（impedance）とは電気抵抗値を意味し，文字通り生体に微弱な電流を流し，生体の電気抵抗値を測定し，下記の原理から TBW を推定し，前述した式⑧，⑨から体脂肪率を算出するというものである．

①体脂肪組織は，水分を含まないので電気抵抗値が大きく，電気の伝導率が小さい．

②除脂肪組織は，73.2 %の水分を含むため電気抵抗値が小さく，電気の伝導率が大きい．

③生体の総水分量は，生体の電気抵抗値（R）に反比例し，導体の長さの2乗に比例する｛TBW(L)＝身長(cm)^2/R(ohm)｝．

本法は，昨今の健康ブームも相まって体重計にインピーダンス法を組み込むことにより，手軽にかつ安価に測定できる利点がある．しかし，この方法に欠点がないわけではない．生体の体重に対する水分含有率は胎児期において75％と最も高く，成長期には65％に低下し，老齢期においては55％にまで低下することが指摘されている[13]．したがって，インピーダンス法の原理となるLBMの水分含有率が年齢により異なる可能性のあることが考えられる．小宮[2]は，TBW/LBMの比は先行研究のデータを基に69.4％から73.2％の範囲内にあると結論し，この差はLBMの4％の推定誤差となることを指摘している．

2　肥満の種類とその成因

1．肥満の種類

1）脂肪細胞容量と脂肪細胞数

脂肪細胞を採取し，脂肪細胞容量（大きさ，あるいはサイズ）や脂肪細胞数を分析することを脂肪細胞計測（cellularity）といい，被験者の肥満度，肥満の発症時期および脂肪の蓄積部位によりそれらは異なるといわれている．HirschとKnittle[14]は，蓄積脂肪量は脂肪細胞数と正の相関関係を示すが，脂肪細胞容量との間には関連性が認められないことを示している(図3−6)．すなわち，蓄積脂肪量は脂肪細胞容量とは一定の関係にはなく，肥満度を決定するうえでは脂肪細胞数が大きなウエイトを占めていることが理解できる．

理想体重を基準に体重の増加率（肥満度），脂肪細胞容量と脂肪細胞数の変化の関係（図3−7）を観察してみると，理想体重170％までの肥満度においては，脂肪細胞数は一定であるが，脂肪細胞容量は漸増しているので，その肥満度の進行は主に脂肪細胞容量の増加に起因し，それ以上の肥満度上昇は脂肪細胞数の増加が主因となることが示されている[15]．このように，肥満度によりその脂肪細胞計測の様相も異なり，以下の3つのタイプに分類されている．

（1）過形成性肥満（hyperplastic type）

脂肪細胞数が過剰（増殖）で，脂肪細胞容量（サイズ）は正常という特徴がある．いったん増加した脂肪細胞数を減少させることは困難であることが動物実験で確認されており，治療が困難な肥満のタイプといわれている．

（2）肥大性肥満（hypertrophic type）

脂肪細胞数は正常で，脂肪細胞容量が肥大して肥満になるタイプである．このタイプの肥満発症は，思春期以降に認められることから，“成人型肥満”ともいわれている．また，脂肪細胞容量の肥大には限界があり，それほど高度肥満にはならない．

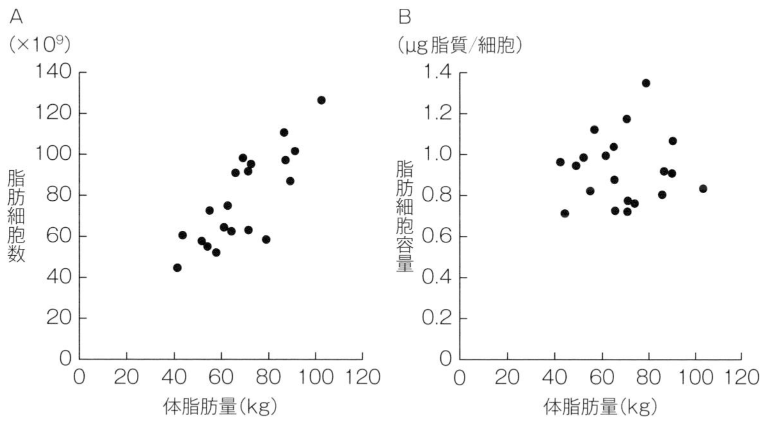

図3−6　体脂肪量と脂肪組織における脂肪細胞数（A）と脂肪細胞容量（B）の関係
（Hirsch J, Knittle J: Cellularity of obese and non-obese human adipose tissue. Fed Proc, 29: 1518−1519, 1970）

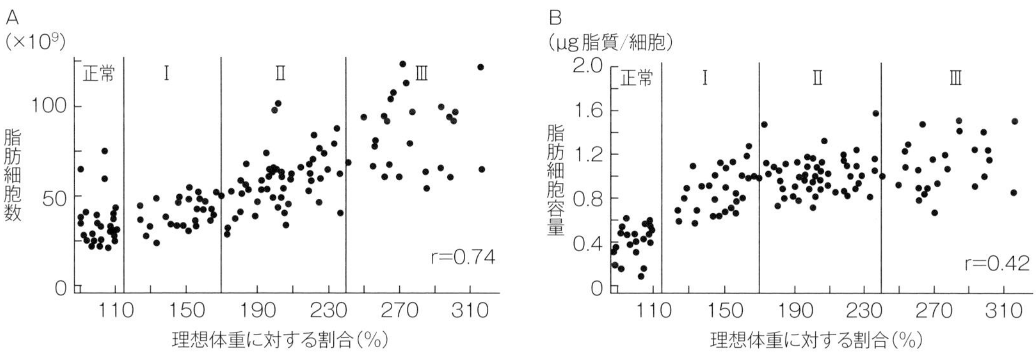

図3−7　理想体重に対する割合（%）と脂肪細胞数（A）および脂肪細胞容量（B）との関係
（Hirsch J, Batchelor B: Adipose tissue cellularity in human obesity. Clin Endocrinol Metab, 5: 299−311, 1976）

（3）連合性肥満（combined type）

脂肪細胞数の数が多く，かつ脂肪細胞容量の肥大による肥満で，高度の肥満になることが多い．高度肥満者は，食事療法や運度療法の治療効果がでにくいこととこの肥満のタイプと関連していることは，脂肪細胞数の過剰な増加がその背景にあると推察される．

2）体脂肪分布

身体全体の体脂肪量の蓄積程度が同一水準（肥満度が同じ場合）であっても，個人によって体脂肪の蓄積部位が異なるため，その蓄積部位の状況により肥満を分類することが行われている．これは，同一肥満度でも体脂肪分布の違いにより疾病の発症度に差があり，体脂肪分布との関係から腹腔内に多く脂肪を蓄積した肥満者に疾病の発症率が高いということに由来している[16]．予防医学的観点からいうと，単に肥満度のみで肥満を判定するのではなく，肥満度に加えて体脂肪分布から肥満を分類し，自分がどのタイプの肥満であるのかを把握

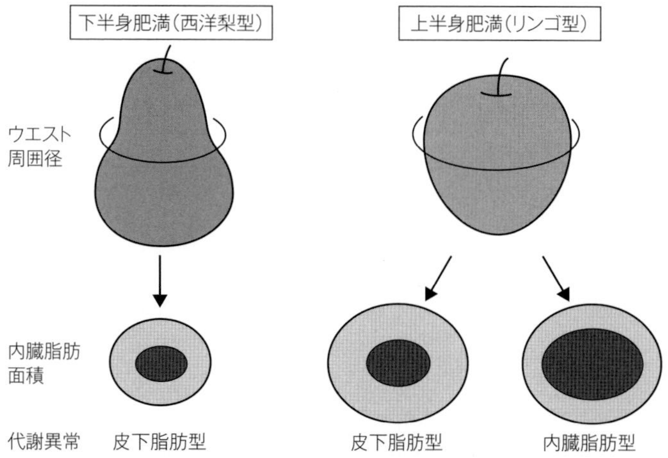

図3−8　体脂肪蓄積分布からみた肥満の分類

ウエスト周囲径と内臓脂肪面積からの上半身肥満および内臓脂肪型肥満の判定基準については本文参照.

(日本肥満学会編集委員会編：肥満・肥満症の指導マニュアル 第2版. 医歯薬出版, pp1−11, 2001)

表3−5　内臓脂肪と皮下脂肪の代謝特性

	内臓脂肪	皮下脂肪
脂肪分解能		
カテコールアミンに対する反応	↑↑	↑
脂肪合成能		
過剰摂取による影響（初期）	↑↑	↑
運動による影響（初期）	↓↓	↓
cellularity	hypertrophic	hyperplastic
増殖・分化能	↑	↑↑

(宮岡宏治, 中村　正：内臓脂肪型肥満−分子機構と臨床−. 臨床科学, 34：1006−1015, 1998)

することが重要となる. 体脂肪蓄積の分布状況によって肥満は大きく2つに分類され, その形態的特徴の模式図を**図3−8**に, また代謝特性については**表3−5**に示した[3,17].

(1) 皮下脂肪型肥満

このタイプの肥満は, 生活習慣病（糖尿病, 脂質異常症, 動脈硬化症等）の合併症をほとんどともなわず, 脂肪組織が皮下組織や筋内に多く蓄積することが特徴的であり, 形態的な観点から下半身型, 西洋梨型, 女性型肥満（女性肥満者に多い）と分類されることもある. また, 皮下脂肪組織の代謝特性は, 脂肪組織の合成と分解が低く（蓄積しにくく, 燃焼しにくい）, 短期間での皮下脂肪の増減は生じにくい（hyperplastic type）ということもあり, このことから定期預金型肥満（脂肪の出し入れが容易ではない）とも呼ばれている.

(2) 内臓脂肪型肥満

前述したように, 内臓脂肪蓄積は肥満にともなう合併症の発生頻度が高いことが確認されており，このタイプの肥満解消は重要な意味をもつと思われる．主に腹腔内（腸管膜脂肪や門脈系に存在）脂肪蓄積という形態的特徴から，上半身型，りんご型，男性型肥満（男性肥満者に多い）とも呼ばれる．内臓脂肪組織は，脂肪組織の合成と分解が容易に行われる（蓄積しやすく，燃焼しやすい）という代謝特性をもつため（hypertrophic type），摂取エネルギーと消費エネルギーのアンバンランスにより常時蓄積と分解をくり返し，短期間での内臓脂肪量の増減が生じるので，普通預金型肥満（脂肪の出し入れが自由で，容易に行われる）とも呼ばれている．

＜体脂肪分布による肥満タイプの判定方法＞

下半身型肥満か上半身型肥満かの判定は，脂肪組織蓄積部位の差にともなう形態的特徴を基礎に（図3−8），形態計測値を利用して行われている．現在では，ウエスト（腹囲）周囲径からの判定は簡便で手軽に実施できるので，汎用されている．ウエスト周囲径からの判定基準として，日本肥満学会では男性で85 cm以上，女性で90 cm以上の値を上半身型肥満とし，内臓脂肪型肥満の候補になるとしている．この判定基準で上半身肥満型と判定された人がただちに内臓脂肪型肥満になるとは限らないので，さらに厳密に内臓脂肪型肥満かどうかを判定するには，CTスキャンによる画像から内臓（腹腔内）脂肪面積（visceral fat：V）を算出し，判定することが必要となる．男女とも内臓脂肪面積が100 cm^2以上の値となると，内臓脂肪型肥満であると診断している．重要なことは，肥満と判定されて，自分が上記のどのタイプの肥満であるのかを知ることが重要な意味をもつので，まず計測が容易なウエスト周囲径から自分の肥満のタイプを理解し，上半身型肥満と判定された場合には，内臓脂肪型肥満の疑いも強いので，病気の発症を防ぐ意味でも，生活習慣（食習慣や運動習慣）を改善すべきであることを指摘しておきたい．

2．肥満の成因

肥満は，遺伝的要因と環境要因が複雑に絡みあって発症するということが，近年の疫学的調査や分子生物学的研究から明らかになってきている．蒲原[18, 19]は，「肥満発症が遺伝か環境によるものなのか」についていくつかの研究事例から，人の肥満は遺伝的要因と環境要因の両要因が関連する多因子遺伝性疾患であると指摘している[20]．

ここに，蒲原[18, 19]が示したいくつかの研究事例を紹介しておきたい．肥満に関する疫学的調査で有名なものは双子の研究である．4,000人の双子を対象にした研究によると，体重に関する関係は，一卵性双生児の方が二卵生双生児よりも強く，体脂肪の蓄積部位においても一卵生双生児の間では相関が高いことが確認されていおり，これは肥満と遺伝的要因との密接な関連性を示唆している．前川と安藤[21]によると，一卵性双生児と二卵生双生児の体重の相関係数（一卵性双生児：r＝0.8，二卵生双生児：r＝0.43）から，体重の個人差の約

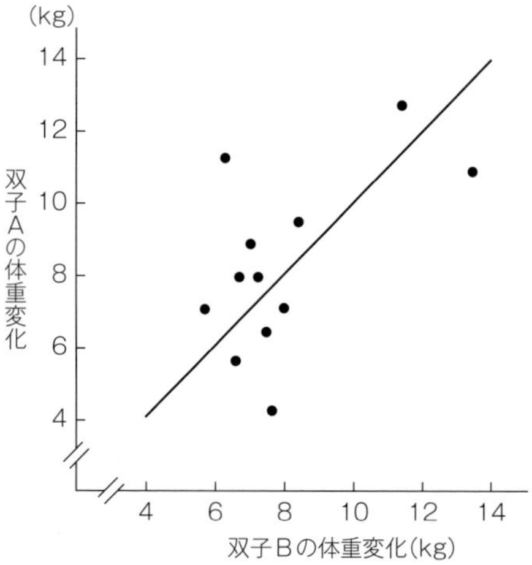

図3−9　100日の研究期間のうち，正味84日間の（通常食＋1,000kcal）摂取に対する12組の双子の体重変化の相関関係

（Bouchard C, Tremblay A, Després JP, et al.: The response to long-term overfeeding in identical twins. N Engl J Med, 322: 1477−1482, 1990）

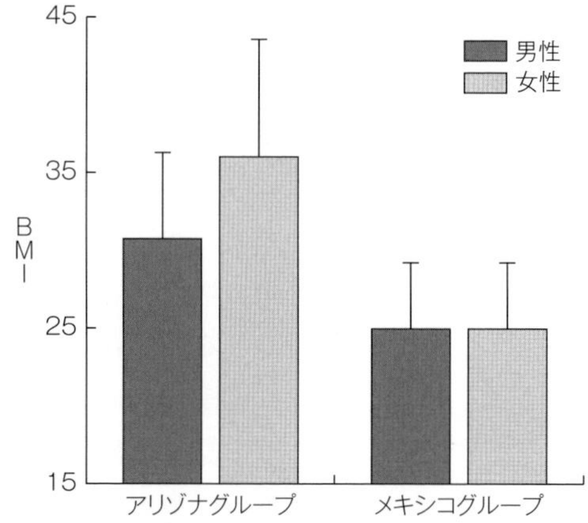

図3−10　アリゾナの都市部（アリゾナグループ）と北メキシコの山間部（メキシコグループ）に生活しているピマインディアンの体格指数（BMI）

（Knowler WC, Pettitt DJ, Saad MF, et al.: Obesity in the Pima Indians: its magnitude and relationship with diabetes. Am J Clin Nutr, 53（6 Suppl）: 1543S−1551S, 1991）

70％が遺伝によって説明できるとされている．さらに，デンマークの研究（養子800人を対象に調査した結果，養子縁組した子どもの体重は，育ての親とは関係なかったが，生みの親とは相関が認められた）やアメリカ国立保健研究所（National Institute of Health：NIH）の研究（43年間400組の双子の追跡調査）は，肥満の発症が遺伝的要因により規定されることを支持する結果であった．しかしながら，これらの疫学的調査結果はあくまでもその可能性が大きいということで，決定的な証拠とはならないことを理解しておく必要がある．すなわち，これらの疫学的研究では対象となる人の背景（日常の食習慣や生活活動水準等）をコントロールできないことが研究の限界でもある．

一方，12組の一卵性双生児を対象にエネルギー摂取量をコントロールしたBouchardらの実験[22]は興味深い（**図3−9**）．この実験では被験者となる双子に120日間隔離された部屋で生活してもらい，最初の14日間の日常のエネルギー摂取量の観察からエネルギー摂取量の基準値を設定し，それに引き続く約100日間（1週間に1日のみ通常食），その基準値より1,000 kcal/日ほど多く摂取させ，体重の増加度が同一ペア内およびペア間でどのような関係になるかを調べたものである．**図3−9**に示したように，体重増加の程度は同一ペア内ではほぼ同一水準にあるが，ペア間では体重の増加度が4.3〜13.3 kgの広範囲にあることから，同水準の過剰エネルギー摂取量にもかかわらず，ペア間で体重の増加度が異なることには，ペア間の遺伝的要因が体重設定に関連していることを強く印象付ける報告でもある．

肥満発症の程度は遺伝的要因が同じでも環境要因によって大きく異なること

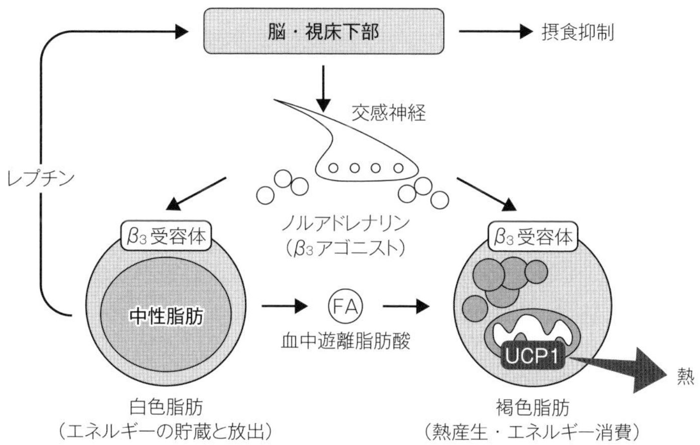

図3−11　β3アドレナリンレセプターによる脂肪分解と熱産生のメカニズム
（松下由紀子，斉藤昌之：肥満と遺伝．体育の科学，55：194−198，2005）

を示した研究例も紹介しておきたい．アメリカ・アリゾナ州に住むピマ・インディアン（アリゾナグループ）において，成人の約70〜90％が肥満者で，その大部分の人が糖尿病を発症しているのに対し，北メキシコ・シェラマドレ山脈のピマ・インディアン（メキシコグループ）は，アリゾナグループと比較して，平均体重が約26 kg低値を示し，ほとんど肥満者が認められないということである（**図3−10**）[23]．アリゾナグループは，1970年代までにそれまで従事していた農業生活から離れ，典型的な都市型生活に適応し（肉体労働も軽減された），西洋風の高脂肪食（総エネルギーの40％を占める）の摂取と高頻度の飲酒といった，生活様式に激変した．それに対して，メキシコグループでは脂肪摂取量はアリゾナグループの半分以下で高炭水化物食が中心で，かつ週40時間以上の農作業に従事しているということである．この結果をみる限り，環境要因の肥満発症に及ぼす影響は大きいと考えられるが，ヨーロッパ系アメリカ人やヒスパニック系アメリカ人の肥満発症は，アリゾナグループの肥満発症の程度に比較して，それほど高くはない（25〜30％程度）．したがって，アリゾノグループにおける肥満発症は環境要因のみでは説明はできないので，遺伝的要因に帰結せざるを得なくなる．

このことを説明する遺伝因子として，ミシガン大学の遺伝学者Neel[24]が提唱した「エネルギー倹約遺伝子説（thrifty genes）」が有力な考え方として浮上してきたわけである．ピマ・インディアンは，元来，慢性的な飢餓や食糧不足の環境で長い期間生活してきたために，少ないエネルギーで生命活動を維持し，少しでも余剰エネルギーがあれば効率よく蓄積するといった機能が備わっており，厳しい生活環境でより生存に適した体質を獲得してきたと考えられる．しかし，現代社会のような飽食の時代ではこの遺伝子は逆効果となり，肥満を発症しやすくさせる要因となっているというものである．

β3アドレナリンレセプター（β3受容体）には標準型と倹約型があり，β

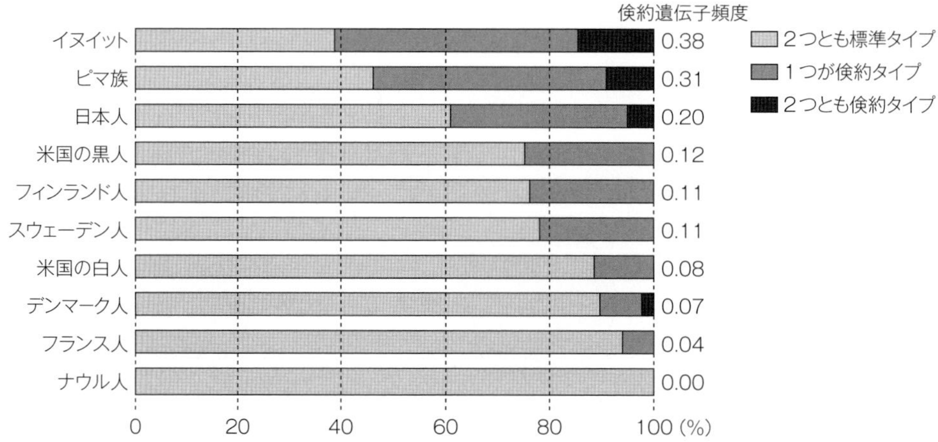

図3−12　民族別にみたβ3アドレナリンレセプターの標準型と倹約型の発現頻度
（吉田俊秀：肥満に弱い日本人．日経サイエンス，11: 26−32, 2002）

3受容体の倹約型がエネルギー倹約遺伝子の代表的なものとなる．β3受容体は体脂肪組織（褐色脂肪細胞と白色脂肪細胞）にのみ発現し，交感神経系の興奮にともなって分泌されるノルアドレナリン（アドレナリン）の代謝促進ホルモンがβ3受容体の標準型に作用すると，白色脂肪細胞では脂肪分解が生じ（遊離脂肪酸：FFAの放出），褐色脂肪細胞ではuncoupling protein 1（UCP1）を介して熱産生・エネルギー消費量の増大により白色脂肪細胞から放出された遊離脂肪酸の脂肪代謝を促進する（図3−11）[25]．一方，β3受容体の倹約型は，ノルアドレナリンにより褐色および白色脂肪細胞での代謝作用が起こりにくくなり，脂肪動員が少なく，体脂肪蓄積を助長することと関連する．したがって，この受容体の倹約型をもつ人は肥満しやすいことが指摘されている．民族別にみると（図3−12）[1]，一般的に肥満の発症の程度が多いとされる民族に倹約遺伝子の発現が高いという特徴がある．注目すべきことは，日本人の倹約遺伝子の発現頻度も高いということである．幸いなことに，現在肥満人口は増加傾向にあるものの，まだ前述のアリゾナグループのそれには達していないことである．しかしながら，このまま欧米化した食生活や都市型の日常活動様式を続けるならば，爆発的な肥満人口の増加という危険性もはらんでいることを念頭におかなければならないだろう．

3　脂肪細胞の不思議と肥満の病理

1．脂肪細胞の不思議

脂肪細胞（白色脂肪細胞）は単なる不活性組織として考えられてきたが，脂肪細胞に関する研究の蓄積から，図3−13にあるような多くの生理活性物質（ホルモン）を分泌していることが明らかになった[16]．下記にその主要な生理活性物質について紹介する．

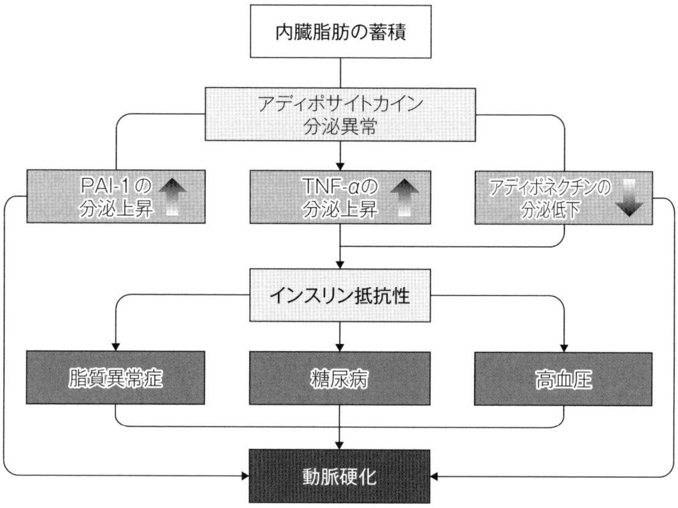

図3−13　内臓脂肪蓄積による生理活性物質の分泌と疾病発症の関係
（松澤祐次：肥満はなぜ病気を招くのか．日経サイエンス，32：33−39，2002）

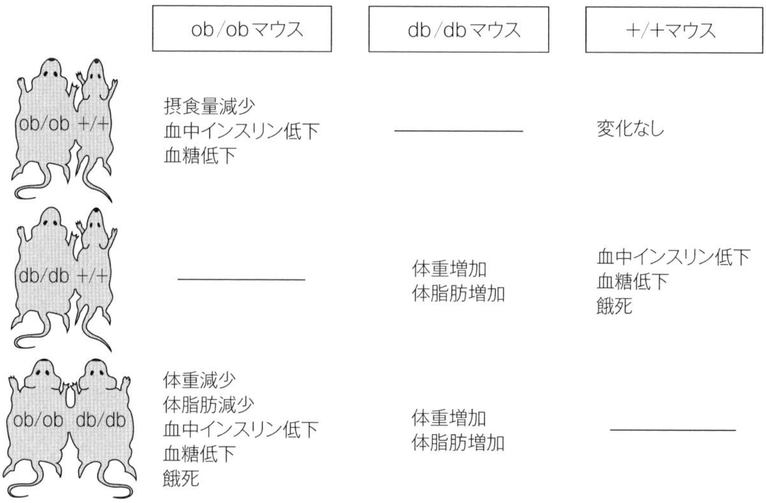

図3−14　正常マウスと肥満マウスを用いたパラバイオーシス（併体結合）実験
（海老原健ほか：レプチン・レプチン受容体系の臨床．臨床科学，34：1016−1025，1998）

1）レプチン

レプチン（leptin）は，1973年のColemanによるパラバイオーシス（parabiosis，並体結合）実験[26]，さらには肥満研究では世界的に有名なFriedman（ロックフェラー大学，USA）の研究室の研究成果[27]が，1994年に科学雑誌Natureに発表され，一般的に知られるようになった．Colemanによるパラバイオーシスの実験（**図3−14**）では，突然変異による肥満遺伝子（ob/obとdb/db遺伝子）をもつマウスと正常遺伝子（+/+）をもつマウスを用いて並（併）体結合を行い，その結果結合した組織における新生血管を介して，ある個体にあり，ある個体にはない物質（未知の物質）が移動すると，その物

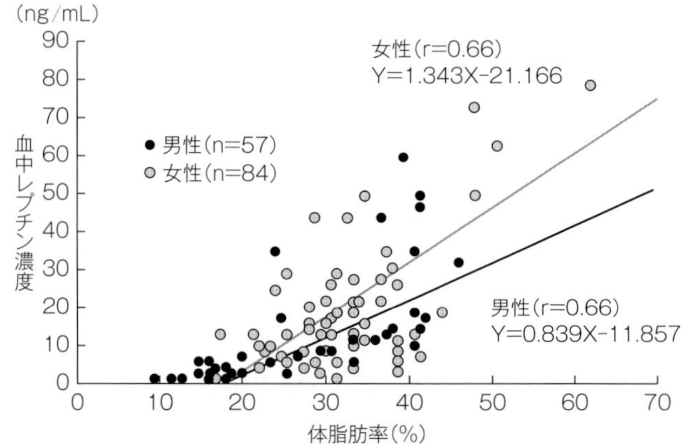

図3-15　血中レプチン濃度と体脂肪率（%Fat）との関係
（中尾一和：肥満の分子機構－レプチンを中心に－．第124回日本医学会シンポジウム記録集，pp36-44，2004）

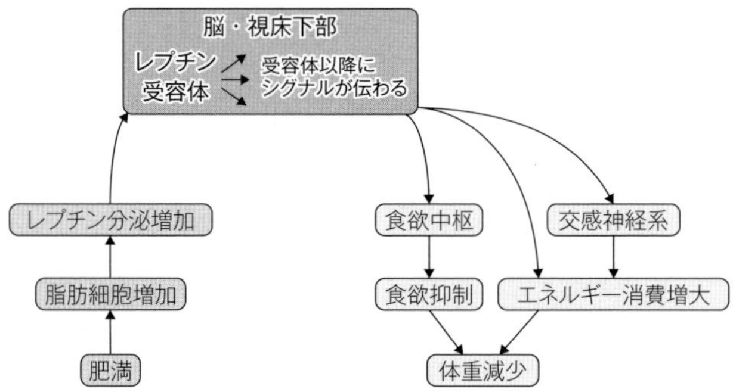

図3-16　レプチンの生理作用
（蒲原聖可：肥満とダイエットの遺伝学．朝日選書，朝日新聞社，pp117-133，1999）

質の作用により，ある個体の体重のみの減少が生じた．つまり，未知の物質は強力な体重抑制作用をもつことが確認され，その後その物質の特定と生理作用が明らかとなり，その未知の物資はレプチンと名付けられた．

脂肪細胞（例外としてヒト胎盤）からのみ分泌されるレプチンは，脂肪細胞（内臓脂肪）の増加にともなってその分泌量も増し，肥満者では高レプチン血症（血中のレプチン濃度が高い）が特異的に認められる（図3-15）[28]．脂肪細胞から放出されたレプチンが全身の血液循環により血液-脳関門を経て脳へ運搬され，食欲抑制作用（エネルギー摂取の減少）とエネルギー消費増大による体脂肪量の減少効果というレプチンの主要な生理作用が発現するので（図3-16）[18,19]，肥満者ではレプチン投与により体脂肪減少が期待される．しかし，大部分の肥満者でその効果が認められないことから，肥満者においては，血液-脳関門の輸送障害，視床下部におけるレプチン・レセプターの異常やレセプターから食欲中枢へのシグナル伝達の異常といったレプチン抵抗性の想定に留まっていた．しかし，遺伝子レベルの研究の進展によりレプチン抵抗性による作用不足の機序が解明され，レプチン遺伝子（leptin gene）異常やレプチン受容体遺伝子（leptin receptor gene）異常等が高度肥満症の病因として考えられている．

2）プラスミノーゲン活性化阻害物質

プラスミノーゲンは，血液の過剰な凝固作用の抑制や血栓を溶かす物質で，脳血栓，心筋梗塞の治療薬として用いられている．したがって，プラスミノーゲン活性化阻害物質（plasminogen activator inhibitor-1：PAI-1）は，プラスミノーゲンの働きを阻害して，脳血栓や心筋梗塞，血管系疾患（動脈硬化症，高血圧症）をひき起こす．このPAI-1の発現は，皮下脂肪蓄積が増加してもほとんど認められないが，内臓脂肪組織量と血中のPAI-1濃度には高い相関が認められ，内臓脂肪増加にともないPAI-1の発現は顕著に増えていくといわれている．内臓脂肪はPAI-1の分泌により血管系の疾患と密接に関連するが，それ以外にも悪影響を及ぼす．すなわち，皮下脂肪組織は，脂肪分解は少なく（hyperplastic type），たとえ皮下脂肪分解によって遊離脂肪酸が放出されたとしても，その遊離脂肪酸は大循環によって全身に輸送され，代謝される．一方，内臓脂肪組織は脂肪分解が容易なために（hypertrophic type），脂肪分解により多くの遊離脂肪酸を放出する．それは直接門脈系血管から肝臓に輸送され，インスリンの作用を抑制（糖尿病発症を助長する？）するとともに，脂質異常症や脂肪肝をひき起こすことが指摘されている．

3）アデイポネクチン

2002年，東京大学の門脇らの研究グループが，これまで発見されていた生理活性物質とはその動態の異なる生理活性物質「アデイポネクチン」というホルモンが脂肪細胞から分泌されていることを報告した．すなわち，これまでの生理活性物質（図3−13参照）は，脂肪組織の増加にともないそれらのホルモンの分泌も増加し，疾病の発症を助長するというものであった．しかしながら，アデイポネクチンは，過剰な脂肪組織の蓄積がない（肥満でない）場合に分泌され，過剰な脂肪組織の蓄積がある（肥満である）場合にはほとんど分泌されないか，あるいはまったく分泌されないというものであった．一般に，ヒトにおいてアデイポネクチンは，高濃度で全身の血中を巡り，血管壁の病変を抑制しているとされている[16]．すなわち，標準的な体格の一般成人（非肥満者）でアデイポネクチンの血中濃度は0.5〜1.0 mg/dLと高濃度を示し，内臓脂肪型肥満者や糖尿病患者ではその濃度は著しい低下を示すことが確認されている．

2．肥満の病理

肥満と特に関連の深い合併症として耐糖能障害（高血糖，糖尿病），脂質異常症，高血圧症そして動脈硬化症などの複合型生活習慣病が指摘され，これらが併発した状態は，これまで「シンドロームX」「死の四重奏」「インスリン抵抗性症候群」と呼ばれていたが，最近では「メタボリックシンドローム」として注目されている．また，その診断基準として① WHO が作成したもの，およびそれを改定した②米国コレステロール教育プログラム（NCEP）によるものが提示された．それに対して，日本では統一された診断基準はなかったことから，日本人固有の特性（遺伝的要因や形態学的特徴）を加味した日本版の診断基準作成が望まれていた．これを受けて，8 学会（日本動脈硬化学会，日本肥満学会，日本糖尿病学会，日本高血圧学会，日本内科学会，日本循環器学会，日本腎臓病学会，日本血栓止血学会）から選出されたメンバーにより構成された診断基準検討委員会（委員長：松澤祐次）を中心に WHO[29] と NCEP[30] の診断基準を基に作成作業が行われ，メタボリックシンドロームの定義と診断基準が 2005 年度に公表された[31]．

＜WHO による診断基準＞

①ウエスト／ヒップ比が男性 0.9 以上，女性 0.85 以上，または BMI 30 以上または腹囲 94 cm 以上（内臓脂肪型肥満）

②中性脂肪が 150 mg/dL 以上，または HDL コレステロールが男性 35 mg/dL 未満，女性 39 mg/dL 未満（脂質異常症）

③収縮期血圧と拡張期血圧が 140/90 mmHg 以上（高血圧症）

④マイクロアルブミン尿症（尿中アルブミン排泄率 20 μg/分以上か，尿中アルブミン/クレアチニン比 30 mg/g．Cr 以上）

※空腹時血糖 110 mg/dL 以上（高インスリン血症）と 4 項目のうち 2 項目以上が該当するとメタボリックシンドローム

＜NCEP による診断基準＞

①ウエスト（腹囲）が男性で 102 cm 以上（日本人では 85 cm 以上），女性で 88 cm 以上（日本人では 90 cm 以上）

②中性脂肪が 150 mg/dL 以上

③ HDL コレステロールが男性で 40 mg/dL 未満，女性で 50 mg/dL 未満

④血圧が収縮期血圧で 130 mmHg 以上または拡張期血圧で 85 mmHg 以上

⑤空腹時血糖値が 110 mg/dL 以上

※ 5 項目のうち 3 項目が該当するとメタボリックシンドローム

＜日本における診断基準＞

①ウエスト周囲径が男性 85 cm 以上，女性 90 cm 以上（内臓脂肪型面積 100 cm^2 以上に相当）

②中性脂肪が 150 mg/dL 以上，HDL コレステロールが 40 mg/dL 未満のいずれか，または両方

③収縮期血圧 130 mmHg 以上，拡張期血圧 85 mmHg のいずれか，または両方

④空腹時血糖値が 110 mg/dL 以上

※①項目に加え，②～④のうち 2 項目以上が該当すると，メタボリックシンドローム

各組織団体のメタボリックシンドローム診断基準公表以降，日本と同様に多くがそれに腹囲を必須条件としていたが，各組織団体による診断基準の不統一のために，ある基準では正常で，ある基準ではメタボリックシンドロームと診断されるなど臨床上問題のあることや「腹囲が正常でも代謝性疾患のリスクを見落とす恐れがある」，といった意見を踏まえ，2009年度に国際糖尿病連合，国際肥満学会，世界心臓連合，国際動脈硬化学会，アメリカ心臓協会およびアメリカ国立心肺血液研究所を中心に診断基準の統一見解[32]を提示し，腹囲を必須（必要）条件としないことに変更した．すなわち，腹囲，中性脂肪，HDLコレステロール，血圧および血糖値の5項目を並列項目とし，そのうち3項目以上の検査値に異常があればメタボリックシンドロームとした．一方，日本においても，前述の国際組織におけるメタボリックシンドロームの診断基準統一の議論には参加したものの，内臓脂肪蓄積が高血圧症，糖尿病および動脈硬化症の主要な原因となっていることを背景に腹囲を診断基準の必須条件とする[33]ことを堅持している．現在，厚生労働省でも診断基準の妥当性等に関して検討しており，今後一定の方向性が示されるであろう．

このように，肥満者ほど代謝系や血管系の疾病発症頻度が高いことはこれまでに指摘されてきてはいたが，肥満と疾病発症との関連性についての正確なメカニズムは解明されていなかった．しかし，最近，前述した脂肪細胞から分泌される多くの生理活性物質の発見と生理・代謝作用の解明には目覚ましいものがあり，これらの生理活性物質の生理・代謝作用に関する研究成果が基礎となり，“肥満になるとなぜ病気になるのか”といった肥満と疾病発症のメカニズムの解明も大きな進展をみせている．特に，皮下脂肪蓄積より内臓脂肪蓄積が合併症との関連が密接であり，内臓脂肪組織から分泌される生理活性物質による代謝系や血管系に及ぼす悪影響は明らかとなっている（**図3−13**）[16]．さらに，**図3−2**で示したBMIと罹病率の関係において，同一水準のBMI水準で男性が女性のそれよりも高値を示していることは，男性が女性よりも内臓脂肪型肥満者が多いことに起因した結果であることを暗示している．以上のことから，内臓脂肪の過剰な蓄積をできるだけ抑制または解消することが，肥満と肥満症の分岐点となり，肥満にともなう合併症発症の予防に重要な意味をもつであろう．

4　肥満解消のための運動処方の実際

1．体重の変化とエネルギー収支バランス

体重の増減を考える場合には，エネルギー生成と利用（熱力学のエネルギー保存の法則）に関するエネルギー収支バランスを考慮する必要がある．日常生活のエネルギー摂取量（energy intake：E_I）とエネルギー消費量（energy consumption：E_C）が等しい場合には体重に変化がなく，E_IよりもE_Cが多い場合には体重が減少し，逆にE_IよりもE_Cが少ない場合には体重が増加すると

いうことになる．これらの関係を要約すると下記の不等式で表現できる．したがって，個人の体重の増減は E_I と E_C がどのような関係にあるのかを反映しており，肥満解消の基本的考え方にとって有用な情報となる．

体重一定　→　$E_I = E_C$

体重減少　→　$E_I < E_C$

体重増加　→　$E_I > E_C$

2．運動処方の実際

単純性肥満は，日常生活のエネルギー摂取量がエネルギー消費量よりも多く（$E_I > E_C$），その過剰（余剰）エネルギーが体脂肪として蓄積（保存）されたことを意味する．したがって，$E_I < E_C$ の関係をつくることが単純性肥満解消の基本原則となる．本項では，単純性肥満の解消方法について，1）目標体重の設定（減少させるべき体脂肪量），2）日常生活の E_I と E_C の簡便な評価法，そして 3）体脂肪減少のための運動処方について解説してみたい．

1）目標体重の設定

肥満の解消にとって，自分にとっての目標体重（target body mass：BM_{target}）をどのように設定するかが肥満解消の成功の鍵を握っているといってよいだろう．% Fat の最終目標を成人男性であれば 20 %，女性であれば 25 % として BM_{target} を設定することが妥当ではあるが，無理のない範囲で減量を達成できるように工夫する．具体的には以下の計算式に示すように，現在の体脂肪率（present % Fat：$\%Fat_{present}$），体脂肪量（present FM：$FM_{present}$）および除脂肪量（present lean body mass：$LBM_{present}$）を正確に評価するとともに，目標とする体脂肪率（target % Fat：$\%Fat_{target}$）から，体脂肪以外の質量（LBM）を減少させることなしに，余剰の体脂肪（excess fat mass：FM_{excess}）のみを減少させて BM_{target} を達成することが健康的な減量方法として推奨される．

$$FM_{present}(kg) = BM_{present}(kg) \times \%Fat_{present}/100$$

$$LBM_{present}(kg) = BM_{present}(kg) - FM_{present}(kg)$$

$$BM_{target}(kg) = \{LBM_{present}(kg)/(1 - \%Fat_{target}/100)\}$$

$$FM_{excess}(kg) = BMpresent(kg) - BM_{target}(kg)$$

2）日常生活におけるエネルギー摂取量と消費量の評価

1 日のエネルギー摂取量（E_I）は，個人の食習慣により大きく異なるので，現在の E_I を知るためには，正確に 1 日に摂取した食事および間食等の内容を吟味する必要がある．一般のヒトには食事の内容からの正確な E_I の評価は困難であるが，食品交換表から大まかな評価は可能であるので，一度自分の食生活を見直す意味でも食品交換表からの E_I の評価をお勧めしたい[34)]．現在の E_I が自分にとって好ましいとは限らないことから，E_I の目標を 1 日のエネル

表3-6　日本人の性・年齢別における基礎代謝量

性　別	男　性			女　性		
年　齢（歳）	基礎代謝基準値（kcal/kg体重/日）	参照体重（kg）	基礎代謝量（kcal/日）	基礎代謝基準値（kcal/kg体重/日）	参照体重（kg）	基礎代謝量（kcal/日）
1～2	61.0	11.5	700	59.7	11.0	660
3～5	54.8	16.5	900	52.2	16.1	840
6～7	44.3	22.2	980	41.9	21.9	920
8～9	40.8	28.0	1,140	38.3	27.4	1,050
10～11	37.4	35.6	1,330	34.8	36.3	1,260
12～14	31.0	49.0	1,520	29.6	47.5	1,410
15～17	27.0	59.7	1,610	25.3	51.9	1,310
18～29	23.7	64.5	1,530	22.1	50.3	1,110
30～49	22.5	68.1	1,530	21.9	53.0	1,160
50～64	21.8	68.0	1,480	20.7	53.8	1,110
65～74	21.6	65.0	1,400	20.7	52.1	1,080
75以上	21.5	59.6	1,280	20.7	48.8	1,010

（「日本人の食事摂取基準」策定検討会：日本人の食事摂取基準（2020年版）－「日本人の食事摂取基準」策定検討会報告書－．厚生労働省，p74，2019）

ギー所要量（energy demand：E_D，kcal/日）を基に設定することが望ましい．E_Dは，基礎代謝量（basal metabolic rate：BMR，生命維持に必要な最小限度のエネルギー消費量：心拍動，呼吸運動，体温調節，尿生成）と日常の生活活動に必要なエネルギー量（生活活動代謝量，energy for habitual activity：EHA）および特異動的作用（specific dynamic action：SDA，主に食事誘発性熱産生（diet-induced thermogenesis（DIT）が大部分を占める）の総和として表現される[15,34]．

$$E_D(\text{kcal/日}) = \text{BMR} + \text{EHA} + \text{SDA}$$

BMRは，性別と年齢により異なるが，同じ性・年齢であるならば，基礎代謝は体重に比例する．したがって，BMRは，表3-6にある性・年齢別の基準値（kcal/kg/日）と各個人の体重（kg）から算出可能である．BMRやSDA（E_Cの約1割に相当）に用いられるエネルギー量は，性・年齢が同一の場合には相対的にほぼ等しいと考えてよいので，個人間のE_Dの変動量は日常生活の活動強度に左右されることになるが，表3-7を基にして4段階の活動強度から活動指数（x）を決定し，E_Dの目安の算出法として下記の計算式が考えられている．

$$E_D(\text{kcal/日}) = \text{BMR}(\text{kcal/日}) \times x + 1/10 \times E_D$$

または

$$E_D(\text{kcal/日}) = 10/9 \times \text{BMR}(\text{kcal/日}) \times x$$

※E_D：1日のエネルギー所要量（kcal/日），BMR：基礎代謝量（kcal/日），x：活動指数（基礎代謝量の倍数），$1/10E_C$：特異動的作用（kcal/日）

なお，成人では，生活活動代謝量を標準体重1kgあたりのエネルギー量として，活動強度Ⅰ：20～30kcal/kg，活動強度Ⅱ：30～35kcal/kg，活動強度Ⅲ：

表3−7　生活活動強度の区分（目安）と活動指数

生活活動強度と指数（基礎代謝量の倍数）	日常生活活動の例 生活動作	時間	日常生活の内容
Ⅰ（低い）1.3	安静 立つ 歩く 速歩 筋運動	12 11 1 0 0	散歩，買物など比較的ゆっくりした1時間程度の歩行のほか大部分は座位での読書，勉強，談話，また座位や横になってのテレビ，音楽鑑賞などをしている場合.
Ⅱ（やや低い）1.5	安静 立つ 歩く 速歩 筋運動	10 9 5 0 0	通勤，仕事などで2時間程度の歩行や乗車接客，家事等立位での業務が比較的多いほか大部分は座位での事務，談話などをしている場合.
Ⅲ（適度）1.7	安静 立つ 歩く 速歩 筋運動	9 8 6 1 0	生活活動強度Ⅱ（やや低い）の者が1日1時間程度は速歩やサイクリングなど比較的強い身体活動を行っている場合や，大部分は立位での作業であるが1時間程度は農作業，漁業などの比較的強い作業に従事している場合.
Ⅳ（高い）1.9	安静 立つ 歩く 速歩 筋運動	9 8 5 1 1	1日のうち1時間程度は激しいトレーニングや木材の運搬，農繁期の農耕作業などのような強い作業に従事している場合.

生活活動強度Ⅱ（やや低い）は，現在国民の大部分が該当するものである．
生活活動強度Ⅲ（適度）は，国民が健康人として望ましいエネルギー消費をして，活発な生活行動をしている場合であり，国民の望ましい目標とするものである．
（厚生省公衆衛生審議会健康増進栄養部会：第6次改定日本人の栄養所要量）

35～40 kcal/kg，活動強度Ⅳ：40 kcal/kg を目安として用い便宜的に計算することもある[3)]．

正確に1日あたりのエネルギー消費量（E_C）を評価するためには，呼気ガス代謝（酸素消費量と二酸化炭素排出量）を測定する必要があるが，この方法には高価な呼気ガス代謝測定装置を要すること，終日の呼気ガス代謝測定が困難であること等から，一般的には別の間接的方法が採用されている．したがって，簡単な知識と若干の手間をかければ誰にでもできる安価で簡便な評価方法について述べてみたい．

日常生活における身体活動に要したエネルギー消費量（EHA）の評価において，**表3−7** に基づいた方法による評価はあくまでも目安となるのみで，推定誤差も大きいとされている．したがって，$E_D = E_C$ ではないので，個々人の生活活動水準をより正確に反映した方法で E_C を推定することが求められる．そのためには，1日の生活行動調査表（起床から就寝まで）をできるだけ詳細に作成し，それを基に，それぞれの活動時間（分）と各種身体活動に対応するエネルギー係数（kcal/kg/分，**表3−8～10** 参照）[3, 35, 36)] から各活動エネルギー代謝量を算出し E_C を評価するとより精度が高くなる．

各種活動エネルギー消費量＝活動エネルギー係数×体重（kg）×運動時間（分）

※活動エネルギー係数の単位：kcal/kg/分

表3–8　日常生活の活動に対応したエネルギー消費係数

項　目	エネルギー消費量 (kcal/kg/分)	項　目	エネルギー消費量 (kcal/kg/分)
睡　眠	0.0170	掃除(はく，ふく)	0.0676
食　事	0.0269	(電気掃除機)	0.0499
身支度	0.0287	洗濯(電気洗濯機)	0.0410
歩行(普通)	0.0570	(手洗い)	0.0587
散　歩	0.0464	(干す，取り込む)	0.0587
階段(のぼる)	0.1349	(アイロンかけ)	0.0464
階段(おりる)	0.0658	布団あげおろし	0.0818
乗物(電車，バス立位)	0.0375	裁　縫	0.0287
自転車(普通)	0.0658	教　養	0.0233
自動車運転	0.0287	趣味・娯楽	0.0287
休息・談話	0.0233	机上事務	0.0304
入　浴	0.0606	買い物	0.0481
炊事(準備，片づけ)	0.0481	草むしり	0.0552

(長嶺晋吉：スポーツとエネルギー・栄養．大修館書店．pp69–100，1979)

3）体脂肪減少のための運動処方

単純性肥満の場合は，エネルギー収支バランスが過剰（$E_I > E_C$）になり，その余剰エネルギーが体脂肪となって蓄積しており，余剰エネルギーを身体から放出することが体脂肪減少とつながる．したがって，体脂肪を減少させるためには，日常生活のエネルギー収支バランスを負の状態（$E_I < E_C$）に設定することが必要条件となる．

負のエネルギー収支バランス＝$E_I - E_C$

食事によるエネルギー摂取量のコントロールは，肥満解消にとって重要な要素となるが，食事療法でエネルギー摂取を制限する場合には，日常生活の身体活動に要するエネルギー量（E_D）を大きく下回ると，日常生活の維持が困難になるばかりか，健康を害する危険性もはらんでいる．また，エネルギー摂取制限にともなって基礎代謝量も漸減し，消費エネルギーも低下するので，食事制限による体脂肪減量にはあまり効果は得られず，逆効果となることもあり得るので注意を要する．このことから，日常の身体活動水準を考慮して1日のエネルギー摂取量を設定する（E_Dが目安となる）ことが重要である．すなわち，無理のない負のエネルギー収支バランスを達成する（エネルギー摂取量よりも消費量を増やす）ためには，食事療法によるエネルギー摂取制限と運動によるエネルギー消費量の負荷が考えられる．一方，急激な運動による過剰なエネルギー消費の増大のみでもまた健康を害する可能性がある．したがって，健康的な体脂肪の減量方法は，両者を組み合わせた＜食事療法＋運動療法＞が一番効果的であるだろう．

＜具体的な運動プログラム作成＞

あらかじめ評価した日常生活のエネルギー消費量と摂取量および減量目標の関係から，運動でどれだけエネルギーを消費すればよいか算出する．

表3-9　各種スポーツ運動のエネルギー消費係数の目安

スポーツ種目	RMR	kcal/kg/分
歩行		
分速 60m	1.9	0.0534
70m	2.4	0.0623
80m	3.1	0.0747
90m	4.0	0.0906
100m	5.0	0.1083
110m	6.4	0.1331
120m	8.5	0.1703
体操		
ラジオ体操	2~5	0.0552~0.1083
準備体操	2~4	0.0552~0.0906
競技 あん馬	23	0.4269
平行棒	27	0.4977
鉄棒	37	0.6747
跳馬	75	1.3473
つり輪	26	0.4800
徒手	24	0.4446
ランニング		
競走 100m	205	3.6483
400m	95	1.7013
1,500m	30	0.5508
10,000m	17	0.3207
マラソン	15.6	0.2959
練習 短距離	5.1	0.1105
中距離	7.7	0.1561
長距離	6.7	0.1384
投てき		
競技 砲丸投	54~65	0.9756~1.1703
円板投	58~70	1.0464~1.0588
ハンマー投	98~134	1.5951~2.3916
やり投	100	1.7898
投てき練習	4.4~9.0	0.0977~0.1791
跳躍		
走幅跳	65~116	1.1172~2.0730
三段跳	126~165	2.250 ~2.9403
棒高跳	99~125	1.7523~2.2323
走高跳	68~78	1.2234~1.4004
跳躍練習	4.6~6.1	0.1012~0.1277
水泳		
競技 100mクロール	47	0.8517
1,500mクロール	21	0.3915
100m背泳	45	0.8160
100m平泳	40	0.7278
100mバタフライ	56	1.0110
遠泳	6~8	0.1260~0.1614
水泳		
軽く流す(50m) クロール	20	0.3738
平泳	10	0.1968
横泳	8	0.1614

スポーツ種目	RMR	kcal/kg/分
水泳		
力泳(50m) クロール	34	0.6212
平泳	20	0.3738
背泳	27	0.4977
横泳	19	0.3561
ボート		
競技 1マイル	24	0.4446
2,000m	22	0.4092
練習	6.8	0.1401
ボート(エイト)		
No work	6.6	0.1366
Light Paddle	10.0	0.1968
Lowpitch Paddle	12.0	0.2322
Four work	12.4	0.2393
Paddle	17.1	0.3255
Start dash	26.9	0.4959
練習6時間の平均	5.3	0.1136
野球		
試合 投手	5.5	0.1172
捕手	4.5	0.0995
内野手	2.3	0.0605
外野手	1.8	0.0517
チーム平均	2.7	0.0676
練習 投手	5.1	0.1101
捕手	4.6	0.1012
野手	3.6	0.0835
サッカー		
試合(70分) 前衛	7.5	0.1526
後衛	8.0	0.1614
ゴールキーパー	1.5	0.0464
チーム平均	6.4	0.1331
練習	3.7~6.9	0.0853~0.1419
サッカー(大学部員)		
練習試合 FW	10.9	0.2127
HB	11.9	0.2304
GK	3.9	0.0888
ホッケー(大学部員)		
練習試合 FW	10.3	0.2021
HB	9.9	0.1950
GK	5.1	0.1101
アメリカンフットボール		
ライン	6.8	0.1402
バックス	7.0	0.1437
チーム平均	6.7	0.1419
バスケットボール		
試合	10.9	0.2127
練習試合：男子	13.5	0.2588
：女子	11.4	0.2215

(橋本　勲：スポーツとエネルギー代謝．臨床栄養，78：22-32，1991より改変)

運動消費エネルギー＝運動エネルギー係数×体重(kg)×運動時間(分)

※表3-9，表3-10参照

ただし，無理のない生理的範囲内での減量は，月2～4 kg（週0.5～1.0 kg）の体脂肪の減少が妥当であるとされているので，その範囲内で運動プログラム作成を行う．

体脂肪1 kgは約7,000 kcalに相当することと[3]，自分の減少させるべき体脂

表3-10　日常生活および身体活動のエネルギー消費係数の目安

日常生活活動と運動の種類	生活活動と運動の強度	エネルギー消費係数 (kcal/kg/分)(E_a)	
	エネルギー代謝率 (RMR)	男　性	女　性
階段昇降	4.6(1.5～3.5)	0.101	0.094
ボウリング	2.5(1.5～3.5)	0.064	0.060
ソフトボール(平均)	2.5(1.5～3.5)	0.064	0.060
投手	3.0(2.0～4.0)	0.073	0.068
野手	2.0(1.5～3.5)	0.055	0.051
野球(平均)	2.7(2.5～4.0)	0.068	0.063
投手	4.0(3.0～5.0)	0.091	0.084
野手	2.5(2.0～3.0)	0.064	0.060
キャッチボール	3.0(2.0～4.0)	0.073	0.068
ゴルフ(平地)	3.0(2.0～4.0)	0.073	0.068
ダンス(軽い)	3.0(2.5～3.5)	0.073	0.068
ダンス(活発な)	5.0(4.0～6.0)	0.108	0.100
サイクリング(時速10km)	3.4(1.5～3.5)	0.080	0.074
ラジオ・テレビ体操	3.5(2.0～5.0)	0.082	0.076
日本民謡の踊り(秋田音頭など)	4.0(2.5～6.0)	0.091	0.084
エアロビックダンス	4.0(3.0～5.0)	0.091	0.084
ハイキング(平地)	3.0(2.5～4.0)	0.073	0.068
ハイキング(山地)	4.5(3.6～6.0)	0.100	0.092
ピンポン	5.0(4.0～7.0)	0.108	0.100
ゴルフ(丘陵)	5.0(3.5～6.5)	0.108	0.100
ボート，カヌー	5.0(2.0～8.0)	0.108	0.100
強い運動	6.0以上		
階段をのぼる	6.5(1.5～3.5)	0.135	0.125
テニス	6.0(4.0～7.0)	0.126	0.117
雪上スキー(滑降)	6.0(4.0～8.0)	0.126	0.117
雪上スキー(クロスカントリー)	9.0(6.0～13.0)	0.179	0.165
水上スキー	6.0(5.0～7.0)	0.126	0.117
バレーボール	6.0(4.0～7.0)	0.126	0.117
バドミントン	6.0(6.0～9.0)	0.126	0.117
ジョギング(120m/分)	6.0(5.0～7.0)	0.126	0.117
登山(平均)	6.0(1.5～3.5)	0.126	0.117
のぼり	8.0(6.0～10.0)	0.161	0.149
くだり	5.0(5.0～6.0)	0.108	0.100
柔道，剣道	6.0(3.0～9.0)	0.126	0.117
サッカー，ラグビー，バスケットボールなど	7.0(5.0～9.0)	0.144	0.133
スケート(アイス，ローラー)	7.0(6.0～8.0)	0.144	0.133
水泳，遠泳	8.0v6.0～10.0)	0.161	0.149
横泳　軽く50mを	8.0(1.5～3.5)	0.161	0.149
平泳　流す	10.0(1.55～3.5)	0.197	0.182
クロール	20.0(1.55～3.5)	0.374	0.345
縄とび(60～70回/分)	8.0(7.0～9.0)	0.161	0.149
ジョギング(160m/分)	8.5(7.0～10.0)	0.170	0.157
筋力トレーニング(平均)	9.6(1.5～3.5)	0.190	0.175
腹筋運動	7.6(1.5～3.5)	0.154	0.143
ダンベル運動	11.5(10.5～3.5)	0.223	0.206
バーベル運動	8.7(1.5～3.5)	0.174	0.161
日本民謡の踊り(阿波踊りなど)	12.0(11.0～14.0)	0.232	0.214
ランニング(200m/分)	12.0(11.0～13.0)	0.232	0.214

(厚生省健康栄養増進課編：第5次改訂日本人の栄養所要量．第一出版，pp45-53，1994)

肪量（目標体重設定において算出したFM_{excess}）と減量期間を考慮し，適切な負のエネルギー収支バランスを設定する．

たとえば，年齢40歳，身長150 cm，体重60 kg，E_C = 1,600 kcal/日の女性が，体脂肪6 kgを3カ月かけて減少させる場合には，週あたりの体脂肪の減少量は0.5 kgとなる．これを熱量に変換すると，週あたり3,500 kcalの負のエネル

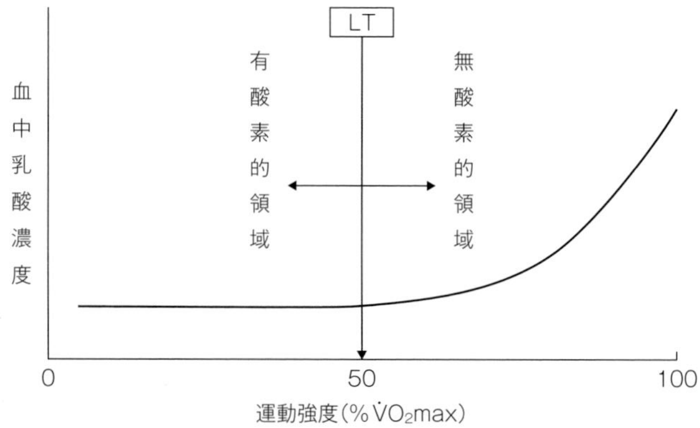

図3−17　運動強度と血中乳酸濃度の関係

ギー収支バランスを作る必要がある（1日あたり500 kcal）．食事によるE_Iを1,500 kcal/日に設定したとすると，負のエネルギー収支バランスの計算から，1日あたりの負荷すべき運動消費エネルギーは下記のようになる．

－500 kcal/日＝1,500 kcal/日－(1,600 kcal/日＋運動消費エネルギー)

※運動消費エネルギー＝400 kcal/日

400 kcalの運動消費エネルギーを歩行（100 m/分，表3−9）運動で消費すると，その運動時間は以下のとおりとなる．

400 kcal＝60 kg×0.1083 kcal/kg/分×運動時間(分)

※運動時間＝61.6分

ただし，体重減少にともない食事によるエネルギー摂取量，日常生活のエネルギー消費量が変化するために，1〜2カ月で計算の修正を行うことにより，効果的な体脂肪減少計画をたてる工夫が重要である．ただし，運動消費エネルギーの目標値は，各個人の1日の消費エネルギー量の約1〜2割程度を目安として設定する方が無理なく運動を実施し，また運動によるスポーツ障害を防ぐ意味でもより現実的である．

◆設定された運動消費エネルギー達成のために，目的と自分の嗜好に合わせて運動様式（種目），運動強度，運動時間を考慮して具体的な運動プラグラムを作成し実施する（運動処方の詳細については2章参照）．

(1) 運動様式

体脂肪を効率よく燃焼させる運動として有酸素性エネルギーを利用して行う「有酸素性運動」が効果的である．これは作業筋での運動エネルギー生成に必要な酸素量と作業筋への酸素供給量が等しい状態で行われる運動で，その条件として全身性運動・定常運動（具体的には，歩行運動，ジョギング，サイクリング，スイミング等）がそれに相当する．したがって，局所的な運動や不規則な動きをともなう運動，また短時間の強い強度の運動は有酸素性運動ではなく無酸素性運動ということになることを念頭におくべきである．

（2）運動強度－酸素なしでは脂肪は燃焼されない！

前述した有酸素性運動の運動様式を選択したとしても，運動強度によっては有酸素性運動が成立しない場合がある．運動強度が強すぎると，筋組織内が酸素不足（酸素需要量に対して酸素供給が少ない状態）となり，脂肪が燃焼されにくく，運動に必要なエネルギー供給において炭水化物への依存度が増加し，ある一定強度を超えると血中乳酸濃度が増加し始める（図3-17）．血中乳酸濃度が急増し始める運動強度を乳酸性作業閾値（lactate threshold：LT）といい，体脂肪の燃焼には十分な酸素供給が必要なため，脂肪燃焼にとって効率のよい運動強度の上限の目安となる．通常，日常ほとんど運動習慣のない一般成人であれば，自分の最大能力の約50％（50％$\dot{V}O_2max$）程度でLTが出現するといわれている．心拍数に換算すると110～130拍/分程度であるが，年齢や体力水準により異なるので注意すること．

◆低強度運動の肥満解消への有効性

アメリカスポーツ医学会（American College of Sports Medicine：ACSM）の指針[9]によると，呼吸循環機能（Cardio-respiratory Fitness）の改善・向上に有効な運動処方として下記の設定が適切であると指摘されている．

＜Cardio-respiratory Fitnessの改善のための運動処方＞

運動強度：60～80％$\dot{V}O_2max$

運動時間：20分以上

運動頻度：3回/週以上

運動期間：2～3カ月以上

しかしながら，最近の研究によると，この運動強度の設定は内臓脂肪型肥満者の糖・脂質代謝異常の改善に対して疑問視されている．そこで，肥満解消の運動強度としては中等度以下の運動強度が有効であり，その目安として30～50％$\dot{V}O_2max$を推奨している．この理由として，低強度運動時の呼吸商（RQ）が低水準に維持されることから，①脂質代謝の亢進が期待できること，②低強度運動により1回あたりの運動を長時間持続可能であることから，③総エネルギー消費量を増やすことが可能となることが考えられる．以上のことから，低強度運動はCardio-respiratory Fitnessの改善効果はあまり期待できないが，肥満者における糖・脂質代謝（Metabolic Fitness）の改善は十分に期待できるものと思われる．

（3）運動時間

脂質代謝を促進するためには，運動強度と同様に運動時間も重要な要素となる．前述したように，有酸素性運動は「作業筋での酸素需要量と供給量のバランスがとれている状態」の運動であるが，運動強度が低い場合でも，作業筋への酸素供給量が需要量を満たすまで，運動開始からある一定時間（3～5分程度）を要する．短時間の運動ではこの関係が成立しない可能性が高く，こういった状態では主に無酸素性エネルギー（炭水化物）を利用して運動することになる．また，作業筋での酸素需要量と供給量のバランスがとれていたとしても，運動を開始して約20分程度まではエネルギー源としての体脂肪燃焼の割合は低く，体脂肪を効率よく燃焼させるためには，低強度（30～50％$\dot{V}O_2max$）で30分以上運動を持続することが必要となる．

設　問

問1.　肥満と過体重の違いについて，生体の2成分モデルから説明しなさい．

問2.　エネルギー倹約遺伝子とはどのようなものか，また代表的なその遺伝子をあげ，肥満発症の関連性について簡潔に述べなさい．

問3.　病的肥満症の成因をレプチンの作用不足から説明しなさい．

問4.　肥満の程度よりも体脂肪分布が疾病発症と関係が深いとされるが，その根拠を述べなさい．

問5.　皮下脂肪型肥満は定期預金型，内臓脂肪型肥満は普通預金型とそれぞれ呼ばれることがあるが，その理由について説明しなさい．

問6.　内臓脂肪細胞から分泌される生理活性物質の名称と生理作用を列挙し，それらと具体的疾患発症との関連性を説明しなさい．

問7.　日本では，メタボリックシンドロームの診断基準で腹囲周囲径を必須条件としているが，それはなぜかその背景を論じなさい．

問8.　腹囲をメタボリックシンドロームの必須条件とするとさまざまな臨床上の問題があるとされており，それはどのような問題か答えなさい．

問9.　体重の増減をエネルギー収支バランスから説明し，日常のエネルギー摂取量と消費量の関係の不等式で答えなさい．

問10.　1日のエネルギー消費量を構成する3要素をあげ，それぞれを説明しなさい．

問11.　健康的な体脂肪減少のための負のエネルギー収支バランスはどのような水準が適切か，またそれをどのようにして達成すべきか，解説しなさい．

文　献

1）吉田俊秀：肥満に弱い日本人．日経サイエンス，11：26-32，2002．

2）小宮秀一編著：身体組成の科学．不昧堂出版，pp28-42，1998．

3）日本肥満学会編集委員会編：肥満・肥満症の指導マニュアル 第2版．医歯薬出版，pp1-11，2001．

4）日本肥満学会：肥満症診療ガイドライン2016．ライフサイエンス出版，p xii，2016．

5）Matsuzawa Y, Tokunaga K, Kotani K, et al.: Simple estimation of ideal body weight from body mass index with the lowest morbidity. Diabetes Res Clin Pract, 10（Suppl

1）: S159 - S164, 1990.
6）Brozek J, Grande F, Anderson JT, et al.: Densitometric analysis of body composition: Revision of some quantitative assumptions. Ann NY Acad Sci, 110:113 - 140, 1963.
7）Going SB: Densitometry. In: Roche AF, Heymsfield S, Lohman TG, Eds., Human Body Composition. Human Kinetics, pp3 - 24, 1996.
8）江澤郁子：骨粗鬆症を予防するための基礎知識．Newton 別冊，12 月号：166 - 171，1996．
9）アメリカスポーツ医学会編（日本体力医学会体力科学編集委員会監訳）：運動処方の指針 - 運動負荷試験と運動プログラム - 原書第 8 版．南江堂，pp57 - 108，pp157 - 187，2011．
10）Nagamine S, Suzuki S: Anthropometry and body composition of Japanese young men and women. Hum Biol, 36: 8 - 15, 1964.
11）Kenneth JE: Human body composition: in vivo methods. Physiol Rev, 80: 649 - 680, 2000.
12）小宮秀一，吉川和利：日本人男子の体脂肪（% Fat）推定式．体力科学，34：259 - 268，1985．
13）Deetjen P: Water and electrolyte balance. In: Schmidt RF, Thews G, Eds., Human Physiology. Springer-Verlag, pp763 - 772, 1989.
14）Hirsch J, Knittle J: Cellularity of obese and non-obese human adipose tissue. Fed Proc, 29: 1518 - 1519, 1970.
15）奥田拓道：肥満．化学同人，pp81 - 131，1987．
16）松澤祐次：肥満がなぜ病気を招くか．日経サイエンス，11：33 - 39，2002．
17）宮岡宏治，中村　正：内臓脂肪型肥満 - 分子機構と臨床 -．臨床科学，34：1006 - 1015，1998．
18）蒲原聖可：肥満遺伝子．講談社，pp13 - 82，1998．
19）蒲原聖可：肥満とダイエットの遺伝学．朝日選書，朝日新聞社，pp117 - 133，1999．
20）蒲原聖可：なぜ肥満になるのか．からだの科学，241：35 - 39，2005．
21）前川浩子，安藤寿康：体重・体型と遺伝の関係．からだの科学，241：108 - 112，2005．
22）Bouchard C, Tremblay A, Després JP, et al.: The response to long-term overfeeding in identical twins. N Engl J Med, 322: 1477 - 1482, 1990.
23）Knowler WC, Pettitt DJ, Saad MF, et al.: Obesity in the Pima Indians: its magnitude and relationship with diabetes. Am J Clin Nutr, 53（6 Suppl）: 1543S - 1551S, 1991.
24）Neel JV: Diabetes mellitus: a “thrifty” genotype rendered detrimental by “progress”? Am J Hum Genet, 14: 353 - 262, 1962.
25）松下由紀子，斉藤昌之：肥満と遺伝．体育の科学，55：194 - 198，2005．
26）Coleman DL: Effects of parabiosis of obese with diabetes and normal mice. Diabetologia, 9: 294 - 298, 1973.
27）Zhang Y, Proenca R, Maffei M, et al.: Positional cloning of the mouse obese gene and its human homologue. Nature, 372: 425 - 432, 1994.
28）中尾一和：肥満の分子機構 - レプチンを中心に -．第 124 回日本医学会シンポジウム記録集，pp36 - 44，2004．
29）WHO: Definition, diagnosis and classification of diabetes mellitus and its complications: repot of a WHO consultation, part I: diagnosis and classification of diabetes mellitus. WHO, February, 1999.
30）NCEP: Executive summary of third repot of the national cholesterol education program（NCEP）: expert panel on detection, evaluation, and treatment of high

blood cholesterol in adults（Adult treatment panel III）. JAMA, 285: 2486－2497, 2001.
31）メタボリックシンドローム診断基準検討委員会：メタボリックシンドロームの定義と診断基準．日本内科学会雑誌，94：794－809，2005.
32）Alberti KGMM, Eckel RH, Grundy SM, et al.: Harmonizing the metabolic syndrome: a point interim statement of the International Diabetes Federation Task Force on Epidemiology and Prevention; National Heart, Lung, and Blood Institute, American Heart Association, World Heart Federation; International Atherosclerosis Society; and International Association for the Study of Obesity. Circulation, 120: 1640－1646, 2009.
33）門脇　孝：メタボリックショインドロームの診断基準－特に腹囲の位置づけについて考える－．肥満研究，17：76－77，2011.
34）日本糖尿病学会編：糖尿病食事療法のための食品交換表 第7版．文光堂，2013.
35）伊藤貞嘉，佐々木敏監修：日本人の食事摂取基準（2020年版）－厚生労働省「日本人の食事摂取基準」策定検討会報告書－．第一出版，2020.
36）橋本　勲：スポーツとエネルギー代謝．臨床栄養，78：22－32，1991.

4章　運動と心の健康

本章では，最初に現代的な健康のとらえかたについて示し，その中で心の健康を保つことが重視されていることを明らかにする．そして，現代社会の重要な健康問題とみなされるストレスについて，そのメカニズムや有効な対処法などを解説する．これらの心の健康に関する知見を踏まえ，運動と心の関係を運動の心への影響，心の運動への影響という2つの観点から述べる．運動の心への影響については，運動を実施することにより，ストレスの低減，感情の改善，パーソナリティの変容などがもたらされるか検討する．心の運動への影響については，運動スキルを高めること，運動を継続させることに分けて心の影響についてみていく．前者では，情動，注意，イメージといった心の側面が運動パフォーマンスにどのようにかかわっているのか，またこれらの心の側面をどのように高めたらよいのかについて説明する．後者では，運動継続にかかわる動機づけについて，目標設定，目標志向性，原因帰属といった理論を取り上げて述べていく．本章をとおして，運動と心の関係について理解を深め，また得られた知識を実践に活かすことにより，より健康的なライフスタイルを確立されることを期待したい．

1　現代社会と心の健康

1．健康観と心の健康

1）健康の定義

健康をどのようにとらえるかという健康観は，時代とともに大きく変化してきた（1章参照）．古くは，健康は病気の反対概念として位置づけられ，病気でないことが健康であるとみなされた．しかし，1948年に世界保健機関（World Health Organization：WHO）[1]は，「健康とは，身体的，精神的および社会的に完全に良好な状態であって，単に疾病がないとか病弱でないということだけではない」と定義した．従来の病気や身体に焦点をあてた狭いみかたから，心の問題や社会との関係を含んだより幅広い観点から健康をとらえ直した．さらに，WIIO[2]の執行理事会において，身体的，精神的，社会的状態にスピリチュアル（spiritual：元気はつらつ，生き生きなどの意味）という概念を追加した新しい健康の定義が検討されたが，WHO総会で審議した結果，採択が見送られた経緯があった．このように，社会で人間らしく生きることも健康の概念に含まれるようになってきている．

2）健康モデル

WHO の健康の定義だけでなく，社会学者や心理学者などによりさまざまな健康の定義や健康のモデルが提案されてきた．それらは，(1) 疾病モデル，(2) 役割遂行モデル，(3) 適応モデル，(4) 幸福モデルの 4 つのモデルに区分できる[3]．

（1）疾病モデル

健康を疾患や障害がないこととととらえる．疾病や障害の有無が重要な要因となり，健康の指標として，罹患率や有病率が重視される．バークレイは，医学の最大の関心は疾病の治療と予防であるとしている．

（2）役割遂行モデル

健康を家族や職業における役割を遂行できる状態ととらえる．パーソンズは，社会における役割と課題を効果的に遂行するために，最もよくその能力を発揮できる状態であるとしている．

（3）適応モデル

健康を不断に変化する環境条件に生物学的にも社会的にも適応している状態ととらえる．ディポスは，人間がいちばん望む種類の健康は，必ずしも身体的な活力と健康感にあふれたものでもない．実際，各個人が自分の目標に到達するのにいちばん適した状態であるとしている．

（4）幸福モデル

健康を健やかな生き方や自己実現を基準としてとらえる．マズローは，健康な人は自尊感情や自信を育むようなイメージを自己とパーソナリティについてもっており，それが他者から尊敬され，評価され，尊重される結果をもたらすとしている．

「疾病モデル」は，旧来の健康観に根ざしたモデルであるが，他の 3 つの健康モデルは，環境，生活，人生とのかかわりで健康をとらえており，よりよい生活を営むこと，納得でき，満足できる人生を送るといったライフ（生活，人生）を基本にすえた「ライフモデル」とみなすことができる[4]．

3）絶対的健康観

さらに，「心のありよう」に着目した健康のとらえかたとして，絶対的健康[5]という考え方がある．図 4−1 のⒶに，健康を連続体としたスロープが示されている．身体，精神，社会の健康度の高低があり，左に位置するほど WHO の定義では健康状態がよいとされる．しかし，健康とみなされる左上の人でも矢印（心のありよう，人生とのかかわり）が，不健康な方法へ向いていれば，不健康な人とみなすのが絶対的健康観の主張である．この考えをさらに進めると，Ⓑのように相対的位置がどこであろうと矢印（心のありよう，人生とのかかわり）がどちらに向いているかにより，健康を判断できることになる．

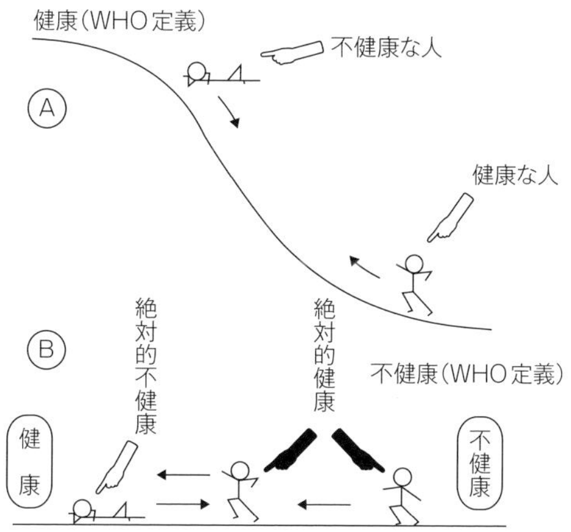

図4−1　絶対的健康観
（豊川裕之：こころの時代の健康．保健の科学，28：224−227，1986）

4）心の健康とは

これまでみてきたように，心の問題は健康の定義の中で重要な位置を占めている．それでは，心の健康とはどのようなことを指すのであろうか．行政，教育，法律などの分野では，心の健康について精神衛生，精神的健康，精神保健などの用語を用いてきた．また，近年では，メンタルヘルスという言葉が一般的に用いられるようになった．心の健康について，Jahoda[6)] は，次の 6 つの側面からとらえられることを示した．

①自己への態度：自分の客観視，自己の経験や感情，能力，長所・短所などの自覚や受容ができること．

②成長・発達・自己実現：人間的に成長を遂げ，自分の真価を発揮すること．

③パーソナリティの統合：自分の心的エネルギーが内部で矛盾・対立がなく，均衡を保っており，人生に対する統一的な態度を有していること．

④自律性：環境から相対的に独立して，自己決定能力を身につけていること．

⑤現実の知覚：現実状況を正しく見極め，物事に対する正しい見方や判断ができること．

⑥環境への支配：環境から支配されるだけでなく，自ら環境にはたらきかけ，それを制御できること．

また，厚生労働省[7)] は「健康日本 21」の施策を示す中で，こころの健康を「生き生きと自分らしく生きるための条件であり，具体的には自分の感情に気づいて表現できること（情緒的健康），状況に応じて適切に考え，現実的な問題解決ができること（知的健康），他人や社会と建設的でよい関係を築けること（社会的健康）」としている．

このように，心の健康には自己を自覚し確立していること，他者との関係を良好に維持できることなどが包括されており，単に精神疾患がなければよいといったものではないという理解が必要である．

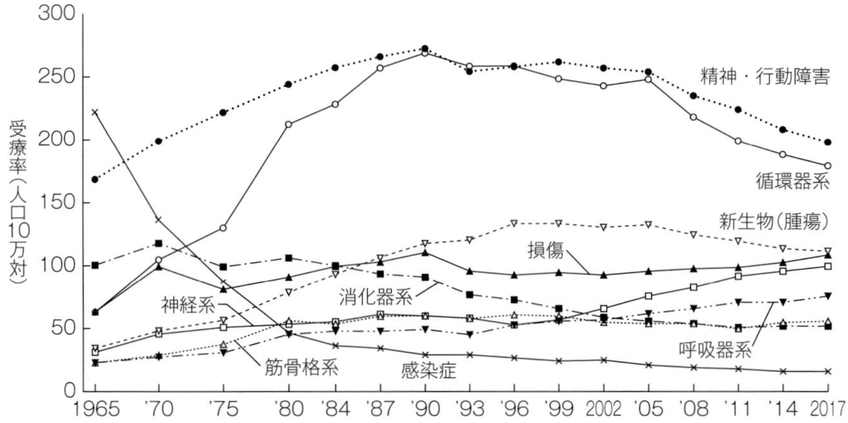

図4−2　傷病別の入院受療率

（厚生労働省：平成29年（2017）患者調査の概況．2019より作図）

2. 現代社会と心の病気

1）疾病構造と心の病気

疾病構造は，健康問題を考える手がかりとなる．そのため，疾病構造から心の病気についてみていく．図4−2に傷病分類別にみた入院受療率（10万人あたりの患者数）の年次推移を示した[8)]．精神・行動障害（統合失調症，気分障害（躁うつ病含む），認知症等）で入院している者の割合が，1965年から1990年まで右肩上がりで増え続け，それ以降一貫して高い水準で推移していることがわかる．その傾向は2002年以降も変わらず，2017年の調査においても最も受療率が高い．具体的な数字としては，同年の精神障害の入院患者数は25万2千人で1位であり，入院患者全体の13.1％を占めている[8)]．また，生活習慣病関連疾患で入院している患者よりも，はるかに多いこともみてとれる．

2）心の病気の原因

心の病気の原因は，図4−3のように身体的原因（身体因）と精神的原因（心因）に分けられ，身体的原因はさらに内因と外因に分けられる[9)]．

内因の病気とは，原因が素質的要因や遺伝的要因によって引き起こされると考えられる病気であり，内因性精神障害といわれる．代表的なものに，精神分裂病や躁うつ病がある．しかし内因性精神障害には，環境要因や心因との関連が認められる場合もあり，その本質については，解明されていない部分が多いようである．

外因とは，外部から加えられた原因をいい，脳に直接影響を及ぼす身体的原因で内因以外のものをいう．外因には覚せい剤などの毒物や脳炎を引き起こす病原菌などのように外部から脳を直接侵すもの，脳腫瘍のように脳そのものから発するもの，肝硬変や肺炎などの身体疾患から二次的に脳を侵すものなどさまざまなものがある．外因によって起こる病気を外因性精神障害という．

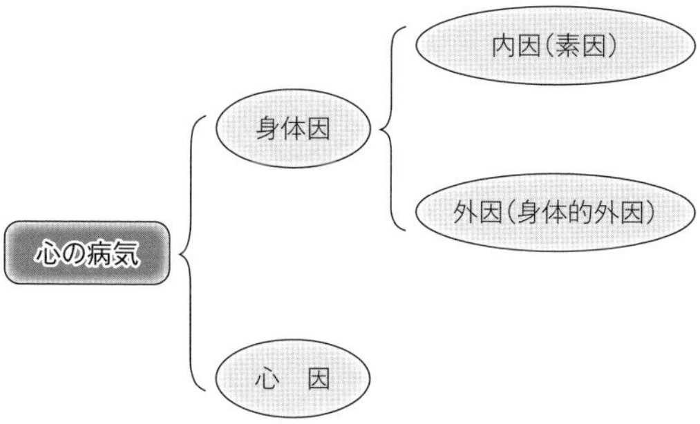

図4−3　こころの病気の原因
（大熊輝雄：現代臨床精神医学．金原出版，p20，2019を基に作図）

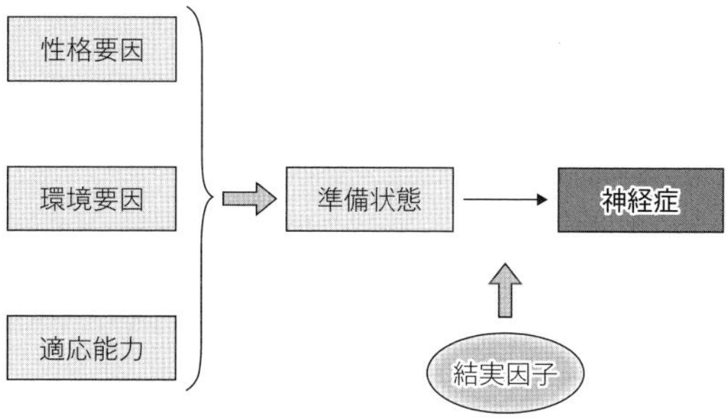

図4−4　神経症の発現のメカニズム
（大熊輝雄：現代臨床精神医学．金原出版，p295，2019を基に作図）

心因の病気とは，心理的な要因，あるいは心に影響を及ぼす環境要因が病気の原因となって起こる病気である．心因の病気は，心因性精神障害と呼ばれ（最近ではストレス関連疾患とも呼ばれる），代表的なものに神経症（ノイローゼ）がある．心因があればすべて神経症等になるというわけではなく，その人の性格や防衛機制を適切にできるかといった能力など個人側の要因と，環境要因とのかねあいによって発症すると考えられる．**図4−4**に示したように，これらの要因が長い間続いて準備状態を形成し，これに症状発現のきっかけになるもの（結実因子）が加わり神経症が発症する場合が多い．

このように，心の病気の原因には，内因，外因，心因の3つがあるが，3つの原因が相互に作用する場合があったり，直接の原因が不明であったりする場合が少なくない．

2　ストレスと健康

1．ストレスのメカニズム

1）刺激−反応モデル

ストレスは，ギリシャ語で「ゆがみ」の意味であり，もともとは物理学や工学の分野で外界からの力（圧力）を示す用語として用いられていた．ストレスの概念を生物科学の分野に初めて導入したのは，生理学者のSelye[10]である．彼は，ストレスを「外圧が生体に加えられたときの，生体の側に生じる非特異的な反応」と定義した．また，外界からの圧力や刺激をストレッサーとした．Selyeは，動物実験などを通して，生体にストレッサーが加えられると，特異的なストレス反応が起こるが，同時にストレッサーの種類や性質と関係なく，非特異的な生理的反応（同一の反応パターン：副腎皮質の肥大，胸腺の萎縮，胃潰瘍）が発現することを明らかにした．これは，汎適応症候群と呼ばれる．**図4−5**に示したように，ストレス反応が起こるまでの過程には，警告反応期，抵抗期，疲はい期の3つの段階がある．このような，ストレッサーという刺激

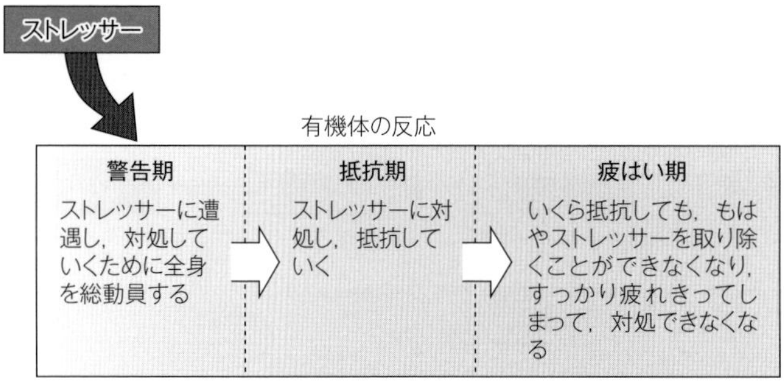

図4−5　汎適応症候群の3つの段階
（ギャッチェルRJほか著，本明　寛，間宮　武監訳：健康心理学入門．金子書房，p51，1992）

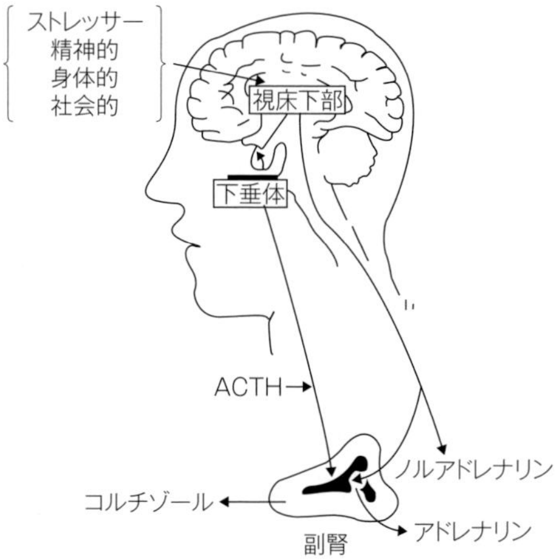

図4−6　ストレス時における生理的反応
（橋本公雄：ストレスと健康．増田卓二編，ヘルス&フィットネス．ナカニシヤ出版，p124，1991）

がストレス反応に直接的に影響するという見方を，刺激−反応モデルとみなすことができる．

2）ストレスの生理的メカニズム

さまざまなストレッサーにさらされたときに，生体の内部に生じるストレス反応は，**図4−6**に示したような生理的反応のメカニズムで説明されている．ストレッサーからの情報は，感覚器官を通して大脳皮質に伝わり，視床下部に伝達される．そこから，（1）交感神経・副腎髄質系と，（2）下垂体・副腎皮質系の2つの伝達経路に分かれてストレス反応の指令が出される．

（1）交感神経・副腎髄質系の伝達では，視床下部から脳幹，延髄を経由して伝達され，交感神経の末端からノルアドレナリンが分泌され，その一部は副腎髄質に到達し，そこからアドレナリンが分泌される．血中にノルアドレナリンとアドレナリンが多量に分泌されることにより，血管の収縮，胃腸のはたらきの抑制，心拍の上昇，血圧の上昇が引き起こされる．

（2）下垂体・副腎皮質系の伝達では，下垂体で副腎皮質を刺激するホルモン（ACTH）が作られ，このACTHが血液をとおり副腎皮質に達し，コルチゾールホルモンが分泌される．コルチゾールは，血糖値の上昇や代謝の促進を司り，生命の維持にとって重要な物質である．

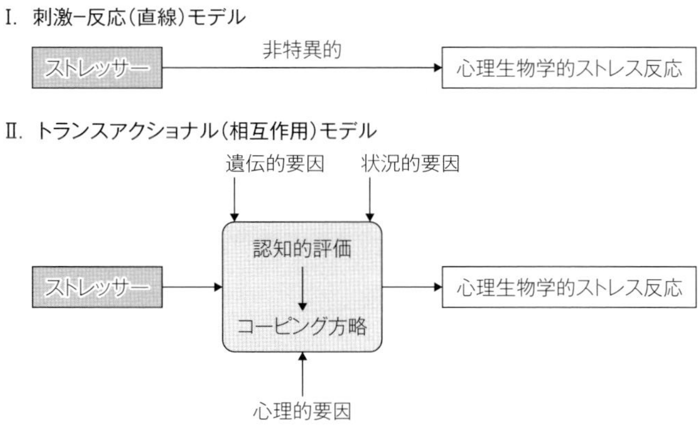

図4−7　ストレスモデル
（津田　彰：ストレス．日本健康心理学会編，健康心理学辞典．実務教育出版，p164，2006）

ストレッサーが加わると上記のような生理的反応が生じるが，ストレッサーがなくなるとストレスは減少し，生体はもとの状態に戻る．これは自律神経系（交感神経・副交感神経）のはたらきによって行われており，そしてストレッサーに対して常に生体のバランスを保っている．生体内のバランスを保つことをホメオスタシスというが，このホメオスタシスの機能が低下して，もとの状態に戻らなくなったときに心身の疾病が発現すると考えられる．

3）トランスアクショナルモデル

ストレスに関する心理学的な研究が展開され，Selyeの刺激−反応といった見方に代わって，ストレスを人間と環境との相互の関係からとらえるようになってきた．ストレスに関する心理学的研究の第一人者であるLazarusとFolkman[11]は，図4−7に示したようなトランスアクショナルモデルを提示した．

その中で，ストレスを「生体と環境との間の相互作用的な交渉の中で，ストレスフルなものとして認知（評価）された関係性と，それに対抗しようとする一連の意識的な努力の過程である」と定義した．すなわち，ストレッサーがストレス反応に直接的に影響するのではなく，ストレッサーをどのように受けとめるかという認知的評価と，どのように対処するかというコーピング方略との相互作用によってストレス反応が異なってくるといえる．どのような認知的評価を行うかは，ストレッサーの特性と心理的，遺伝的，状況的な要因の影響を受ける．

そして，ストレッサーに対して，自分のもっている知識や経験などではうまく対処できないと評価した場合，脅威や緊張が生じ，ストレス反応が引き起こされる．ストレス反応には，自律神経系などの生理的反応だけでなく，怒りや不安などの情動的な反応や，引き籠もりや作業効率の低下などの認知−行動的な反応も含まれる．さらに，長期間ストレス状況におかれると，生体機能に破綻が生じて，ストレス関連疾患が発現することになる．

2. ストレスへの対処方法

1）認知的評価と影響する要因

トランスアクショナルモデルは，ストレスへの対処を考えるうえで重要である．そこで，このモデルに基づいて，認知的評価の役割や認知的評価に影響する要因についてみていく．

認知的評価には，1次評価と2次評価の2つの段階がある．1次評価では，個人がある刺激（ストレッサー）を自分と関係するかどうかを判断し，関係ある場合は自分にとって有害なのか有益なのかを判断する．その判断には，個人の価値観や要求が影響している．もし刺激が有害と判断されると，不安や怒りなどマイナスの感情が生じ，反対に刺激が有益と判断されると，喜びや挑戦などのプラスの感情が生じる．

2次評価では，刺激が有害と判断された場合に，それをコントロール可能かどうか，どのような対処ができるか判断することになる．コントロールが困難と認知されれば，マイナスの感情が引き起こされる．

認知的評価に影響する要因としてパーソナリティがあげられる．神経質，不安傾向が高い，劣等感情が強いといった性格傾向をもっている人は，そうでない人に比べてストレッサーを過大に評価しやすい．また，状況的な要因も刺激に対する認知に影響する．たとえば，普段は何とも思わない刺激であっても，忙しかったり，何らかの問題をすでに抱えているような状況では，刺激は有害と判断されやすくなる．さらに，ソーシャルサポートも関係する．困ったときに支援してくれる友人，先生などをたくさん有している人は，そうでない人よりも有害な刺激をコントロールすることが可能と判断しやすい．

2）ストレスコーピング

ストレッサーを評価した後に，ストレス反応を軽減するためにストレスコーピング（対処）が行われる．ストレスコーピングは，問題中心型コーピングと情動中心型コーピングに区別され，それぞれに認知を変える方法と行動を変える方法がある（図4–8）．

問題中心型のコーピングとは，ストレッサーそのものにはたらきかける対処のことをいう．認知段階では，問題の解決策を考え，その対処からもたらされる結果を予想するということがあげられ，行動段階では考えた最善の方法を実行してみるということになる．問題中心型のコーピングはストレッサーの種類や対処される状況の影響を強く受ける．

情動中心型のコーピングとは，ストレッサーが加えられた後の，不安，怒り，恐れなどの情動に対してはたらきかける対処をいう．認知段階では，問題から注意をそらしたり，問題から生じる不利益は最小限であると思うようにするなどのことがあげられる．行動段階では，音楽を聴く，スポーツを行う，映画をみるなど，各個人に応じた情動を改善するための行動がとられることになる．

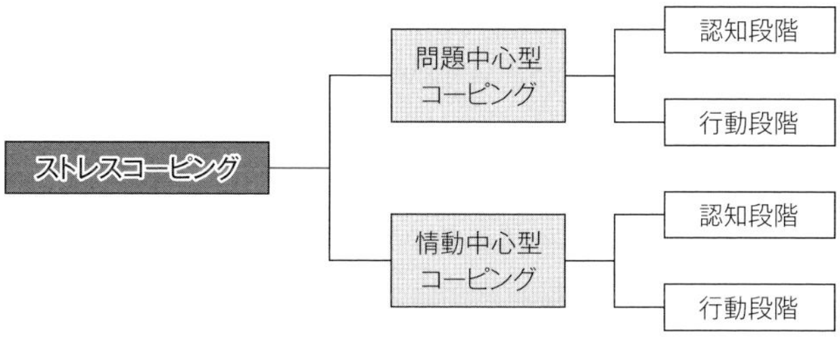

図4−8　ストレスコーピングの分類

ストレスコーピングにおいて，問題を回避したり，逃避したりといった消極的な対処を長期間続けていると，不登校などの不適応行動や心身の健康障害などをもたらす危険性がある．したがって，自分にあったコーピングを確認するとともに，より積極的なコーピングを行うよう努力することが重要である．

3）ストレスの評価法

ストレスを評価することはストレスに対する自覚を高める，適切なストレス対処が行われているか判断するなどに役立つため重要である．ストレスの評価は，ストレッサーを評価することと，ストレス反応を評価することに区別できる．

ストレッサーを評価する代表的な測定法として，Holmesら[12]のライフイベントチェックリストがある．これは，生活の出来事（配偶者の死，休暇，レクリエーション活動など）を43項目でチェックするもので，得点が高いほど健康障害を引き起こす確率が高くなるとされている．

ストレス反応を評価する方法は，生理的方法と心理的方法に分けられる．生理学や医学では主にストレス時に分泌されるホルモン（コルチゾール，カテコールアミンなど），脳波，血圧，筋電位などが測定されている．これらは，ストレスの生理的メカニズムに密接に関連しているため，ストレス反応のマーカーとして用いられている．

心理的な方法は，不安尺度やうつ尺度のように，心身の不定愁訴や感情状態を自己評価するといった方法が一般的である．より直接的にストレス反応を評価するものとして橋本ら[13]により作成された，ストレスチェックリストがある．これは，ストレス反応を心理，社会，身体の3つの観点から評価し，生きがい度との関係から「ストレス適応型（はつらつ型）」「ストレス準適応型（ゆうゆう型）」「ストレス抵抗型（ふうふう型）」「ストレス不適応型（へとへと型）」のパターンに分類して，ストレスとの対応関係を明らかにできるという特徴を有している．

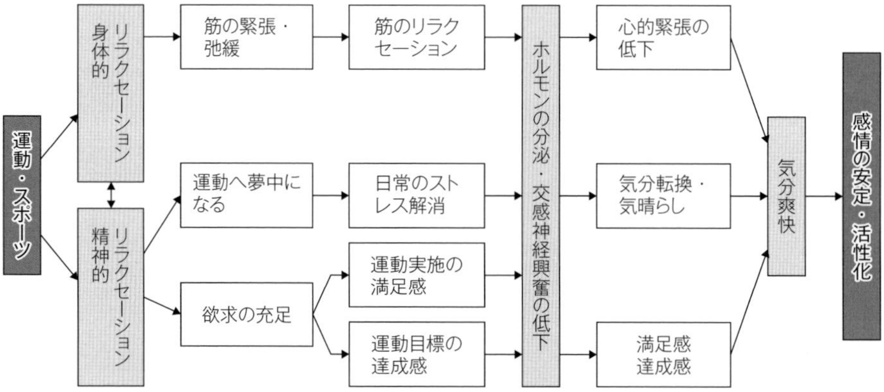

図4−9　運動・スポーツと感情の安定・活性化の関係
（徳永幹雄：教養としてのスポーツ心理学．大修館書店，p120，2005）

3　運動の心理的効果

1．ストレスと感情に及ぼす運動の効果

運動を定期的に行うことによって，ストレス反応を抑制することがいくつかの研究で示されている．たとえば，ジョギングを課題とした研究において，心理的ストレスへの回復に影響を与える副交感神経機能の改善が統制群では認められないが，ジョギング群で認められたことが報告されている[14]．

不安や抑うつにも運動の効果がみられることが報告されている．Petruzzelloら[15]は，トレッドミル課題を用いて，運動の状態不安への効果を確認している．Greistら[16]は，うつ病患者を対象として12週間のランニングを行わせ，ランニングを行わなかった群と比べると抑うつ感情が低下したことを報告している．

運動は，筋肉を緊張させたり，弛緩させたりすることから，身体的リラクセーションの効果があり，また気分転換や気晴らしになることから，精神的なリラクセーションが得られると考えられる．運動が感情の変化に影響するプロセスは，図4−9のように示される．すなわち，運動を行うことによって，身体的には筋肉の緊張・弛緩により筋のリラクセーションがもたらされ，精神的には運動に夢中になることや運動欲求の充足により，運動に対する満足感や達成感が得られ，それらを通してホルモンの分泌，交感神経の興奮の低下がみられる．そのため，爽快な気分になり，感情の改善がもたらされる[17]．

2．パーソナリティに及ぼす運動の効果

運動・スポーツを長期間行うことによって，性格傾向が変容する可能性がある．スポーツ選手と非スポーツ選手の性格について，性格テストを用いて比較した多くの研究では，スポーツ選手に社会的外向，情緒の安定，神経症傾向の

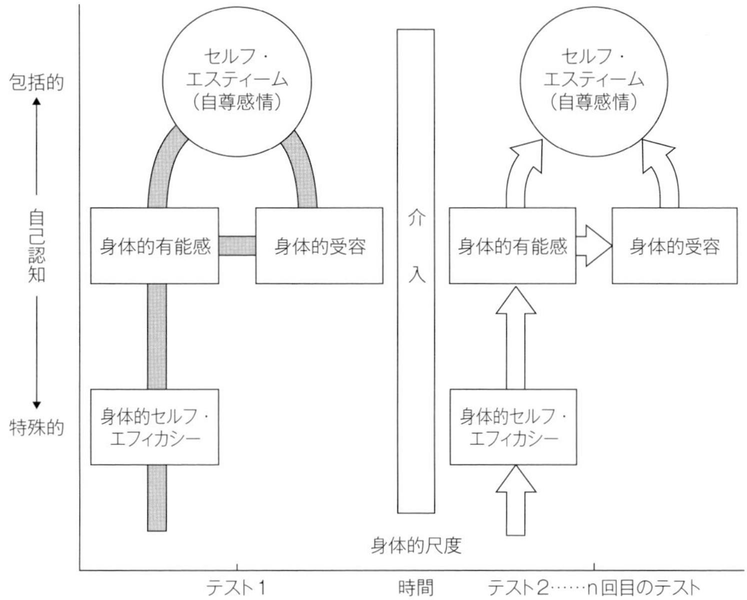

図4-10　運動と自尊感情モデル
（Sonstroem RJ, Morgan WP: Exercise and self-esteem: rationale and model. Med Sci Sports Exerc, 21: 329-337, 1989）

低さ, 活動的などの性格が認めれることを示している．このような性格傾向は，スポーツマン的性格と呼ばれている．しかし，スポーツ経験により性格が変容したのか，もともとこのような性格傾向の者がスポーツを続けているのかを明確することは困難であり，はっきりとした因果関係は明らかにされていない．

運動が自尊感情（セルフ・エスティーム：自尊心や自己受容など自己の肯定的みかたや感じ方）に及ぼす影響が検討されている．多くの研究で，運動が自尊感情を向上させたことが示されているが，これらの研究は同時に，自尊感情の変容がみられても運動に伴う身体的変化（体力や技術の向上）がみられないことや, 反対に身体変化がみられても自尊感情は変容しないことを示している．このことから，運動と自尊感情の関係を調べるためには，運動の効果を個人がどのように認知しているかが重要といえる．

そのため, 近年では, 図4-10に示されるモデルで説明されるようになった．すなわち，運動による自尊感情の変容に介在する要因として，身体的セルフ・エフィカシー（ある身体的課題をうまく実行できるという自信），身体的有能感（身体的能力に対する自信），身体的受容（身体の受容の程度）を階層的に位置付け, 運動前（図4-10左）と運動後（図4-10右）で要因間の関係を検討し，図4-10右の矢印のようなプロセスで自尊感情へ影響することが明らかにされている．

3. 心理的効果のメカニズム

運動を行うことよる心理的効果のメカニズムは，生物学的立場と心理学的立場から説明されている．生物学的メカニズムに関する仮説には，以下のようなものがある[18, 19]．

①体温増加説（運動を行うと体温が上昇し，そのため短期的な鎮痛効果が得られるという仮説），②内分泌説（定期的な運動によって生じた内分泌活動がステロイドの貯蓄を増やし，そのことがストレスに対処するのに役立つとする仮説），③筋活動電位仮説（運動後に安静時の筋活動電位が減少し，緊張を解放させるという仮説），④神経伝達強化説（運動がノルアドレナリン，セロトニン，ドーパミンといった神経系にはたらく伝達物質を強化するという仮説），⑤モルヒネ様物質（エンドルフィン）仮説（脳内で生成される内因性モルヒネ様物質が運動によって増加するため，気分の高揚がみられるという仮説）．

心理学的メカニズムに関する説明としては，①運動は非日常的な活動であり，不快な感情や認知から気をそらせることにより，感情が改善される，②運動には筋の緊張と弛緩が伴うため，身体的なリラクセーションの効果がもたらさせ，感情が改善される，③運動欲求の充足により満足感が得られたり，運動場面の成功体験により有能感が高まり，感情が改善されるなどが指摘されている．

運動と心理機能の関係には複雑な相互作用が想定されるため，単一の仮説により説明することは困難であり，これらの仮説を統合しながら，メカニズムを探求していくことが今後の課題と思われる．

4. 心理的効果に関する国際機関のガイドライン

WHOは1996年に，身体活動の効果を生理学的効果，心理学的効果，社会学的効果に分類して，**表4-1**のように示した[18]．心理学的効果に関しては，これまで本章でみてきたような研究成果をもとに，短期的恩恵としてリラクセーションの強化，ストレスおよび不安の低減などを示し，長期的恩恵として一般的安寧の獲得，メンタルヘルスの改善などを示している．

また，国際スポーツ心理学会[20]も1992年に，身体活動がもたらす心理学的恩恵として，①運動は状態不安を低減させる，②運動は軽度・中程度の抑うつレベルを低減させる，③運動は重度の抑うつの治療法の可能性をもつ，④長期間の運動は，神経症的傾向と不安の低減をもたらす，⑤運動はストレス反応を抑制させる，⑥運動は性，年齢を問わず有益な情動的効果をもたらす，の6項目を指摘している．

従来，運動実施の効果は，研究成果が豊富なことなどから，生理学的な効果だけが強調されてきた感があり，一方，心理学的な効果に関しては経験論的に語られる場合が多かったように思われる．その意味で，これらの国際機関において，心理学的研究の成果を踏まえて運動の心理的恩恵が示された意義は大きいといえる．

表4−1　WHOが示した身体活動の効果

生理学的効果	短期的恩恵	1．血中のグルコースの上昇 2．カテコールアミン（アドレナリン，ノルアドレナリン）の分泌 3．睡眠の量および質の強化
	長期的恩恵	1．心臓血管系機能（有酸素性持久力）の改善 2．筋力の強化 3．柔軟性の維持・増強 4．バランス，協応力の維持・増強 5．動作速度の維持
心理学的効果	短期的恩恵	1．リラクセーションの強化 2．ストレスおよび不安の低減 3．気分の強化
	長期的恩恵	1．一般的安寧の獲得 2．メンタルヘルスの改善 3．認知機能の改善 4．運動の制御とパフォーマンスの向上 5．技能の獲得
社会学的効果	短期的恩恵	1．高齢者の権限の強化 2．社会的統合の強化
	長期的恩恵	1．社会との関わりの強化 2．新しい親交の形成 3．社会的ネットワークの拡大 4．役割の維持と新しい役割の獲得 5．世代間活動の強化

（WHO，1996；竹中訳）（竹中晃二：身体運動の必要性を説く新しい視点：メンタルヘルス．上田雅夫監修，スポーツ心理学ハンドブック．実務教育出版，p302，2000）

4　運動に及ぼす心の影響

1．情動と運動

1）情動とは

運動・スポーツにおいては，試合前に不安や緊張がもたらされたり，プレー中の出来事により驚きや怒りが生じるなど，さまざまな情動を体験する．情動は，「自己の身体的または心理的な存在が脅かされたと感じたときに，急激に起きる心理的および身体的な激動，混乱状態」[21)] とされている．

情動の生起と運動場面での成功・失敗までのプロセスは，図4−11のように示される．情動反応は，外界の刺激に対する認知の仕方によって，間脳の視床下部が興奮して，自律神経系を刺激し，また，さまざまなホルモン分泌を伴い生じるとされている．すなわち，スポーツでは重要な試合などがストレッサーとなり，その試合をどのように受けとめているか（認知・評価）により，さまざまな情動反応が生じる．認知の仕方には，パーソナリティや勝敗に対する考え方などが影響する．そして，情動反応が引き起こされると，身体的変化および心理的変化が生じ，試合の勝敗やプレーの成功・失敗に影響を及ぼすとみなされる．また，情動をうまくコントロールすることにより，成功する可能性が高まると考えられる．

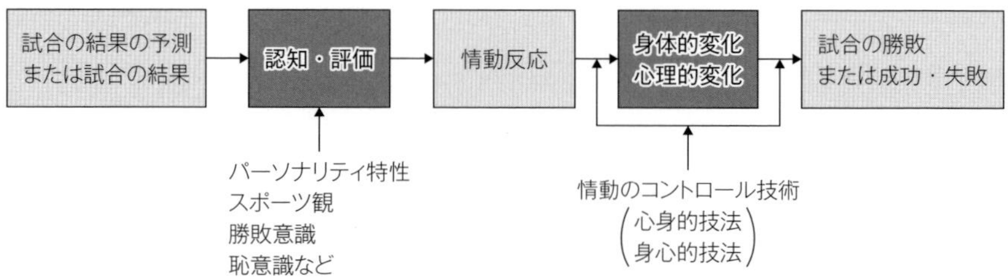

図4−11　スポーツにおける情動の生起と情動コントロール技術の関係
（徳永幹雄：情動のコントロール技術．JOC・日本体育協会監修，選手とコーチのためのメンタルマネジメント・マニュアル．大修館書店，pp2−16，1997）

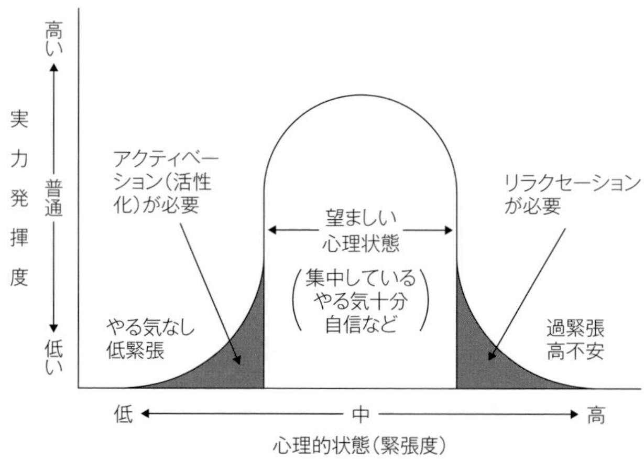

図4−12　緊張と実力発揮度との関係
（徳永幹雄：ベストプレイへのメンタルトレーニング．大修館書店，p93，2006）

2）緊張と実力発揮

情動反応の中で，運動場面で特に問題になるのは緊張である．緊張は，失敗に対する周囲の評価への意識（負けると皆に悪い，ミスをすると監督に怒られるなど），準備不足（練習が足りない，調整不足など），試合の状況（観衆が大勢いる，急に雨が降るなど）などの原因により生じる．

この緊張は，大脳皮質の興奮の強さである覚醒レベルに対応している．覚醒の強さは，まったく興奮していない段階から，非常に興奮した段階までの間を変化する．極度に覚醒が高まると，心拍数が増加する，頭の中が真っ白になる，身体がガチガチになるなどの心身の変化がみられる．同様に，緊張にもレベルがあり，緊張の程度によって運動パフォーマンスが相違する．図4−12に，運動場面の緊張と実力発揮の関係を示した．図からわかるとおり，緊張の程度は低すぎても高すぎても実力発揮度は低く，中程度の緊張レベル（あるいは最適な緊張レベル）にあるときに実力が発揮される．最適な緊張レベルは，行うスポーツ種目や個人の性格などによって異なるが，自分の最適な緊張状態を理解し，その状態にもっていくことが高いパフォーマンスの発揮に結びつくといえる．

3）緊張のコントロール

緊張をコントロールする方法は，認知的方法と身体的方法に分けられる．認知的方法とは，試合やプレーに対する考え方を変えるということである．過緊張にあるときには，プレッシャーや緊張が生じるような考え方をやめ，結果を気にしないなど気楽に考えてみる，自分たちの力を信じるなどポジティブな方向で考えることにより，適度な緊張がもたらされる．

身体的方法とは，身体にはたらきかけることにより，心を変えるという方法である．リラックスするための有効な方法として，腹式呼吸法，漸進的リラクセーション法があげられる．腹式呼吸法では，息を吐くときに心拍数が減少するという原理を利用して，交感神経から副交感神経のはたらきに切り替えるという調整を行う．一般には，お腹に4秒間息を吸い，2秒止めて，4秒で吐き出すという流れで行う．漸進的リラクセーション法は，肩，腕，脚などの身体各部の筋群に力を入れて筋を緊張させ，その後に力を抜いて筋を弛緩させるという方法である．筋の緊張が10秒，筋の弛緩が20秒という間隔で行う．

緊張の程度を高めるアクチベーションの有効な方法としては，早い呼吸を繰り返す，激しい身体運動を行う，大声を出す，アップテンポの音楽を聴くなどがあげられる．リラクセーションやアクチベーションのどの方法が効果的かは，個人によって異なるため，自分にあった方法を見いだすことが重要である．

2．注意集中と運動

1）注意集中とは

スポーツでは集中力の重要性が度々指摘される．集中力は日常用語であり，その意味する内容も曖昧な場合が多い．この集中力に対応する心理学用語として，注意あるいは注意集中がある．注意集中とは，「対象そのものに注意を向け，雑念や妨害刺激にとらわれずに，その注意を状況に応じて切り替え，かつ持続させる能力」[22]と定義されている．つまり，スポーツ場面では，ボールや相手など適切な手がかりに注意を切り替える能力と，それを試合中続けるといった持続能力の2点が重要であるといえる．

注意の大きな特徴は，周囲の事柄すべてに注意を向けることは不可能であることからわかるように，その容量に限界があるということである．そのため，注意を適切に切り替え処理し，行動に結びつける必要がある．注意と行動の関係は，情報処理のプロセスで説明できる．試合時などでの外界からの情報は，視覚や聴覚などの感覚器官から脳に入ってくるが，これらの感覚情報をもとに状況を判断する（刺激同定）．そして，状況判断に応じてどのようなプレーをするかを選択し（反応選択），どのくらいの力加減で動くかを決め（反応プログラミング），実行する．スポーツの注意集中とは，プレーに必要な刺激同定，反応選択，反応プログラミングの情報処理に，個人がもつすべての注意を注ぐことであるといえる．

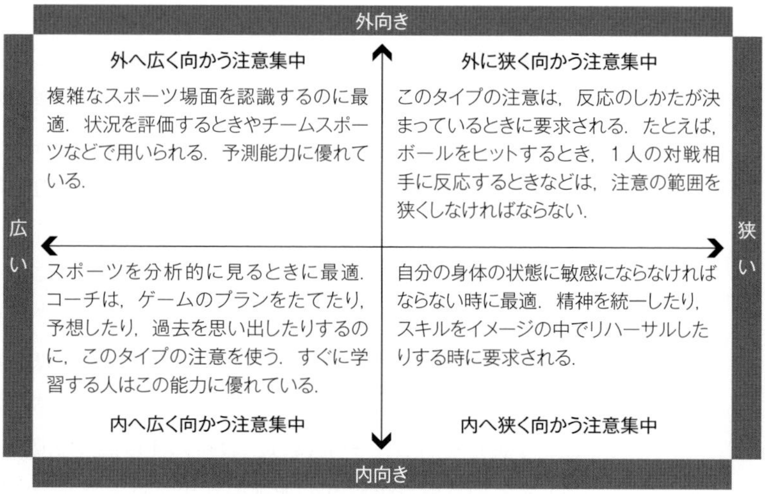

図4−13　注意の4つのタイプ

（杉原　隆：注意集中の技術．JOC・日本体育協会監修，選手とコーチのためのメンタルマネジメント・マニュアル．大修館書店，pp17−35，1997）

2）注意集中のタイプ

注意集中のタイプに関して，Nideffer[23]は注意の範囲（広い−狭い）と注意の方向（外向き−内向き）の2つの次元から，図4−13に示したような4つのタイプに分類している．それらは，「外向き・広い（状況を素早く見きわめるなど）」「外向き・狭い（ボールなど1つの手がかりなど）」「内向き・広い（情報分析からプランを立てるなど）」「内向き・狭い（動きをイメージするなど）」である．

3）注意集中を乱す原因

運動場面で注意集中を乱す主な原因として，観客やベンチなど周囲の余計なことに注意が向いてしまうこと，前のプレーのミスを引きずるなど過去の出来事に注意が向いてしまうこと，この試合に負けたらなど先の出来事に注意を向けてしまうことなどがあげられる．そして，注意集中を適切な方向に切り替えることができないと，注意散漫という悪循環に陥ってしまう．

注意集中ができずに，注意散漫になっていくプロセスは，図4−14のように示される．すなわち，何らかの注意を乱す原因により，スキル遂行に対する注意が減少し，スキルと関係のない雑念に対する注意が増大する．そのため，雑念のための注意の情報処理量がスキル遂行のための処理量よりも増し，プレッシャーを高め，パフォーマンスの低下をもたらすとみなされる．

4）注意集中を高める方法

注意集中を高める基礎的方法としては，対象物への視線の固定，数字探し（グリッドエクササイズ），注意力テスト，イメージ想起などの方法がある．一方，スポーツ場面で用いられる方法としては，サーブなどのプレー前動作のパター

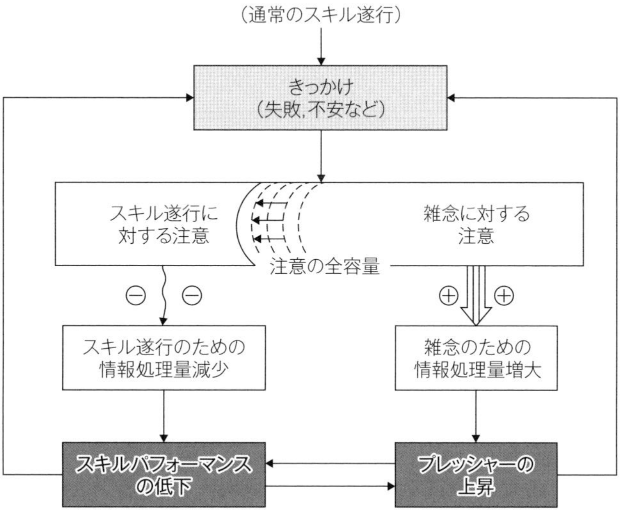

図4−14　あるきっかけで「注意散漫の循環」に入っていく様子
（杉原　隆：注意集中の技術．JOC・日本体育協会監修，選手とコーチのためのメンタルマネジメント・マニュアル．大修館書店，pp17−35，1997）

ンの確立，マッチポイントからのゲームスタートなどのプレッシャーをかけての練習，「しまった」などのマイナスの独り言を「次でばんかい」などのプラスの独り言に切り替える方法などがあげられる．日々の練習において注意集中を意識した練習の工夫や，日常生活で注意集中に結びつくような方法を取り入れてみることが大切であろう．

3. イメージと運動

1）イメージとは

イメージ（心像：image）は，「人が心の中に描く絵のようなものをいい，視覚的なものに限らず，五感それぞれに，またそれらの統合されたものとして存在する同様のものをいう」[24]とされる．また，イメージを用いたトレーニングをイメージトレーニングというが，イメージリハーサル，メンタルプラクティスなどはほとんど同義語として使用されている．スポーツにおいて，試合前やプレー直前などの時期にイメージを活用している選手は非常に多い．オリンピック代表選手でメンタルトレーニングを実施している選手は70％であり，そのうちの90％がイメージトレーニングを行っていることも報告されている[25]．

イメージでリハーサルすることによって，緊張をコントロールできたり，注意集中を適切に切り替えることができるようになる．さらに，イメージリハーサルには，コンビネーションプレーなどの戦術の強化，自信の高揚，ミスの修正，苦痛への対処などへの効果が期待できる．

過去には，イメージの効果に疑問をもつ研究者もみられたが，多くの実証的

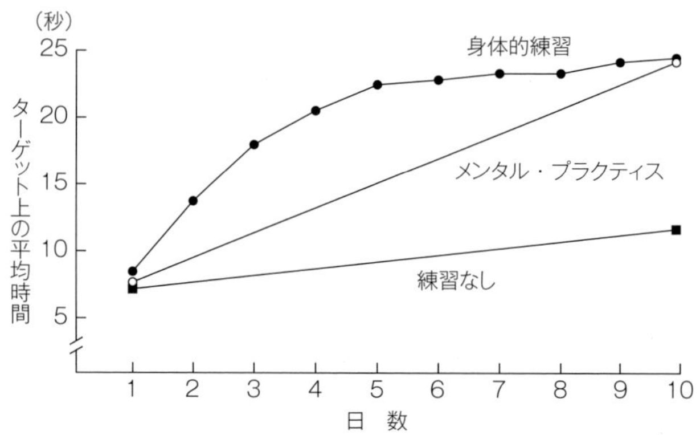

図4−15　パフォーマンスと学習に与えるメンタルプラクティスの効果
（シュミットRN著，調枝孝治監訳：運動学習とパフォーマンス．大修館書店，p187，2016）

研究によりイメージの有効性が検証されてきた．たとえば，シュミット[26]の著書の中でRawlingsらは回転盤追跡仮題を用いて，身体練習群，メンタルプラクティス群，コントロール群に分け10日間の練習の効果を報告している．そこでは，メンタルプラクティスを行うことにより，身体練習と同程度の学習効果がみられることが示されている（図4−15）．

イメージトレーニングの効果のみられ方には，初級者・熟練者といった技術レベル，トレーニングに対する動機づけ，イメージのタイプ，イメージの質などが影響することが明らかにされている．

2）イメージのタイプと質

イメージを有効に活用するためには，対象としての動きを見ている感じで描く視覚的イメージと，自ら動く感じで描く運動イメージという2つのイメージのタイプを理解する必要がある．ミスの修正や正しいフォームの強化などをねらいとしてイメージを描く場合は，運動イメージが有効になる．一方，試合当日の行動をイメージして緊張を和らげる場合などは，視覚的イメージが有効になるだろう．

また，イメージを効果的にするためには，イメージの質を高める必要がある．イメージの質は，明瞭性と統御性の2つの観点で評価できる．明瞭性は，鮮明なイメージが描けているかということであり，イメージする状況の視覚的な内容だけでなく，そのときの音（聴覚），動きの感じ（筋運動感覚），触れた感じ（触覚），気持ち（感情）などを含めてリアルに描けているかが重要になる．統御性は，イメージを自分の思ったようにコントロールできるかということである．自分の動きや周りの状況をコントロールできることが質の高いイメージとされる．

3）イメージトレーニングのポイント

効果的なイメージトレーニングの原則として，以下の8項目があげられる[27)].

①イメージトレーニングおよびその効果に対する理解を深める
②イメージトレーニングを行う環境を整える
③リラックスした状態での注意集中
④体系的な練習
⑤イメージにおける運動の速度をコントロール
⑥視覚的シミュレーションを利用する
⑦イメージトレーニングに身体練習を加える
⑧段階的なイメージ化

これらの内容に留意して，イメージトレーニングを行うことが重要であろう．

5　運動・スポーツの動機づけ

1．運動と動機づけ

スポーツ活動に参加することやスポーツを継続することに，やる気の問題が大きくかかわっている．やる気が高ければ，練習に対して真剣に取り組み，運動を長期にわたって継続することができるであろう．しかし，何らかのきっかけで，簡単にやる気を失ってしまうこともあるため，やる気に対する理解を深める必要がある．一般に，やる気やモチベーション，あるいは意欲と表現される内容は，心理学では動機づけの問題として位置づけられ検討されてきた．

動機づけとは，人の行動がなぜ起こるのかを説明するための概念である．動機づけは，「行動を一定の方向に向けて発動させ推進し持続する過程，ないしはそれにかかわる機能の全般をおおまかに示す用語」とされる．つまり，動機づけには次の3つのはたらきがある．

①行動を始発するはたらき
②一定の目標に行動を導くはたらき
③行動を強化するはたらき

そして，動機づけは，行動の原動力となる欲求や動機など個人の内部の要因，行動を方向づける目標や誘因，両者の関係から生じる行動の三者の関連を含んだ概念とみなされる．

運動・スポーツの動機づけに関して，多くの研究が行われてきており，スポーツへの参加・離脱に関する心理的要因や動機づけを高める方法などについて，目標設定，目標志向性，原因帰属などの観点から，有益な知見が示されている．

2. 運動場面の目標設定

1）目標設定の有効性

目標設定は，「ある課題に関して，決められた時間内に特定の熟達基準に到達すること」[28]と定義される．すなわち，サーブの確率を15％あげることや，ベスト4に入ることなどが目標であり，これらの目標には「1年間で」とか「次の大会で」などの時間的な制約が付加される．そして，適切な目標設定は動機づけや自信を高めるとともに，パフォーマンスを向上させる．反対に，不適切な目標設定は，これらを低下させることも示されている．

目標設定の有効性について，2つの立場から説明が行われてきた．Lockeら[28]は，目標のパフォーマンスへの影響を動機づけ過程から示している．目標は，①注意を課題に向けさせ→②課題に対する努力を促し→③努力を持続させ→④課題に有効な方略を発展させる，という4つの動機づけのプロセスである．つまり，スポーツ場面で目標を設定すると，練習内容や運動課題に注意を向けるようになり，動機づけを維持することができ，目標達成のために練習方法を工夫するようになる．その結果，パフォーマンスが向上するということである．

もう1つの目標設定の有効性に関する説明は，認知的観点から行われている．そこでは，目標は，目標の志向性，能力の認知，自信，状態不安などの心理的状態を媒介して，パフォーマンスに影響を及ぼすととらえられている[29]．

2）目標設定の原則

（1）現実的で挑戦的な目標を設定する

目標は，やさしすぎるとやる気が起こらず，反対に難しすぎると達成できるという自信がもてず，努力しなくなる．そのため，主観的な成功確率が50％くらいの目標で，挑戦しようという気持ちがもてる目標がよいとされる（図4−16）．また，現在の自分の現状を把握して，能力を超えない範囲の現実的な目標を設定することが重要である．

（2）抽象的でなく具体的な目標を設定する

「ベストを尽くす」とか「一生懸命頑張る」といった目標は，抽象的で漠然としているため，それが達成できたかどうかを評価する基準が明確でない．これに対して，具体的な目標は客観的な評価が可能となり，達成についての適切なフィードバックが得られる．Baudura と Cervone[30]によると，目標とフィードバックの両方が得られたときに自己評価が可能となり，自己効力感（ある課題が自分にできるかどうかの確信）が高まり，その結果遂行が促進するとされる．つまり，具体的な目標を設定することにより，自分の進歩を的確に把握でき，達成への自信が高まり，パフォーマンスが向上するといえる．

（3）長期目標と短期目標を設定する

「1年後に自己ベストを出す」などの長期目標は大切であるが，長期目標だけを設定した場合，達成できたかを評価するのに時間がかかるため，動機づけ

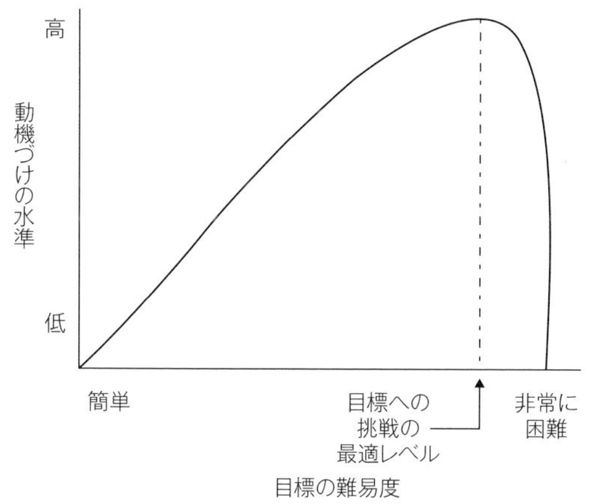

図4−16　目標の難易度と動機づけとの関係
（マートンR著，猪俣公宏監訳：メンタル・トレーニング．大修館書店，pp175−197，1991）

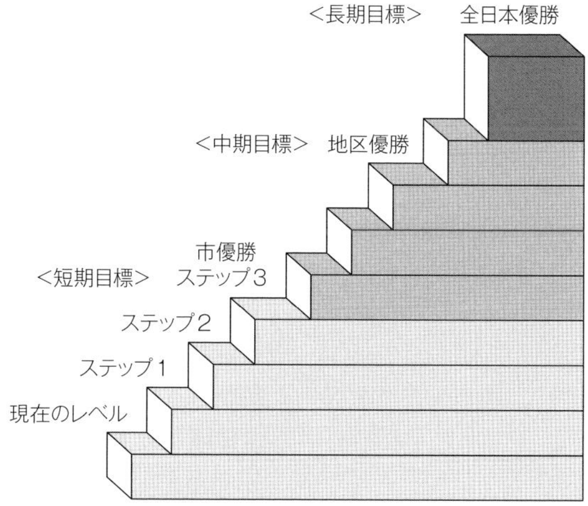

図4−17　段階的な目標設定
（石井源信：目標設定技術．JOC・日本体育協会監修，選手とコーチのためのメンタルマネジメント・マニュアル．大修館書店，pp95−111，1997）

が低下する可能性がある．そのため，長期目標に結びつくような短期目標を段階的に設定することが重要になる．短期目標は，達成についてのフィードバックが早期に得られるため，達成感や満足感を早く味わうことができ，長期目標に対する動機づけを維持することができる．そのため，図4−17に示したような段階的な目標設定が重要になる．

（4）チーム目標だけでなく個人目標も重視する

チーム目標は，チームワークを高めたり，選手の試合に対する動機づけを高めるためには，非常に重要となる．しかし，チーム目標が達成されるためには，それに関連した個人目標が設定され，その目標が達成される必要がある．そのため，チーム目標の達成に結びつく適切な個人目標を設定し，それを重視することが大切になる．

（5）結果目標だけでなくプレー目標も重視する

スポーツ場面で最も多い目標設定の仕方は，「県大会優勝」「全国ベスト4」といった結果目標を設定することであろう．しかし，勝敗や競技の順位は，対戦相手や運など自分では統制できない要因によって決まる場合が多い．また，結果目標だけを設定した場合の自信や動機づけを考えると，勝つことにより両者は高まるが，負けが続くと自信喪失に陥ったり，動機づけの低下がみられる．つまり，この場合の自信や動機づけは非常に不安定である．

これに対して，プレー目標は対戦相手などの要因の影響を受けにくく，成功も失敗も自分に責任があるといった統制感がもてる目標である．進歩がわかるにつれ，自信や動機づけを安定したかたちで高めることができる．また，試合におけるプレー目標により，プレーの向上がもたらされ，結果として勝利を得ることができるといえる．

3）目標設定のプロセスと留意点

目標設定では，①評価（現状分析）→②目標設定→③遂行（努力）→④達成度の評価というプロセスを繰り返し行うことが重要である．各段階では，次の点に留意する必要がある．

①評価の段階では，技術面だけでなく，体力面や心理面などの現状を客観的に評価することが重要である．そのためには，測定可能な指標を利用することや，指導者に助言を得ることなどが有効になる．

②目標設定の段階では，目標設定の原理・原則に基づいて目標を設定する必要がある．また，積極的に目標達成を目指すためには，指導者などの他者が目標を与えるのではなく，個人の主体性に基づいた目標設定が重要となる．さらに，時間の経過とともに目標に対する注意が薄れてしまうため，目標を記述することも有効になるだろう．

③遂行の段階では，目標を達成するための方策を明確にする必要がある．どのような方法を，いつ頃用いて，目標を達成するのかについて詳細に計画することが重要である．

④達成度の評価の段階では，目標の達成を客観的に評価する必要がある．測定可能な指標を用いたり，それが難しい場合でも一貫性や客観性をもって評価することが重要である．

3．目標志向性と運動行動

1）目標志向性とは

達成目標にはさまざまなものがあり，その達成目標に対する個人の志向性により，認知，感情，行動といった動機づけのプロセスが異なってくるととらえるのが目標志向性（目標理論）である．運動・スポーツ場面では，競技者が重視する目標やその意味づけによって，目標を成し遂げるための方法や過程が影響を受け，その結果としてさまざまな行動が生じ，維持されるとみなされる．

前述の目標設定は，動機づけの維持やパフォーマンスの向上を目指した効果的な目標のあり方に着目しているのに対して，目標志向性は個人の特性を反映した主体的な目標のあり方に焦点をあてているという相違がある．運動行動に関する目標志向性では，課題・自我志向性と個人・社会志向性の重要性が指摘されている．

2）課題・自我志向性

スポーツにおける課題志向性は，新しいスキルを身につける，技術を向上させるなど練習の過程や努力を重視する志向性である．一方，スポーツにおける自我志向性は，能力に価値を置き，他者との比較を通しての達成を重視する志向性である．磯貝[31]は，スポーツにおける課題・自我志向性を評価するための尺度を作成している（表4−2）．

表4−2　目標志向性尺度

スポーツにおける課題・自我志向性尺度（TEOSQ日本語版）

スポーツにおいて，どのようなときに達成感（うまくやれた）を感じますか．
自分の気持ちにあてはまる番号を○で囲んでください．

	(1) ぜんぜんそう思わない	(2) あまりそう思わない	(3) どちらともいえない	(4) かなりそう思う	(5) とてもそう思う
1)もっと練習したいと思うような技術を，はじめて習得したとき…	1	2	3	4	5
2)このプレーができるのは自分だけだと思えたとき…………………	1	2	3	4	5
3)やっていて楽しいと感じるプレーを習得したとき…………………	1	2	3	4	5
4)仲間より上手にできたとき……………………………………………	1	2	3	4	5
5)頑張って新しい技術を身につけたとき………………………………	1	2	3	4	5
6)誰よりもうまくやれると思えたとき…………………………………	1	2	3	4	5
7)練習に一生懸命に取り組めたとき……………………………………	1	2	3	4	5
8)他人は失敗しやすいことが，自分にはできたとき…………………	1	2	3	4	5
9)もっと練習したいと思えたとき………………………………………	1	2	3	4	5
10)自分が一番得点をあげたとき………………………………………	1	2	3	4	5
11)プレーが簡単にできると感じたとき………………………………	1	2	3	4	5
12)自分が一番できると感じたとき……………………………………	1	2	3	4	5
13)自分のベストを尽くしたとき………………………………………	1	2	3	4	5

〈課題志向性：奇数項目，自我志向性：偶数項目〉

（磯貝浩久：スポーツにおける目標志向性に関する日米比較研究．博士論文（九州大学大学院人間環境学研究科），2001）

表4−3　達成行動と目標志向性

能力観	達成目標	現在の能力についての自信	行動パターン
固定理論（能力は固定的）→	自我目標（目標は有能さについて肯定的評価を受け，否定的評価を避けること）	高い場合 →	熟達志向型 挑戦を求める 高い持続性
		低い場合 →	無力感型 挑戦を避ける 低い持続性
拡大理論（能力は可変的）→	課題目標（目標は有能さの拡大）	高い場合 もしくは 低い場合 →	熟達志向型 挑戦を求める 高い持続性

（Dweck CS: Motivational processes affecting learning. American Psychologist, 41: 1040−1048, 1986）

課題・自我志向性と能力観の関係から，Dweck[32]は行動モデルを提示している（**表4−3**）．それによると，課題志向性の高い者は，運動技能の進歩など課題に関する情報に関心があるため，自分の能力を高く認知しているか低く認知しているかにかかわらず，課題達成に向け動機づけは維持される．一方，自我志向性の高い者は，他者比較による能力評価や達成に関心があるため，自分の能力が高いと認知している者は積極的に課題に取り組むが，自分の能力が低いと認知している者は，能力不足を隠そうとするため課題への取り組みを避けるようになる．したがって，課題志向性をもつことが重要となる．

これまでの運動場面での研究では，内発的動機づけは課題志向性と正の相関，自我志向性と負の相関を示すこと[33]．課題志向性はスポーツ参加を促進し[34]，適切な学習方略を選択させ[35]，有能感と積極的な関係がみられること[36]などが報告されている．このように，運動場面でも課題志向性を高める重要性が示されている．

3）個人・社会志向性

スポーツにおける個人志向性は，スポーツにおいて個性を発揮するなど個人内基準への志向性であり，スポーツを通しての自己実現に近い内容を意味する．一方，スポーツにおける社会志向性は，チームの規則や規範の遵守，集団での役割遂行，チームメートとの良好な人間関係などスポーツ集団への適応に関する志向性である[37]．

自己中心性の高い者は個人志向性が高く，社会志向性が極端に低い傾向にあり，他者依存性の高い者は社会志向性が高く，個人志向性が極端に低い傾向にある．そして，このような不均衡が拡大することによって，さまざまな不適応行動が生じる可能性がある．そのため，両志向性をバランスよく高めることが重要となる．

4）スポーツ集団の目標志向性

スポーツ集団が重視する目標や，スポーツ集団の動機づけ雰囲気は，個人の動機づけや目標志向性に影響を及ぼす．練習過程や課題達成を重視するスポーツ集団では，選手は内発的動機づけが高くなり，課題志向性も高くなる．反対に，競争や勝敗を重視する集団では，選手の自我志向性が高くなる．したがって，スポーツ集団の目標志向性を確認し，望ましい方向へ導く必要がある．

4．運動場面の原因帰属

1）原因帰属とは

ある出来事の結果の原因を推定し，原因をある特定の要因に割り当て帰属させることを原因帰属という．そして，原因帰属の結果，その後の行動や感情がどのように変化するのかを対象としたものが原因帰属理論である．Weiner[38]は，成功あるいは失敗についての原因帰属のタイプを2次元4要因に分類している．**表4−4**のように，原因帰属を統制の位置次元と安定性次元に分け，その組み合わせから4つの帰属パターンを示している．統制の次元は，内的要因（原因が自分自身にある（能力，努力））と外的要因（原因は自分以外にある（課題の困難度，運））に分けられる．安定性次元は，安定要因（原因は不変的なもの（能力，課題の困難度）と不安定要因（原因は変化するもの（努力，運）に分けられる．

表4-4　成功・失敗の原因帰属要因の分類

安定性	統制の位置	
	内　的	外　的
安　定	能　力	課題の困難度
不安定	努　力	運

(Weiner B: Achievement Motivation and Attribution Theory. General Learning Press, 1974を基に作表)

2）原因帰属の動機づけへの影響

安定性次元は，期待の変化に影響する．同じ失敗でもその原因を能力不足や課題の困難度に帰属した場合，それらは変化しにくい要因であるため，次回もまた失敗すると判断するのに対して，努力不足や運に帰属させた場合は，努力の仕方によって，あるいは運がよければ成功するかもしれないという期待がかけられる．このように，不安定要因への帰属は結果が次回では変化する期待がもてるが，安定要因への帰属では結果は変わらないとみなされる．したがって，失敗の場合には努力や運に帰属することにより，動機づけを維持しやすいといえる．

統制の次元は，自尊感情などの感情反応に影響する．たとえば，成功の原因を自己の高い能力に帰属させた場合，課題がやさしかったからと帰属するよりも，成功に対する誇りを感じるであろう．また，失敗を努力不足に帰属した場合には，不運であったと帰属させるのに比べ，失敗に対する恥ずかしさを感じる度合いは強くなる．このように，誇りや恥といった感情反応は，内的要因への帰属のほうが外的要因への帰属よりも大きい．したがって，成功を内的要因に失敗を外的要因に帰属させたほうが自尊感情を高め，動機づけを維持することになる．

3）原因帰属と運動行動

運動・スポーツの研究では，運動の嫌いな人は，成功を課題のやさしさや運など自分以外の原因に帰属させ，失敗の原因を自分の能力不足に帰属させる傾向にあることが示されている[39]．また，運動に対する意欲の高い人は，成功の原因を能力や努力に帰属させ，失敗の原因を努力不足に帰属させる傾向にあり，運動意欲の低い人は成功を運に帰属させ，失敗を能力不足に帰属させていることが報告されている[40]．

さらに，運動を長く継続している者は，成功場面の原因を努力と能力に帰属させるが，失敗場合ではその原因を努力不足だけに帰属させていることも示されている[41]．これらの研究は，運動行動を原因帰属の視点から説明できることを示している．

4）原因帰属に及ぼす文化の影響

運動場面の原因帰属には，文化的差異がみられる．Isogai ら[42]は日本と米国の大学生競技者の原因帰属を比較して，日本人選手は米国人選手よりも，試合に勝つなどの成功の原因を指導者やチームメートなど自分以外のものに求め，試合中のミスなどの失敗の原因については，その責任は自分自身にあるとみなすことを示している．反対に，米国人選手は，成功の原因を運動能力など自分自身に求め，失敗の原因を対戦相手など自分以外のものに帰属させる傾向も示された．

この結果から，米国人には原因を自己の有利な方向で解釈し，自尊感情を維持・高揚しようとする自己高揚的帰属がみられるのに対して，日本人には成功を外的要因，失敗を内的要因に帰属させ，自己の価値を減じるような自己批判的帰属がみられるといえる．

このような相違は，日米で望ましい自己像が異なることによるだろう．米国人選手のポジティブな自己像はユニークであること，自己の資質を表現することなどによって得られるため，自己の有利な方向へ偏って帰属する傾向が強まる．一方，日本人選手のポジティブな自己像は所属すること，協調を維持することなどによって得られ，他者との感情的な結びつきを重視するため，原因を自己批判的な方向に偏って解釈する傾向が強まるものと推察される．このように，原因帰属のあり方には，個人が所属する文化の影響がみられる．

設　問

問1．心の健康はどのようにとらえられるか．
問2．心の病気の原因を説明せよ．
問3．トランスアクショナルモデルについて説明せよ．
問4．運動の心理的効果にはどのようなものがあるか．
問5．緊張と運動パフォーマンスの関係について説明せよ．
問6．注意集中と運動の関係について述べよ．
問7．効果的な目標設定について述べよ．
問8．運動・スポーツではなぜ課題志向性が大切になるか説明せよ．

文　献

1）World Health Organization : Magna Carta for Health of the WHO, The Constitution of the WHO, Geneva : WHO, 1948.
2）臼田　寛，玉城英彦：WHO 憲章の健康定義が改正に至らなかった経緯．日本公衆衛生雑誌，47：1013-1017，2000．
3）Smith JA: The Idea of Health: Implications for the Nursing Professional. Teachers College Press, 1983.

4）園田恭一，川田智恵子編，健康観の転換．東京大学出版会，1995．
5）豊川裕之：こころの時代の健康．保健の科学，28：224－227，1986．
6）Jahoda M: Current Concepts of Positive Mental Health. Basic Books, pp22－64, 1958.
7）厚生労働省：21 世紀における国民健康づくり運動について．健康日本 21 企画検討会，健康日本 21 計画策定検討会報告書，2000．
8）厚生労働省：平成 29 年（2017）患者調査の概況．2019．
9）大塚俊男，上林靖子，福井　進ほか編：こころの健康百科．弘文堂，1998.
10）Selye H: The Stress of Life. McGraw-Hill, 1958.
11）Lazarus RS, Folkman S: Stress, Appraisal, and Coping. Springer, 1984.
12）Holmes TH, Rahe RH: The Social Readjustment Rating Scale. J Psychosom Res, 11: 213－218, 1967.
13）橋本公雄，徳永幹雄：感情の 3 次元構造論に基づく身体運動特有の感情尺度の作成．健康科学，7：43－50，1995．
14）橋本公雄：健康スポーツの心理学とは．徳永幹雄編，教養としてのスポーツ心理学．大修館書店，pp108－116，2005.
15）Petruzzello SJ, Landers DM, Salazar W: Exercise and anxiety reduction: examination of temperature as an explanation for affective change. J Sport Exerc Psychol, 15: 63－76, 1993.
16）Greist JH, Klein MH, Eischens RR, et al.: Running as treatment for depression. Compr Psychiatry, 20: 41－54, 1979.
17）徳永幹雄：教養としてのスポーツ心理学．大修館書店，2005．
18）竹中晃二：身体運動による心理的効果獲得のメカニズム．上田雅夫監修，スポーツ心理学ハンドブック．実務教育出版，pp306－307，2002．
19）竹中晃二：身体運動による心理的効果獲得のメカニズム．上田雅夫監修，スポーツ心理学ハンドブック．実務教育出版，pp302－303，2000．
20）International Society of Sport Psychology: Physical activity and psychological benefits, a position statement, The Sport Psychologist, 6: 199－203, 1992.
21）大脇義一：情動．下中邦彦編，心理学辞典．平凡社，p315，1964．
22）石井源信：注意集中技法．日本スポーツ心理学会編，スポーツメンタルトレーニング教本．大修館書店，pp105－110, 2002．
23）Nideffer RM: The Ethics and Practice of Applied Sport Psychology. Movement Publications, 1981.
24）田嶌誠一：イメージ体験の心理学．講談社現代新書，1992．
25）猪俣公宏：イメージトレーニング．JOC・日本体育協会監修，選手とコーチのためのメンタルマネジメント・マニュアル．大修館書店，pp53－65，1997．
26）シュミット RN 著，調枝孝治監訳：運動学習とパフォーマンス．大修館書店，1994．
27）猪俣公宏：イメージ技法．日本スポーツ心理学会資格認定委員会編，スポーツメンタルトレーニング指導士資格認定講習会テキスト 2000 年版．pp36－38，2000．
28）Locke EA, Shaw KN, Saari LM, et al.: Goal setting and task performance, 1969－1980. Psychol Bull, 90: 125－152, 1981.
29）Burton D: Evaluation of goal setting training on selected cognitions and performance of collegiate swimmers. Unpublished doctoral dissertation University of Illinois Urbana-Champaign, 1983.
30）Bandura A, Cervone D: Self-evaluative and self-efficacy mechanisms governing the motivational effects of goal system. J Pers Soc Psychol, 45: 1017－1028, 1983.

31）磯貝浩久：スポーツにおける目標志向性に関する日米比較研究．博士論文（九州大学大学院人間環境学研究科），2001．
32）Dweck CS: Motivational processes affecting learning. American Psychologist, 41: 1040－1048, 1986.
33）Duda JL, Chi Li-Kang, Newton M, et al.: Task and ego orientation and intrinsic motivation in sport. Int J Sport Psychol, 26: 40－63, 1995.
34）White SA, Duda JL: The relationship of gender, level of sport involvement, and participation motivation to task and ego orientation. Int J Sport Psychol, 25: 4－18, 1994.
35）Lochbaum M, Roberts GC: Goal orientations and perceptions of the sport experience, J Sport Exerc Psychol, 15 : 160-171, 1993.
36）伊藤豊彦：スポーツにおける目標志向性に関する予備的検討．体育学研究，41：261－272，1996．
37）磯貝浩久，徳永幹雄，橋本公雄：スポーツにおける個人・社会志向性尺度の作成．スポーツ心理学研究，27: 22－31, 2000.
38）Weiner B: Achievement Motivation and Attribution Theory. General Learning Press, 1974.
39）伊藤豊彦：スポーツにおける原因帰属様式の因子構造とその特質．体育学研究，30：153－160，1985．
40）筒井清次郎，天野彰夫，西田　保：体育における学習意欲と原因帰属の関係について．体育の科学，39：797－800，1989．
41）伊藤豊彦：原因帰属様式と身体的有能さの認知がスポーツ行動に及ぼす影響．体育学研究，31：263－271，1987．
42）Isogai H, Brewer B, Cornelius AE, et al.: A cross-cultural analysis of goal orientation in American and Japanese physical education students. Int J Sport Psychol, 34: 80－93, 2003.

5章 健康的なからだと心のコンディショニング

「あなたのコンディションはどうですか？」「コンディションを整えて試験に臨みたいです」…，日常会話の中に「コンディション」という言葉がよく使われている．競技スポーツのアスリートが試合後のインタビューで「試合前のコンディションがよかったので，この記録が出せました」「敗因のひとつはコンディションに問題がありました」などのように試合のパフォーマンスと「コンディション」を結びつけて応える場面も，テレビなどで目にする機会がある．このように,「コンディション」が, われわれの生活やアスリートたちのパフォーマンスにも影響を及ぼし, 快適な「コンディション」を維持・改善するための「コンディショニング」が重要となることが推測される．

本章では，「健康なからだと心のコンディショニング」を理解するために，実践的な運動・栄養（食事）・休養のあり方を示し，よいコンディションに向けた考え方や行動について提案する．

1　健康的なからだを考える

1. からだのコンディションを考える

前掲の章において，運動に関する多面的なアプローチが紹介されてきたが，本章においては運動（トレーニング）を「コンディショニング」としてとらえて考えてみたい．ウエイトコントロールやストレス解消，健康増進，筋力向上など, あらゆる目的で運動（トレーニング）が行われている．運動（トレーニング）を行うにあたっては，その人の健康感やライフスタイルから「なぜトレーニングを行うのか」という問題を明確にしてトレーニングを開始することが重要であるとともに，その必要性を感じたならば実行に移すことが必要である．

2. からだのコンディショニングを考える

アスリートが行うコンディショニングはからだのメンテナンスであり，定期的な運動やスポーツを行わない者には，関係のないことばであると考えることもできる．アスリートが日頃の練習の成果を試合で発揮するには，からだと心の準備が必要となる．しかし，アスリート以外，言い換えると，一般的な日常生活を送る者にとっても，快適な日常生活のためにはコンディショニングが必要であり，自ら身体的な調整を行うことが有効であるといえる．そのため，自身の生活環境や，年齢，身体的特徴などを理解し，それぞれがコンディショニングをカスタマイズすることが必要である．

2　健康的な心を考える

1. 心のコンディションを考える

身体的なコンディションについては可視化できることも多く，気づきも多くある．心のコンディションについては，個人に関するさまざまな要因や複雑な問題も多く，理解しづらい面も多い．しかし，前章でも説明されているように，メンタルヘルスの観点などから，自分自身のよい状態を理解することや，身体的なコンディションが良好なときに，心の状態を分析し目安にすることなどが有効である．

2. 心のコンディショニングを考える

心のコンディショニングに関しては，運動が大きくかかわっていることが多くの研究より報告されている．たとえば，運動の実施について，短時間や低強度でも自己肯定感は向上すること．抑うつ傾向は，運動実践よって軽減されること．日常生活において不活動な状態が多いほど，身体イメージが良好ではなく，生活満足度も低くなることなどがあげられる．このようなことから，運動実践や身体活動を通じて，心のコンディショニングも実行することができると考えられる．

3　健康的な生活を送るための行動と思考～その1：運動(トレーニング)～

1. 運動（トレーニング）処方

1）健康状態の確認

必要であれば，医師によるメディカルチェックを受けて，まず，身体が健康な状態であるか，さらに，トレーニングを行うことが可能な状態にあるかを確認する必要がある．

2）自己の体力を知る

自分の体力に応じたトレーニングプログラムを作成するために，体力測定によって，体力レベルを明らかにする必要がある．

3）トレーニング目的の明確化

トレーニングの目的が何なのかを明確にする必要がある．「健康の保持増進」のみでよいのか，「競技力向上」なのか，「筋力・持久力を高める」目的があるのか．あるいは，「体力を全面的に高める」のかなど，トレーニングの目的を明確にしないと，期待する成果があがることはない．

表5-1　全身持久力のトレーニングの目安

- 酸素の供給が十分な運動
- 一定の動き・負荷で30分くらい動ける

心拍数，脈拍数を基準とした運動

ウォーキング	30拍/15秒，40分以上
ジョギング	35拍/15秒，30分以上
ランニング	40拍/15秒，20分以上
エアロバイク	35拍/15秒，負荷100W，回転数60 rpm，30分以上

★ポイント
・ジョギング，ランニングは一定のペースで走る．運動の強度を上げ過ぎない．
・エアロバイクは，回転数を一定にする．
・自分にあった「適度な運動」を心がける．

4）トレーニング内容の決定

トレーニングの目的に応じて，もっとも適した運動を選ぶ．

5）トレーニングの具体的な実施方法の決定

運動強度（ジョギングのスピード，ダンベル・バーベルの重量など），運動時間（ジョギングの継続時間，ダンベル・バーベルを持ち上げる回数など），運動頻度（週あたりの実施回数など）を無理のない範囲で決定する．表5-1を参考に運動強度を設定し，トレーニングを実施してみる．

2. 効果的な運動（トレーニング）方法-ウエイトトレーニング-[1)]

ウエイトトレーニングは，「筋骨隆々の体になる」「スポーツ選手に必要なトレーニング」などのイメージをもつ人が多いと想像するが，生活習慣病の予防と改善，整形外科的障害の予防と改善，シェイプアップやプロポーションへの効果，姿勢の改善，高齢者のQuality of Life（QOL）の向上など，一般的な「コンディショニング」にも応用可能である．また，筋力バランスの改善を図ることから疲れにくい身体をつくる重要なトレーニングとしても有用である．ここでは，自重負荷による代表的なトレーニングを紹介するが，自重負荷でのウエイトトレーニングは筋力強化だけでなく，自分自身の身体をコントロールする能力やバランス能力，コーディネーション等を養うこともその目的としてあげることができる．さらに，反復回数を調べることによって，体重に見合った筋力を獲得できたかチェックすることもトレーニング過程では重要である（自重負荷による代表的なエクササイズ）．また，マシンを使用したウエイトトレーニング例も合わせて紹介する．

◆自重負荷による代表的なエクササイズ1

【プッシュアップ】

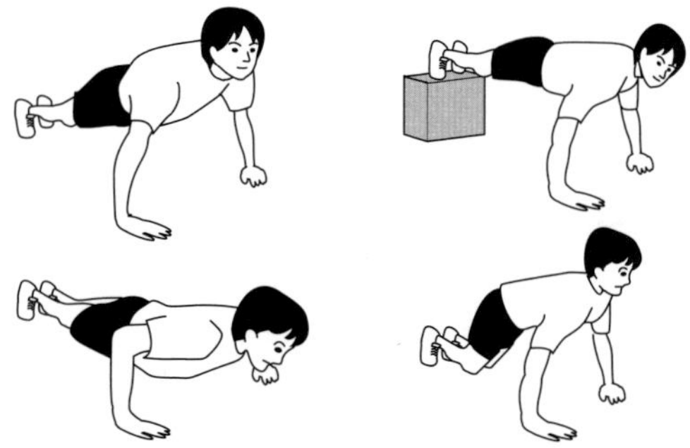

【チンニング】

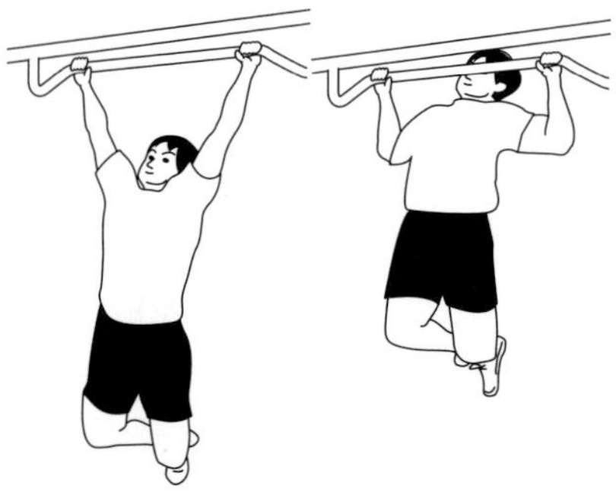

【デッピング】

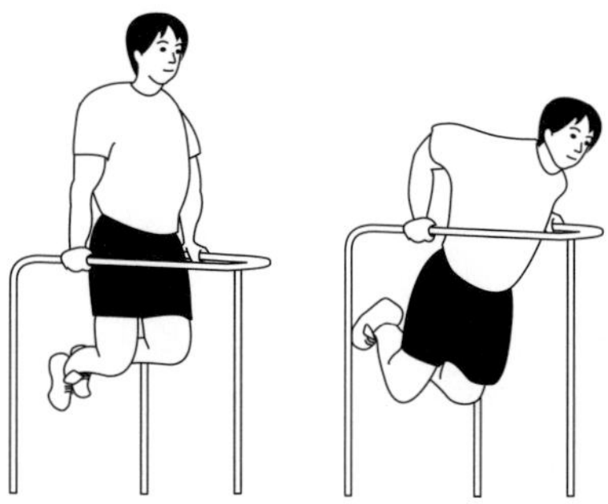

【リバースプッシュアップ】

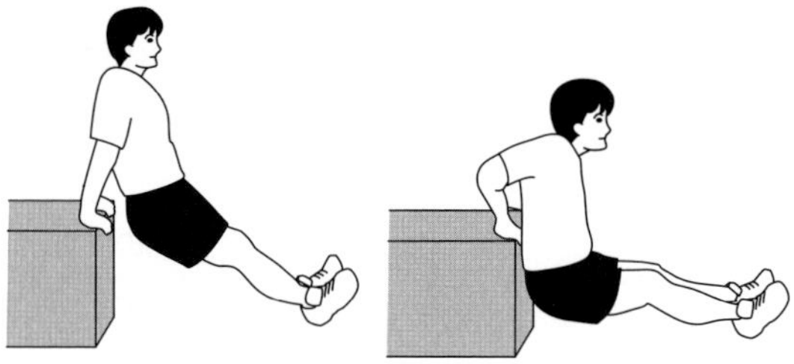

【クランチ】

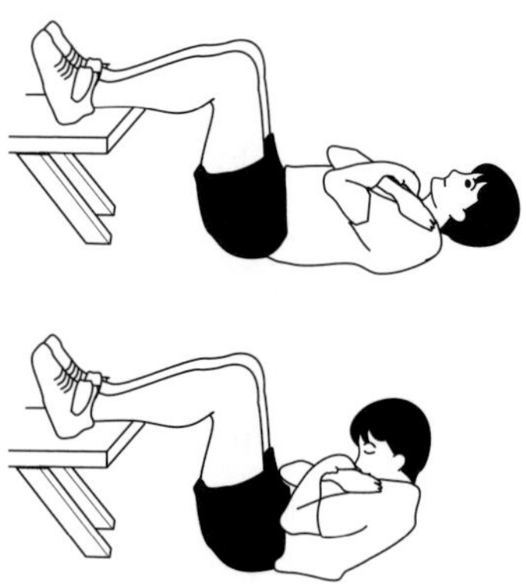

【リバーストランクツイスト】

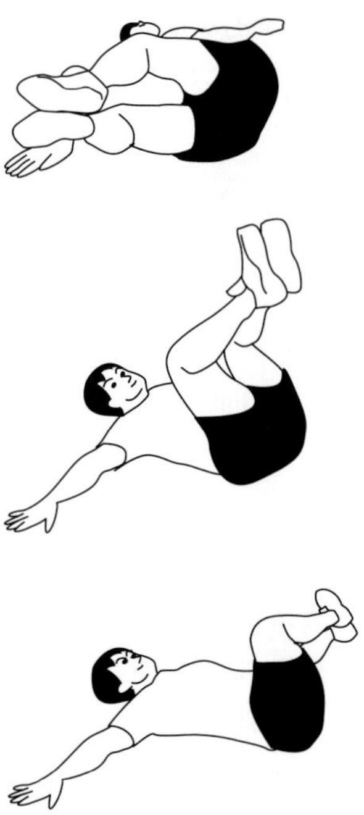

◆自重負荷による代表的なエクササイズ2

【シングルレッグスクワット】

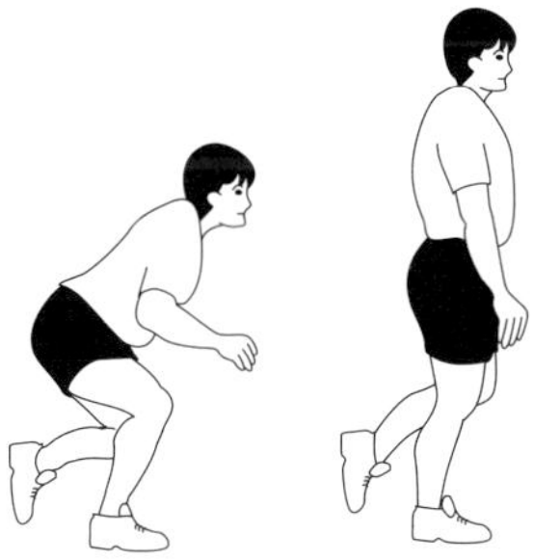

【シーシースクワット】

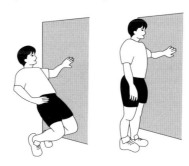

【フォワードランジ】

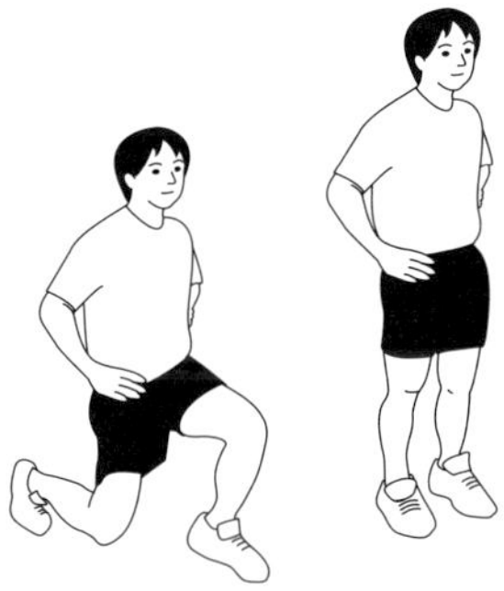

【ラインバックアーチ】

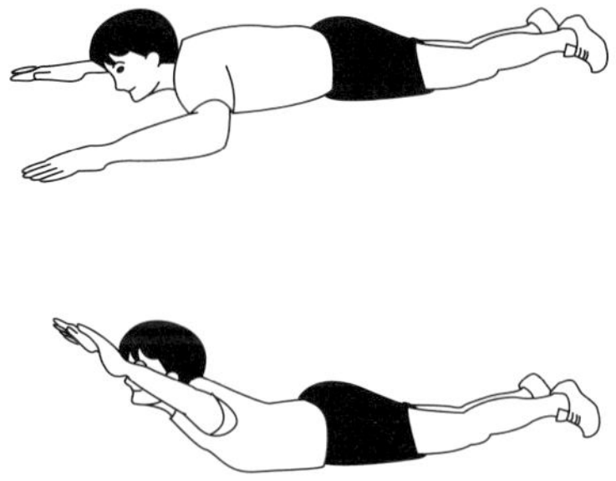

【サイドランジ】

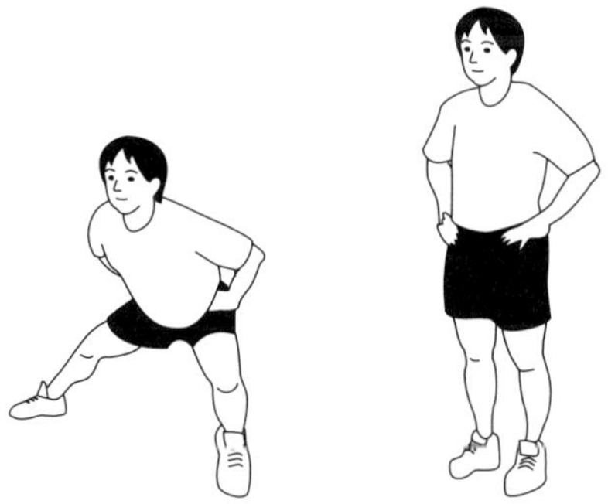

◆マシンを使用したウエイトトレーニング1◆

【スクワット】

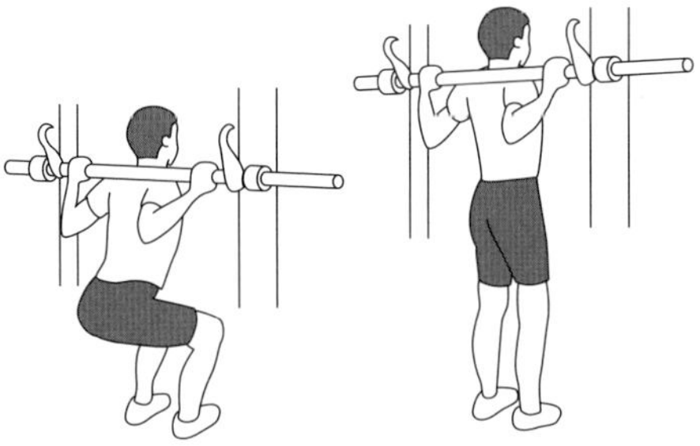

【デッドリフト】

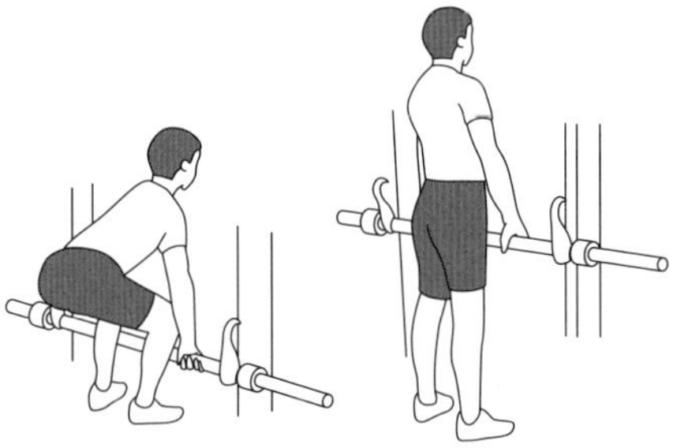

◆マシンを使用したウエイトトレーニング2◆

【アップライトロウ】

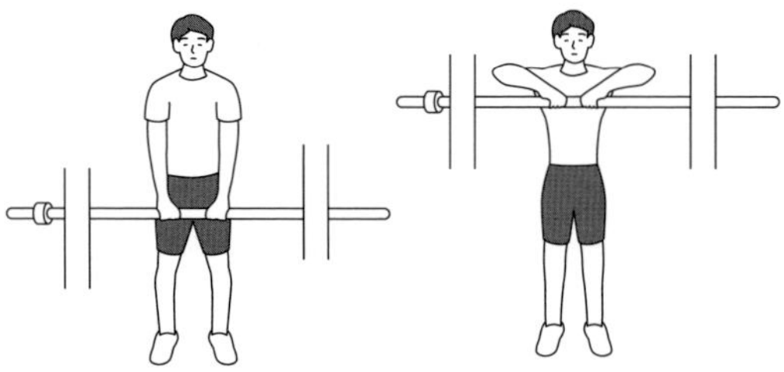

【アームカール】

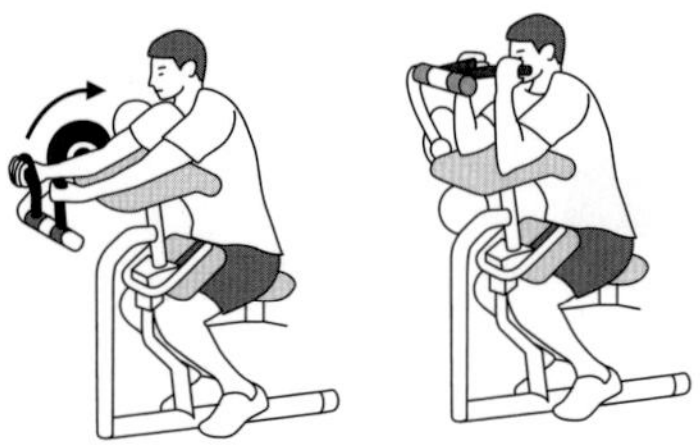

【ショルダープレス】

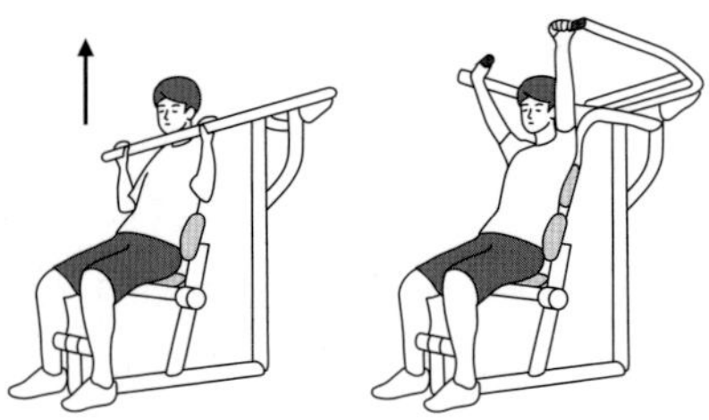

【シーテッドロー】

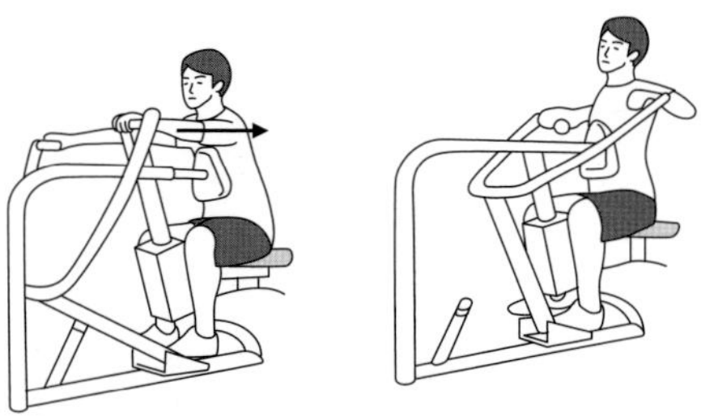

【アダクション】

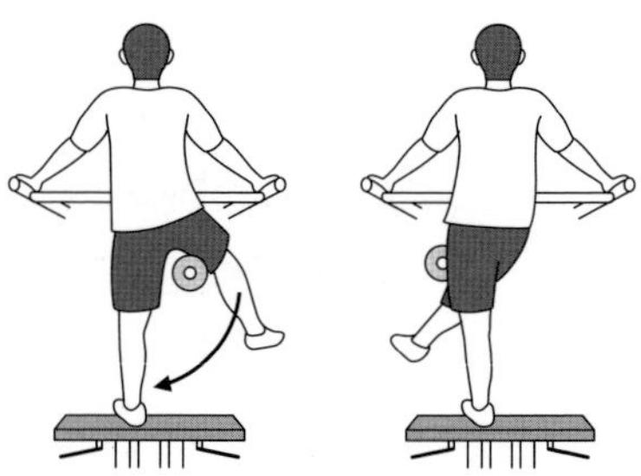

【ベンチプレス】

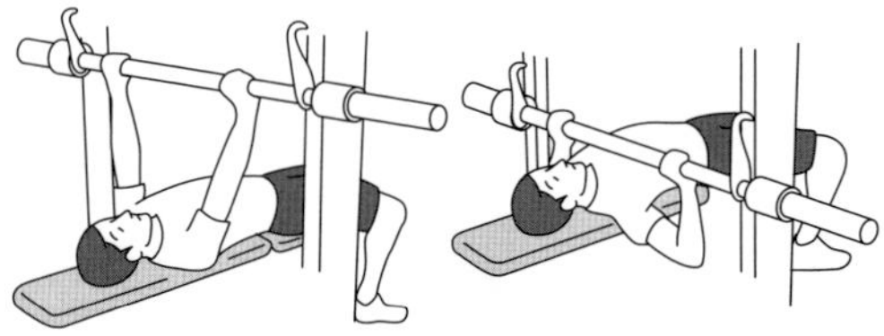

【アームエクステンション】

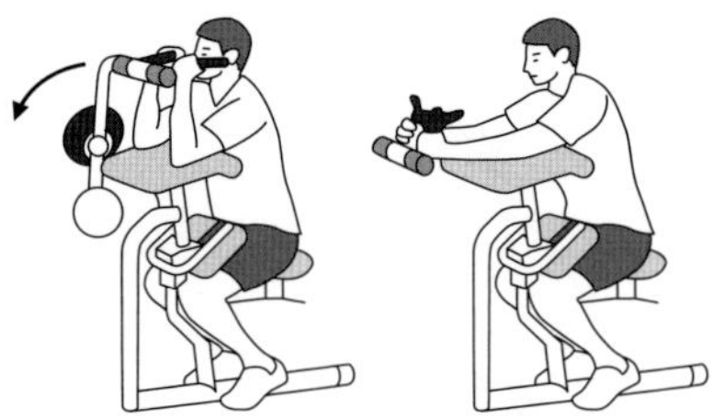

【チェストプレス】

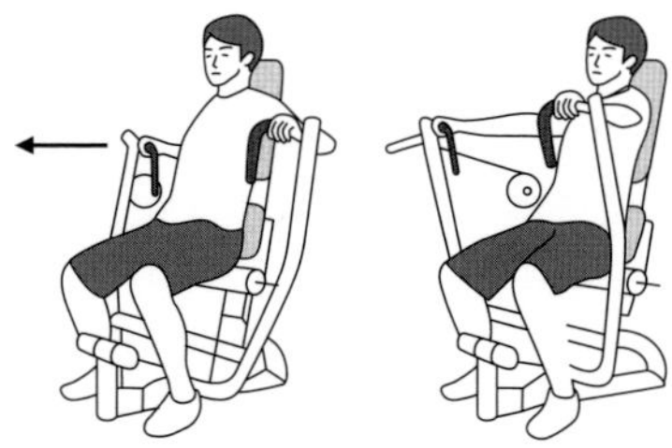

【ラットプルダウン】

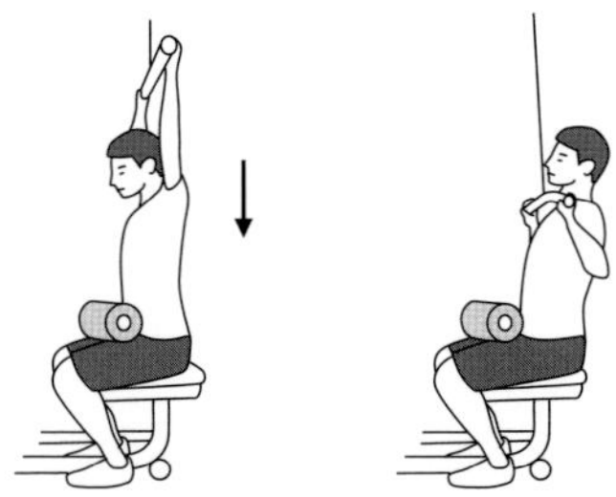

【アブダクション】

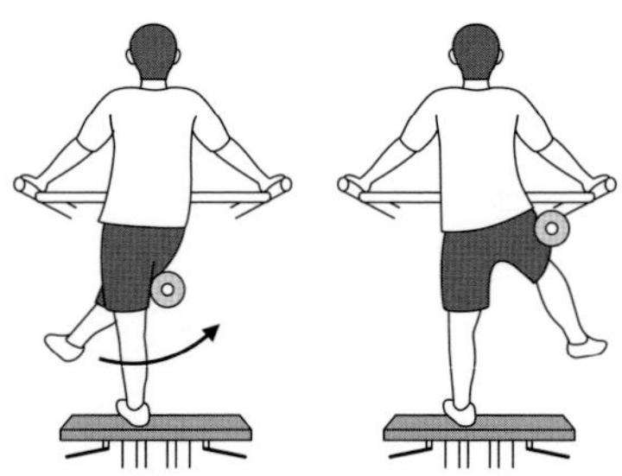

◆マシンを使用したウエイトトレーニング3◆

【フレクション】

【エクステンション】

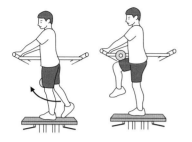

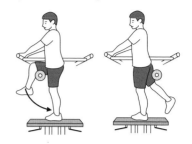

【レッグカール】

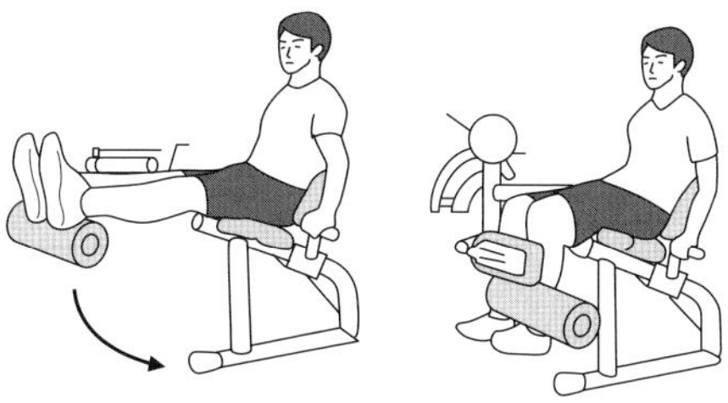

【レッグエクステンション】

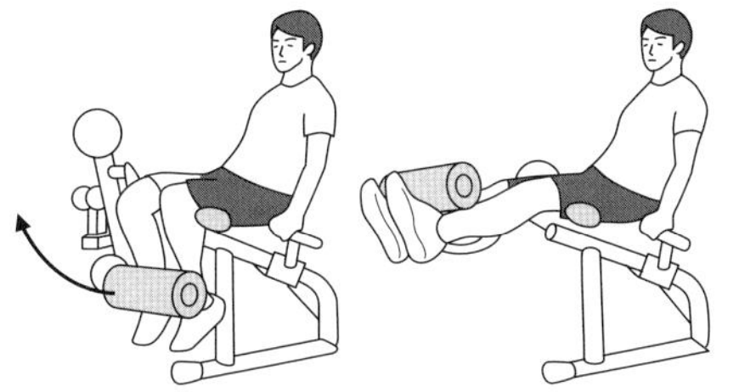

【レッグカール】

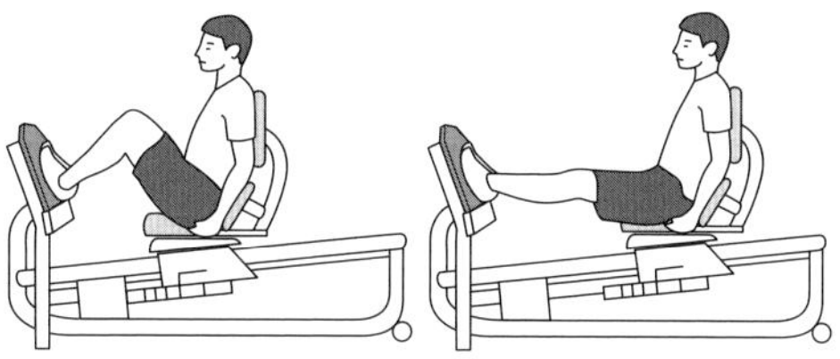

【アブドミナル(腹筋)】

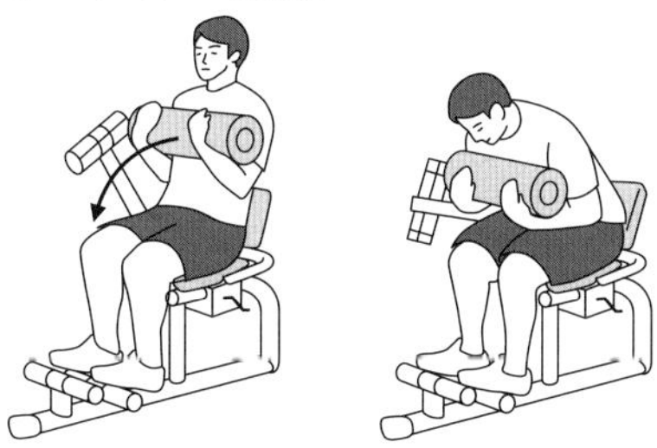

【バック(背筋)】

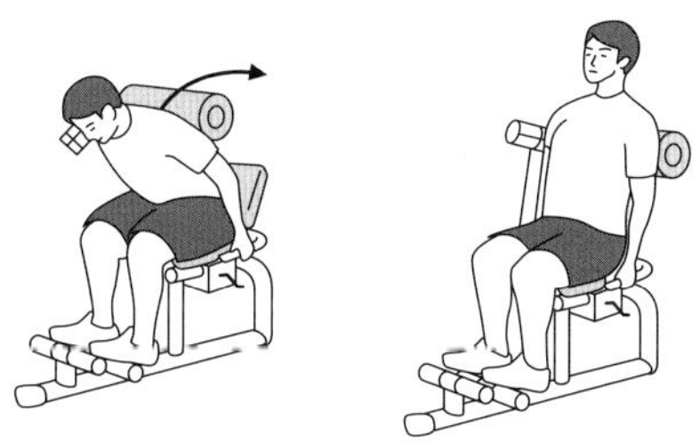

3. 効果的な運動（トレーニング）方法－スロージョギング®－

スロージョギングは，通常のジョギングの速度よりも遅く，歩く速度に相当するペースにてランニング様式の運動を行うことと定義されている．各自が自分の体力に適した運動強度を設定でき，初めて健康づくり運動を取り入れる人および高齢者を含んだ低体力者に適した運動様式とされている．また，生体負担度が低いために，無理なく継続しやすいことから，有酸素性運動の代表格として認識され，内臓脂肪症候群を含む生活習慣病の予防や認知機能の改善に有効に作用することが指摘されている．詳しくは日本スロージョギング協会のwebサイト[2)]を確認してみよう．

4. トレーニング前後の準備や調整

1）効果的なスタティックストレッチ

反動や弾みをつけずに筋をゆっくり伸ばし，伸展した状態を維持する静的なストレッチで，約 30〜60 秒程行うと効果的である．ひとりで実施できて安全に伸張運動が行え，柔軟性の向上にも効果的である（**代表的なスタティックストレッチ**）．

◆代表的なスタティックストレッチ 1◆

【A．前腕屈筋群のストレッチ】
左手の指を背屈するように右手で引く

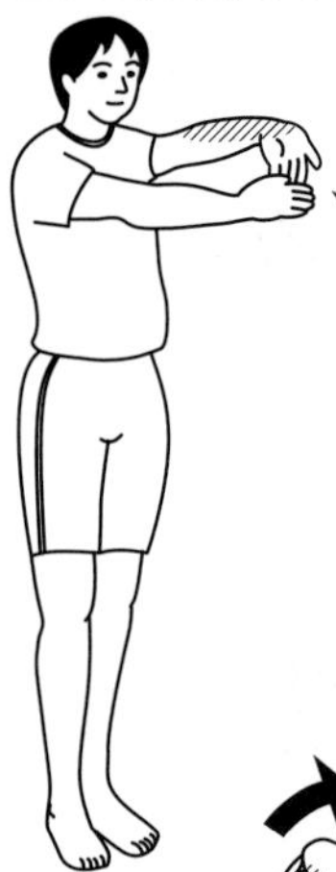

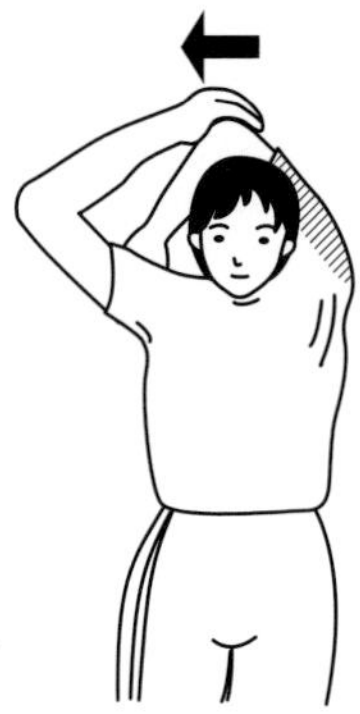

【B．上腕三頭筋と対側のストレッチ】
左肘を右手で引く

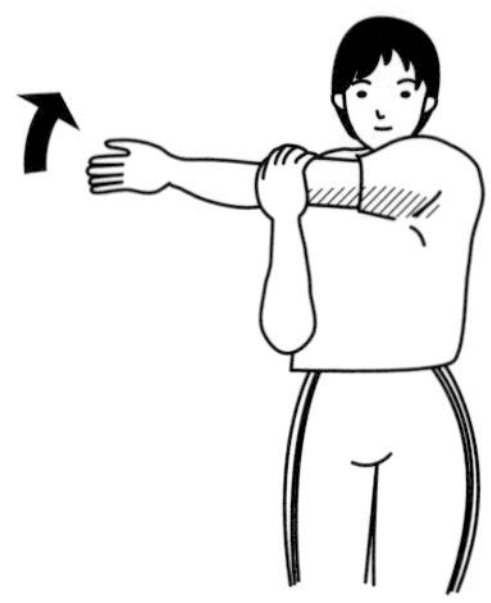

【C．上腕三頭筋のストレッチ】
左腕を内転するように右手で引く

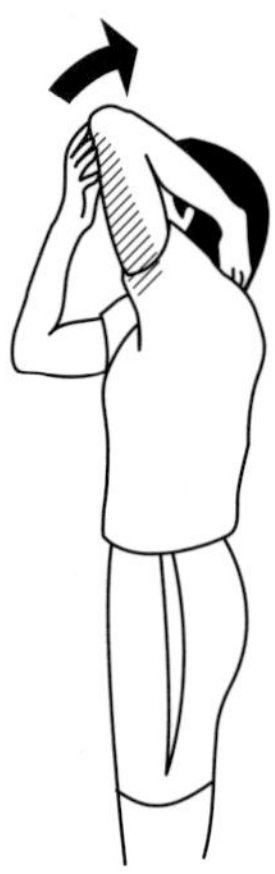

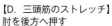

【D．三頭筋のストレッチ】
肘を後方へ押す

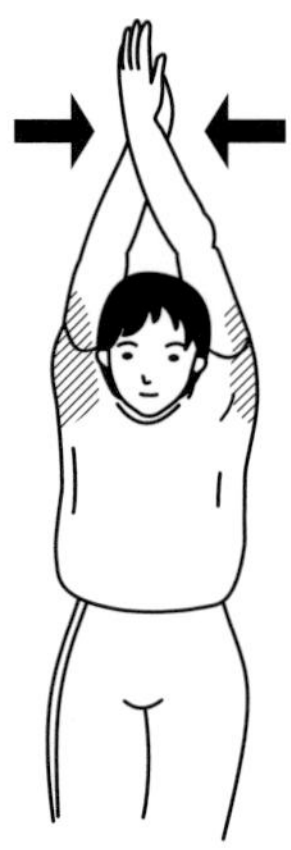

【E．体側のストレッチ】
両肩を頭の後ろで近づけるように両手を上にあげる

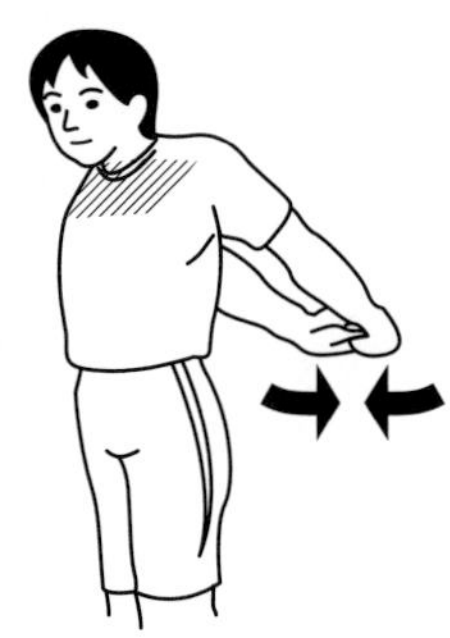

【F．大胸筋のストレッチ】
背中で両手を近づける

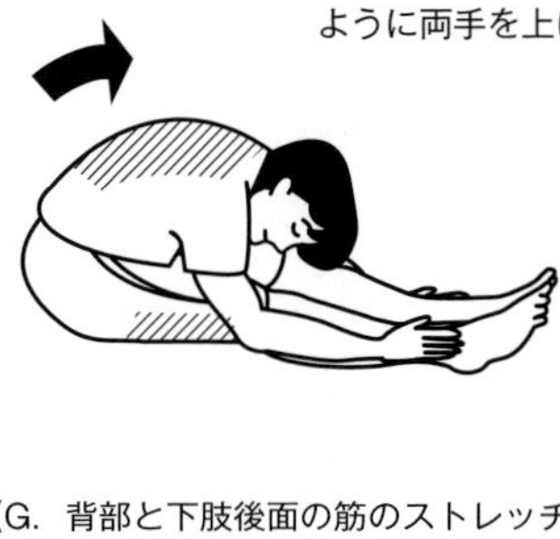

【G．背部と下肢後面の筋のストレッチ】
あごを引き，背中を丸めるように上体を前に曲げる（膝を伸ばす）

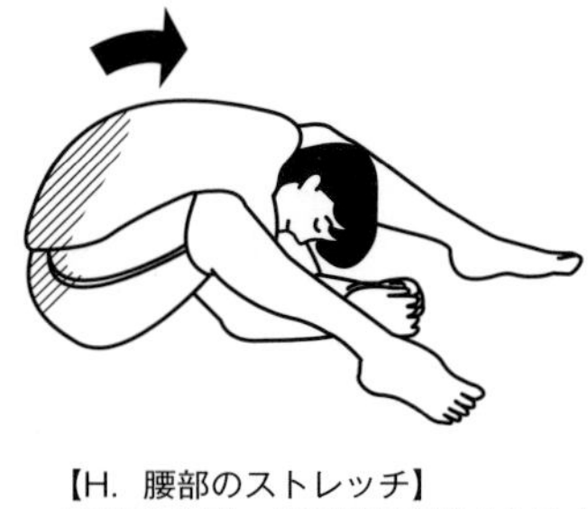

【H．腰部のストレッチ】
両膝を曲げ，その間に頭を入れるように上体を前に曲げる

◆代表的なスタティックストレッチ2◆

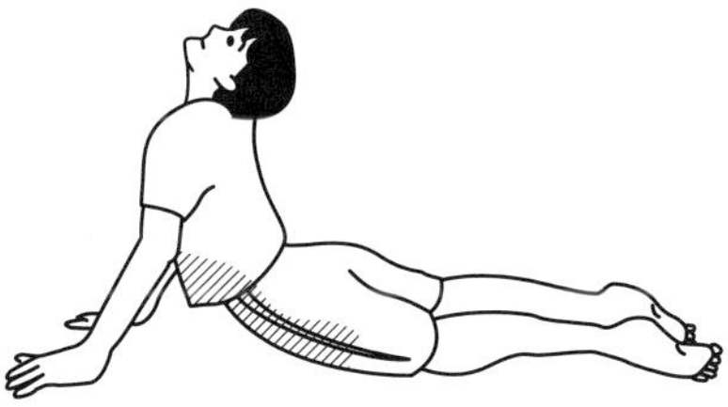

【I. 腹部の筋のストレッチ】
胸の前に手を置き，身体を反らせる

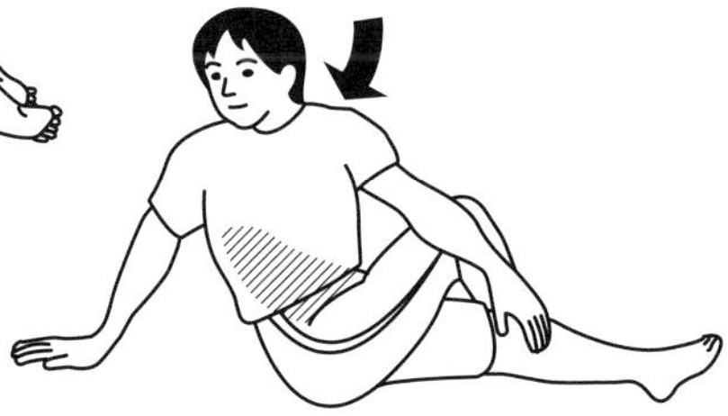

【J. 体側のストレッチ】
脚を組み上体をひねる

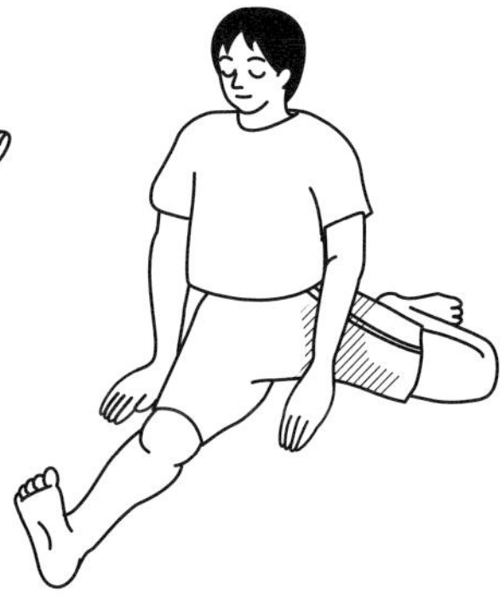

【K. 内転筋と寛骨筋群のストレッチ】
ハードルの姿勢をとる

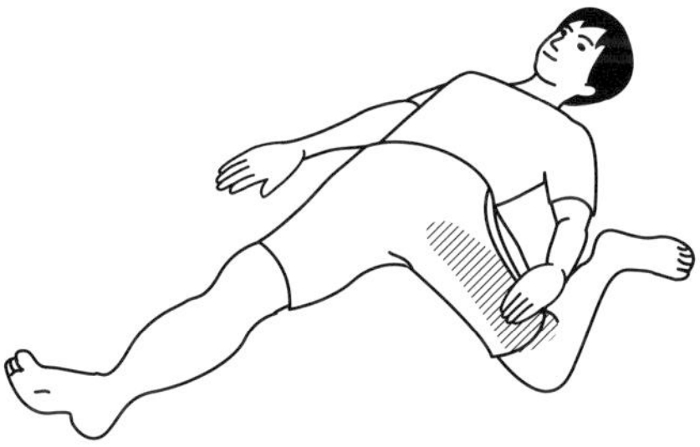

【L. 大腿四頭筋のストレッチ】
ハードルの姿勢から上体を後ろに反らす

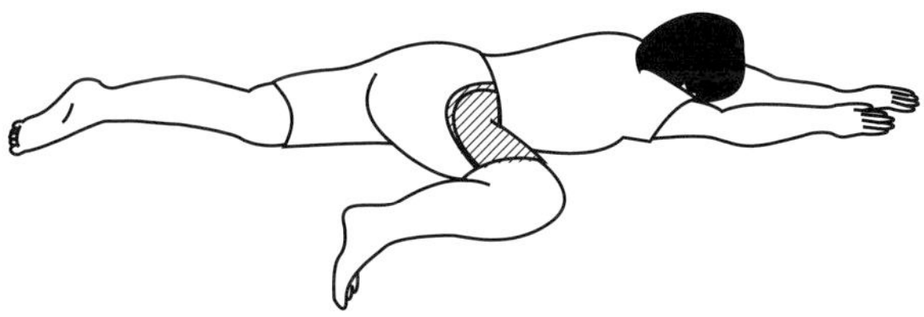

【M. 寛骨筋群のストレッチ】
Lの姿勢のままうつぶせになる

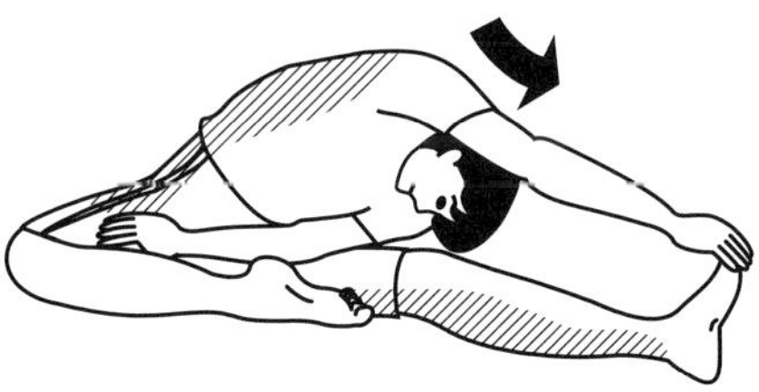

【N. 体側と下肢後面の筋のストレッチ】
頭を下げ，足と反対側の手で足をつかむ

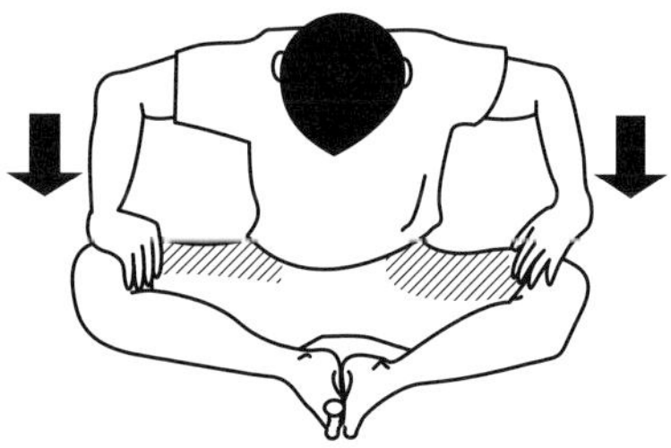

【O. 内転筋のストレッチ】
両膝内側を両手で押す

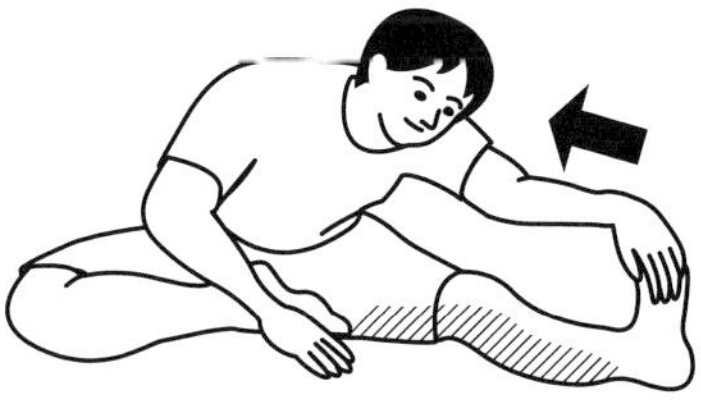

【P. 下肢後面の筋のストレッチ】
Nの姿勢で同じ側の手で足をつかむ

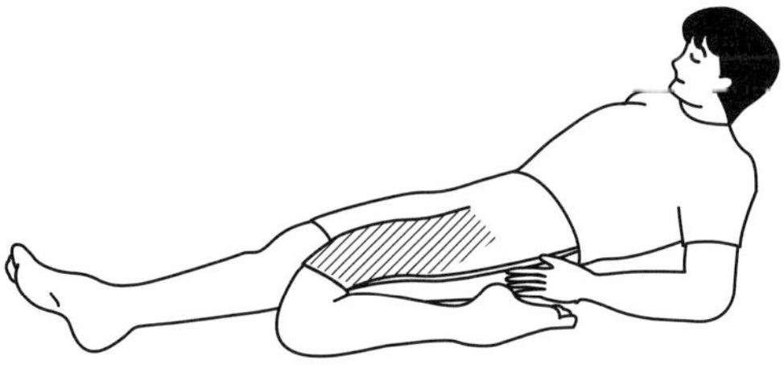

【Q. 大腿四頭筋のストレッチ】
膝を曲げ，上体を後ろに倒す

◆代表的なスタティックストレッチ3◆

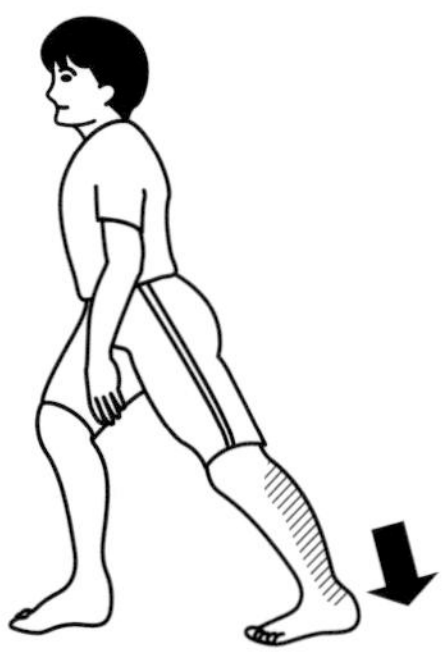

【R. 腓腹筋のストレッチ】
踵を地面につけ膝を伸ばす

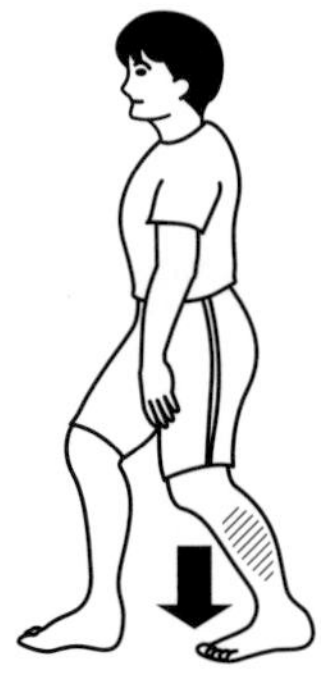

【S. ヒラメ筋のストレッチ】
Rの姿勢で膝を曲げる

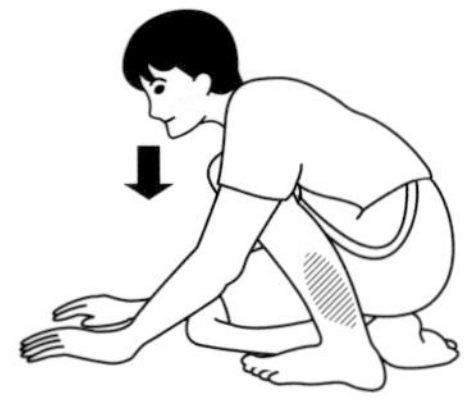

【T. ヒラメ筋のストレッチ】

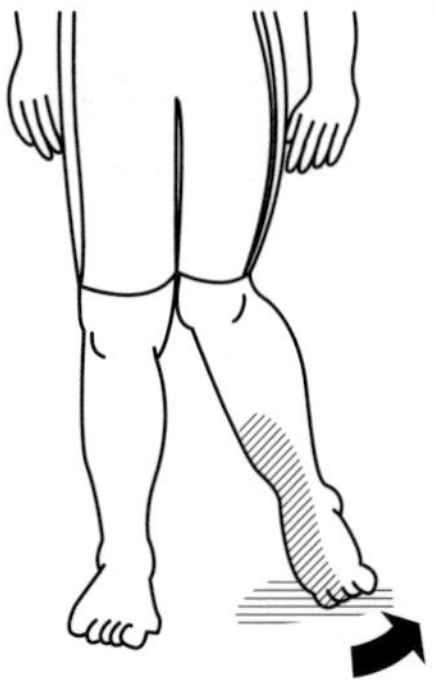

【U. 足内側のストレッチ】
足首が外反位になるようにする

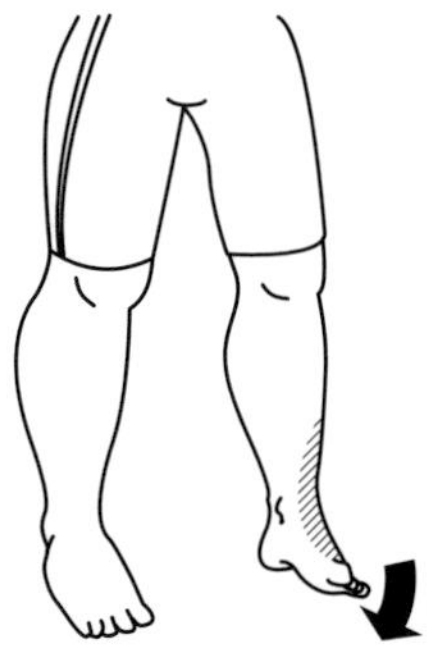

【V. 足外側のストレッチ】
足の裏が内側から見えるようにする

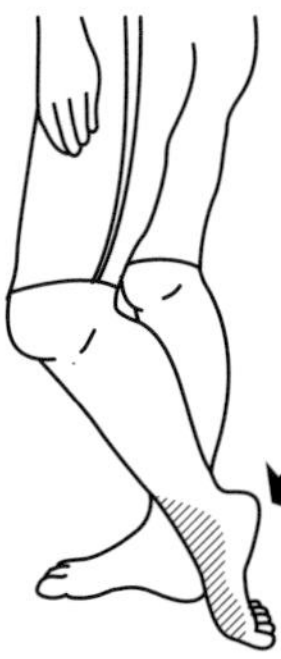

【W. 足前面のストレッチ】
足首が底屈するように行う

2）効果的なダイナミックストレッチ

軽く反動をつけながらリズミカルに関節を動かすことによって筋を伸ばすストレッチである．拮抗筋が最大収縮しているときに主動筋に最大弛緩が起こるという「相反性神経支配」を利用したものである．筋の弾力性（伸縮範囲の大きさ）を高める積極的な柔軟性のトレーニングとしても効果が大きい（**代表的なダイナミックストレッチ**）．

◆代表的なダイナミックストレッチ1◆

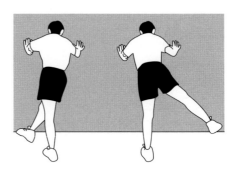

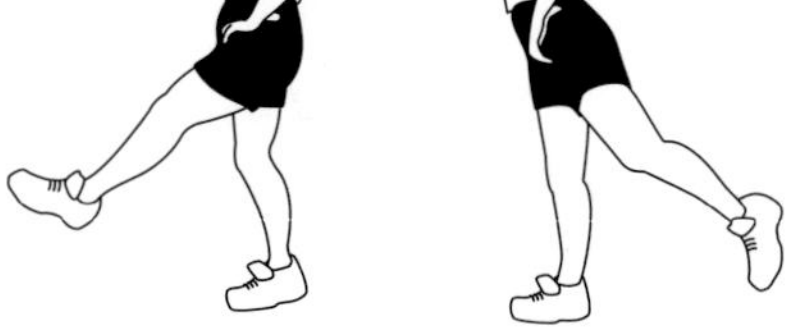

【A. 脚の前後スイング】

【B. 脚の左右スイング】

◆代表的なダイナミックストレッチ2◆

【C. 膝回し】

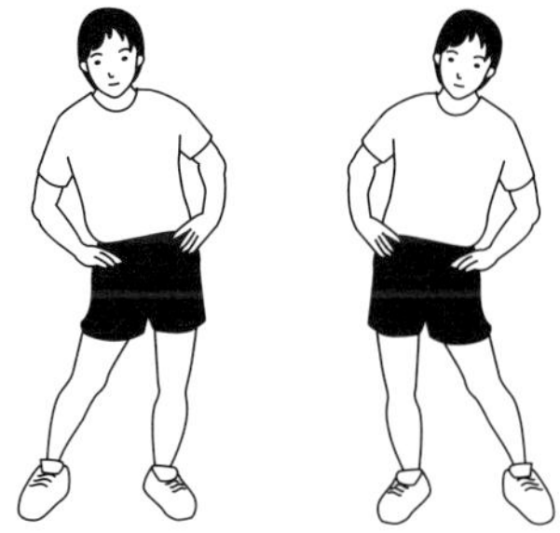

【D. 腰回し】

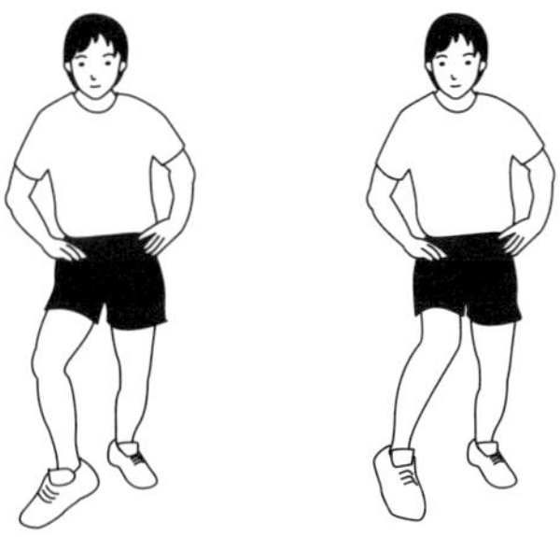

【E. 片脚ツイスト】

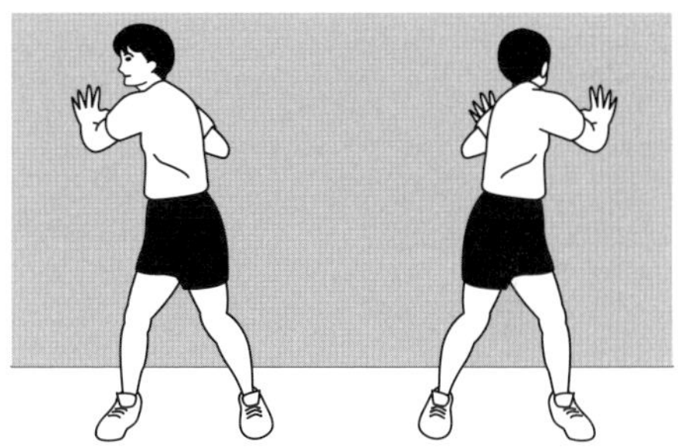

【F. 上体ひねり】

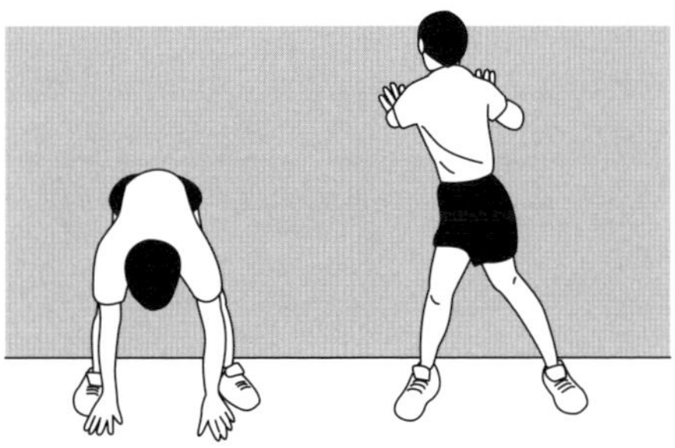

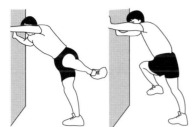

【G. 前屈と上体ひねり】

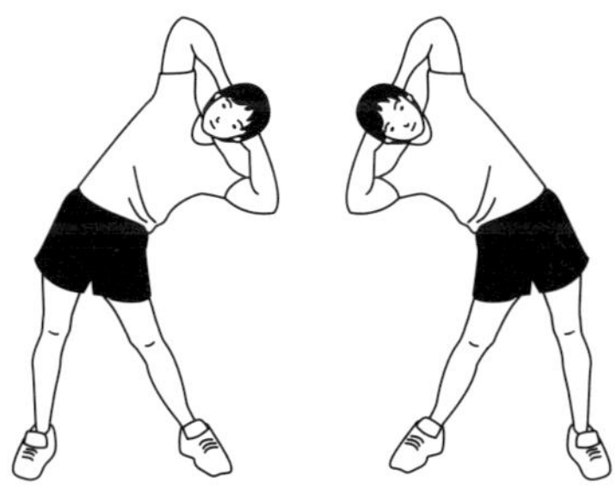

【H. 上体の側屈】

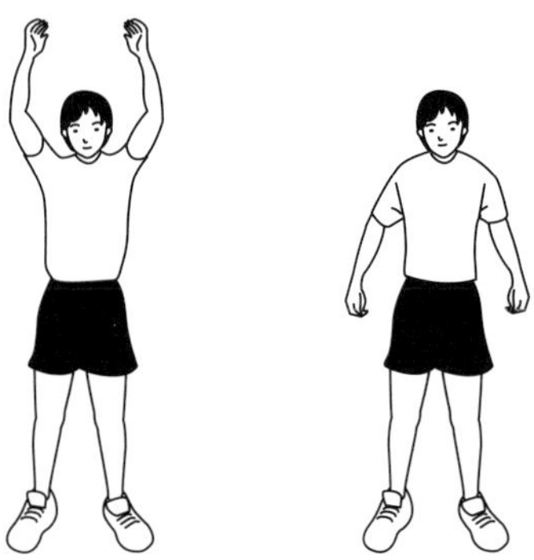

【I. 腕の前後スイング】

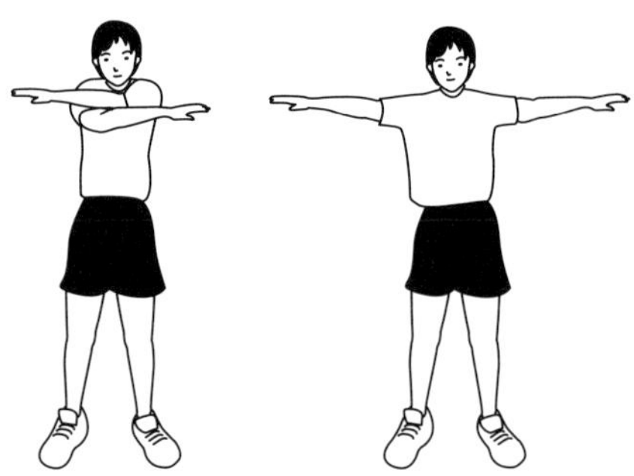

【J. 腕の左右スイング】

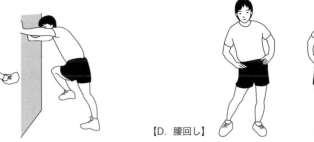

◆代表的なダイナミックストレッチ3◆

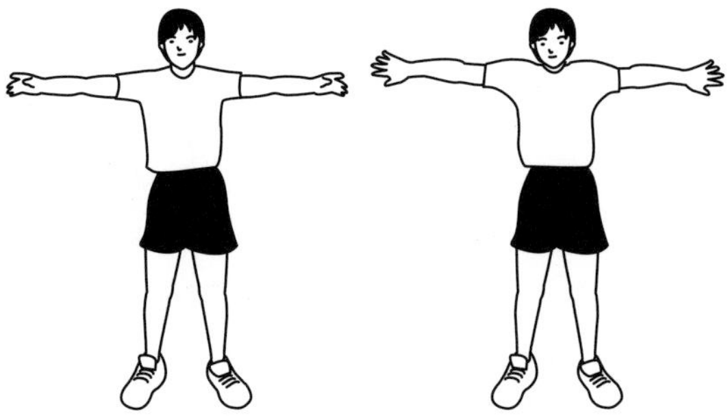

【K．肩の内外旋(1)】

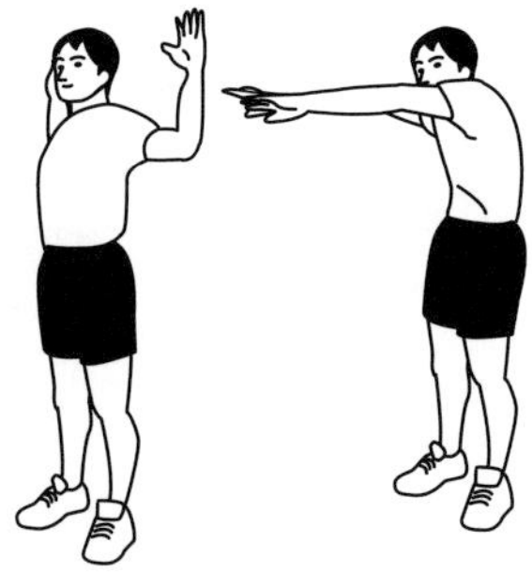

【K．肩の内外旋(2)】

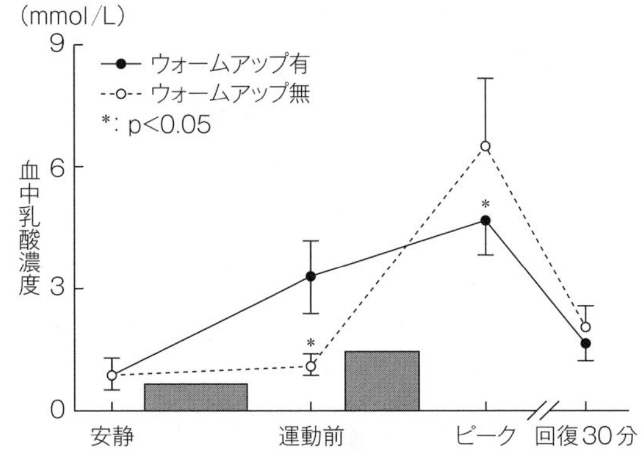

図5−1　ウォームアップをした場合としなかった場合との運動中の血中乳酸濃度の比較

（後藤真二：ウォームアップの運動生理学．コーチングクリニック，8：6−10，2001）

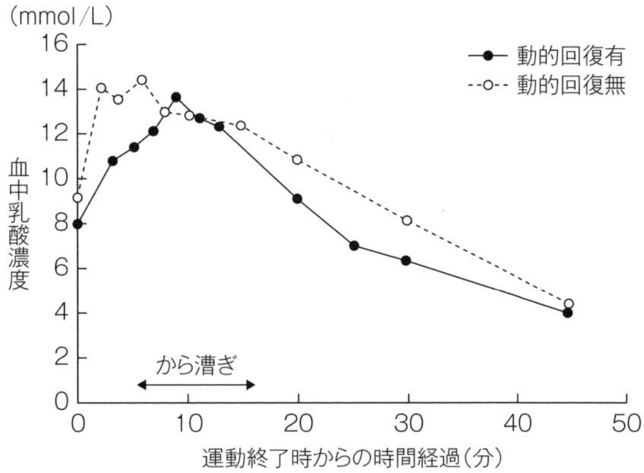

図5−2　クールダウンの運動強度による乳酸除去の効率

（八田秀雄：乳酸を活かしたスポーツトレーニング．講談社，p129，2001）

3）ウォームアップ

われわれは，いきなり運動を始めてもすぐに100％の力を発揮できるわけではない．運動を開始してある程度の時間が経過した後，効率的な動きができるようになる．あらかじめ予備的な運動が，身体の諸機能を主運動に適した状態に高め，この予備的な運動をウォームアップといい[3]，その内容は主にストレッチ，軽いジョギング，運動種目に合わせた動き作りなどである．時間的には10〜15分間程度を目安とする．また，ウォームアップの効果として，実施した場合としない場合では，実施した場合のほうが主運動中の疲労度が低いということも報告されており（図5−1），けがの予防だけでなく，運動（トレーニング）の効率をあげる1つの要因と考えられている．

4）運動（トレーニング）後のコンディショニング

クールダウン，ウォームダウンと呼ばれる運動（トレーニング）後のコンディショニングは，主運動が終了した後に身体を安静状態にゆっくり戻していくことをいう[4]．激しく動いた後に急に身体の動きを止めると，血液循環が悪くなり，心臓に過剰な負担をかけることも想定される．また，運動（トレーニング）の疲労を翌日に，あるいはその先に残さないためにも運動（トレーニング）後には必ず実施することが重要である（図5−2）．その内容は，ある一定水準の筋血流量を確保できる低強度で約10〜20分間のジョギング，ウォーキング，エアロバイクなどの有酸素的な運動や最大筋力の20〜30％くらいの軽い筋力トレーニング，ゆっくりと大きく動かすストレッチなどが最適である．

4　健康的な生活を送るための行動と思考〜その2：栄養〜

1．健康・体力を支える食生活

われわれが日々のコンディションを考えるとき，食生活が重要な要因になることに気づく．空腹を満たすだけの食生活から，「何を食べているのか」「今，何を食べるべきなのか」について再度問う必要がある．自分が目標とするコンディショニングにとって，これまでの食生活が適切であったかどうかを吟味し（食内容の「量」と「質」を考慮し），それが自己の目標とするコンディショニングにとってどのような影響を及ぼすかを理解することが重要である．また，最近では食生活について「食育」や「食文化の再認識」といった観点から，医学や栄養学，生理学などさまざまな議論が展開されてきている．多様化するライフスタイルとともに，変化していく食に対する認識に関連して，基本的な要因について文部科学省，厚生労働省，農林水産省などが提示する「食生活指針」（表5−2）[5]，および「食事バランスガイド」（図5−3）[6]を参考に考えてみたい．

2．食生活指針とその内容

1）食事を楽しみましょう

（1）心とからだにおいしい食事を，味わって食べる

われわれの食生活は，「飽食」とも称されるほど豊かになった反面，最近ではともすれば食事を軽視しがちな傾向にあることも否めない．食べる行為（栄養）は，運動，休養とならんで，健康を保持，増進するための重要な要素となる．

（2）毎日の食事で，健康寿命をのばす

食事を楽しく食べることは，栄養素の消化や吸収によいばかりか，心をなごやかにすることを通じてQOLを向上させることにもつながる．元気で長生きすること（QOLの達成）が，国民医療費の抑制につながると考えられる．

2）1日の食事のリズムから，健やかな生活リズムを

（1）朝食で，いきいきした1日を[7]

残業，深夜勤務，受験などによって夜型の生活をおくる人が増え，これを背景に，朝食を食べない人が増加している．朝食を欠食する人は食事の時間が不

表5−2　食生活指針

①食事を楽しみましょう	生活の質（QOL）の向上
②1日の食事のリズムから，健やかな生活リズムを	
③適度な運動とバランスのよい食事で，適正体重の維持を	適度な運動と食事
④主食，主菜，副菜を基本に，食事のバランスを	バランスのとれた食事内容
⑤ごはんなどの穀類をしっかりと	
⑥野菜・果物，牛乳・乳製品，豆類，魚なども組み合わせて	
⑦食塩は控えめに，脂肪は質と量を考えて	
⑧日本の食文化や地域の産物を活かし，郷土の味の継承を	
⑨食料資源を大切に，無駄や廃棄の少ない食生活を	食料の安定供給や食文化への理解
⑩「食」に関する理解を深め，食生活を見直してみましょう	食料資源や環境への配慮

（文部科学省，厚生労働省，農林水産省：食生活指針の解説要領．p7，2016）

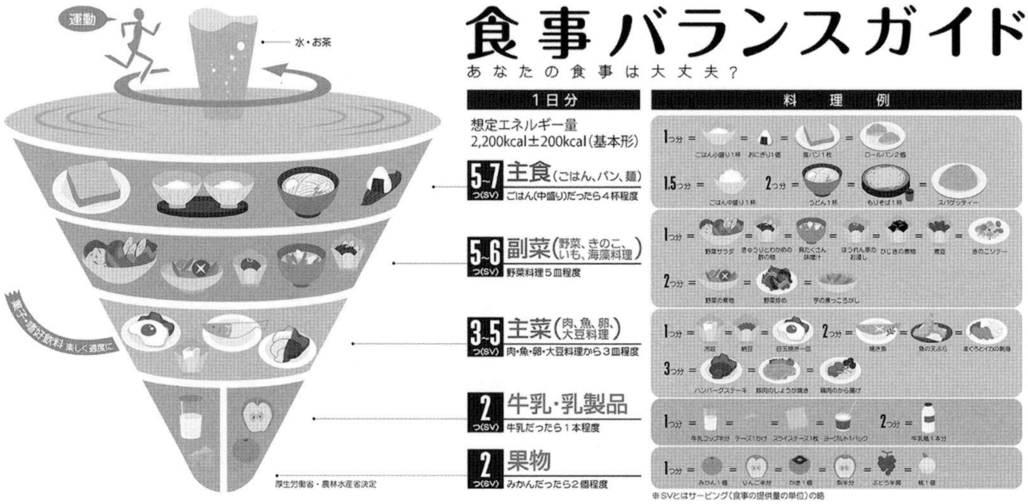

図5−3　食事バランスガイド（厚生労働省・農林水産省，2005）

規則で，食事の内容も偏りがちとの調査結果も報告されている．

健康的な生活をおくるためにも，1日3度の食事を規則正しく摂ることが重要で，この鍵となるのは朝食である．また，規則正しい食事のリズムが，好ましい生活習慣を形成し，健康にもつながるだろう．

◆朝食をとることが大切な理由〜その1：体温の上昇効果〜

朝食を食べると，すぐに体温が上がり始め，午前中から体温が上昇した状態が続く．ところが，朝食を食べないと，体温は家を出るまで低い水準のままで，通勤や通学でからだを動かして初めて体温が少し上がるが，午前中は体温だけでなく，脳の温度も下がった状態となるので，それに起因して，眠気やあくびを誘発するなど悪影響を及ぼす．朝食を食べると，食事誘発性体熱産生（DIT）により体温が上昇し，体調も上向きとなる．

◆朝食をとることが大切な理由～その2：脳へのエネルギー補給効果～
人間の脳が正常に機能するためには，エネルギーが必要となることはいうまでもない．そのエネルギー源となるのが，肝臓に蓄えられたグリコーゲンである．ところが，肝臓には約12時間分しか蓄えがないとされているので，朝食でグルコースを補給することが脳にとっても活力源となる．夕食を午後8時に食べて，翌日朝食を食べないと，昼まで16時間もエネルギーの摂取がなく，脳へのエネルギー供給不足になってしまう恐れもある．その結果イライラしたり，集中力がなくなったりすることも考えられる．

◆朝食をとることが大切な理由～その3：朝食抜きの学業成績への影響～
朝食の有無は学業成績にも反映されるということが指摘されている．自治医科大学の香川靖雄教授の研究によると，朝食を摂取したグループと摂取しなかったグループの学業成績の平均点は，摂取したグループのほうが優れ，順位にして20番以上差のあることがわかった．同じ研究を2年連続で行ったが，2年とも同様の結果が出ている．自治医科大学の調査では，学業成績のほかに，欠席時限数も調べている．その結果，朝食を摂取しなかったグループの学生は欠席総時限数が年間で約30時限も多いことがわかった．朝食を食べることにより，昼間行われる授業や試験への集中度が向上する．

（2）夜食や間食はとりすぎない（図5-4）

活動の盛んな子どもにとっての間食は，1日のエネルギーを補うために必要なことであるが，夜食や間食は最低限度にすることが望ましい．

◆飲酒はほどほどに：「酒は百薬の長」ともいわれているが，飲み過ぎることは肝臓への過剰な負荷を与え，エネルギーの過剰摂取にもつながり，肥満をまねく．

3）主食，主菜，副菜を基本に，食事のバランスを

（1）多様な食品の組み合わせ

食事のバランスを保つためには，さまざまな食品を組み合わせて食べることが基本である．主食のごはんなどの穀類に副食の中心となる主菜と付け合わせとなる副菜を揃えて食べることは，日本の食事様式の1つの特徴である．この主食，主菜，副菜を基本とした食事は，さまざまな食品を摂りやすくし，適正な栄養素摂取量の確保を保証する．また，食事のバラエティを富ませることにもつながる．

食品の選択や食事づくりの際に，食品を組み合わせる具体的な方法として，同じような栄養素を含んでいる食品を1つの群にまとめて，日常使用する食品を6つの群に分けた「6つの基礎食品群」を活用することもできる．さらに，摂取食品数が少なすぎれば必要な栄養素量を確保できないので，「多様な食品の組み合わせ」の具体的な目安として，「1日30品目を目標に」といったようなわかりやすい行動目標を掲げて，食品数を増やす工夫をすることも1つの取り組みとなる．

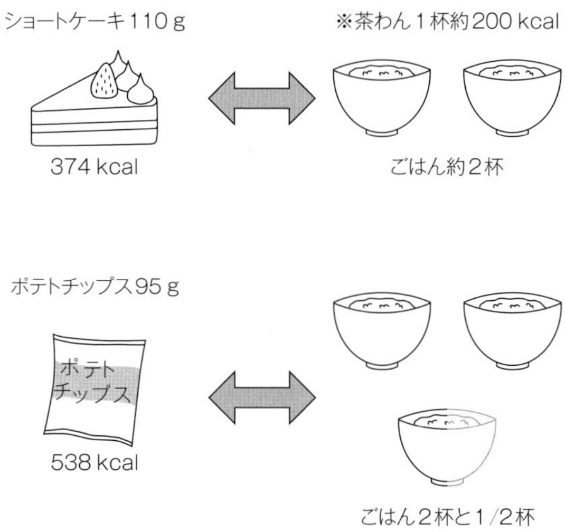

図5−4　間食を摂りすぎないための知識

さらに，最近では，外食の機会や加工食品・調理食品を利用する機会が増加しているが，主食，主菜，副菜を基本に，多様な食品の組み合わせを考えるとともに，手作りとの上手な組み合わせを工夫することも，食事のバランスを実現することに役立つだろう．

◆栄養バランスの上手なとり方
バランスのよい食事を摂ることが健康につながる早道といわれている．簡単にバランスのとれた食生活を送るためには，①好き嫌いなく食べる，②種類を多く食べる，③過不足なく食べる，の３点を守って，あまり神経質にならずに，一度にいろいろな食品を組み合わせて食べれば，必要な栄養素がまんべんなく摂れ，栄養の偏りを防ぐことにもなる．

（2）偏りのない調理方法

調理方法も重要な要素である．食事の楽しさを増すためにも，エネルギーや脂肪，食塩の過剰摂取を避けるためにも，調理方法が偏らないように工夫する．炒め物や揚げ物などは油を多く使い，煮物や汁物などは塩分が多くなりがちである．

4）ごはんなどの穀類（炭水化物）の十分な摂取−食生活指針の実践のために−

（1）穀類を毎食とって，糖質からのエネルギー摂取を適正に

摂取エネルギーに占めるたんぱく質，脂質，糖質（炭水化物）の構成比（PFC バランス）は栄養素摂取のバランスをみる１つの指標である．近年，炭水化物の消費量が減る一方で，肉類や油脂類の消費量が増加した結果，脂質エネルギー比率が増加傾向にあり，食内容の欧米化が顕著である．脂質の過剰摂取は，生活習慣病予防の観点からも注意を払うべき大きな課題で，主食としての穀類を毎食適量摂取することが脂質の過剰摂取を防ぐためにも重要である．

◆エネルギー源としての炭水化物のはたらき
脳が適正にはたらくためのエネルギー源は「ブドウ糖」が唯一のものである．そして，身体の中でブドウ糖に変わるのが炭水化物である．脂肪は脳のエネルギー源としては利用されないので，ブドウ糖としての炭水化物の適正量を穀類でとる必要がある．

◆米に含まれているでんぷんは，糖質の中でもゆっくりと分解される
糖質の種類には，単糖類であるブドウ糖，二糖類である砂糖，多糖類であるでんぷんがあるが，米にはブドウ糖に分解するのに時間がかかるでんぷんが多く，しかも，ごはんは粒で食べるため，咀しゃくが必要であり，消化・吸収が穏やかになることが指摘されている．このため，余分なエネルギーを体脂肪に変えて蓄える作用があるインスリンの分泌をあまり刺激しないことから，ごはんは太りにくく，肥満や糖尿病の予防にも有効といわれている．

（2）日本の気候・風土に適している米などの穀類の利用

ごはんなどの穀類を毎食食べることは，健康・栄養面からみても，また，米は穀類の中でも日本の気候・風土に適しており，自給可能な作物であるから，日本の国土から生産される米を食べることは食料自給率を高める面からみても重要である．

（3）手作りと外食や加工食品・調理食品の上手な組み合わせ

最近は，外食や加工食品・調理食品を使うことが多くなってきている．これらは，独身の方や家庭にとっても調理の時間のないときなどには便利なものであるが，手作りとうまく組み合わせていくことが，食事のバランスを保つ観点からも大切である．

5）野菜・果物，牛乳・乳製品，豆類，魚なども組み合わせて

（1）たっぷり野菜と毎日の果物で，ビタミン，ミネラル，食物繊維の摂取

現在は，糖尿病やがんなどの生活習慣病の増加が問題となっている．発がんのリスクを下げる要因の研究によれば，野菜や果物の摂取の回数が多い人ほどがんにかかりにくいとの結果が報告されている．

◆毎日，野菜をたっぷり食べよう
野菜には，がん，脳卒中などの生活習慣病の予防はもちろん，便秘，骨粗鬆症，貧血を防ぐなど，健康を維持するためのはたらきがたくさんある．たとえば，緑黄色野菜に多く含まれるカロテンは発がん抑制作用があり，ビタミンCには発がん物質のニトロソアミン類の生成を抑制するはたらきがある．また，身体のはたらきをスムーズにするビタミンとミネラルの補給源となるので，毎日，できるだけ多種類の野菜を５皿分（350g），果物（200g：みかん２個，りんごなら１個等）以上食べるように心がける．たんぱく質や脂肪，炭水化物などの栄養素も，ビタミンやミネラルが不足すると有効にはたらかないとされている．

表5-3　食物繊維を多く含む食品

●穀　　類	胚芽米，ライ麦，あわ，きび，押麦，とうもろこし
●豆　　類	大豆，えんどう豆，ひよこ豆，納豆，おから
●野 菜 類	にんじん，ごぼう，たけのこ，芽キャベツ
●果 物 類	バナナ，なし，かき，もも，りんごなど
●きのこ類	しいたけ，えのき茸，なめこ，しめじなど
●海 草 類	こんぶ，ひじき，わかめなど

◆調理法の工夫：野菜は生食だけでなく，ゆでる，煮る，焼く，炒める，揚げるなどの調理の工夫で多くの摂取が可能となる．

◆貧血を予防するためには鉄分を

体内で血液を作るときには，鉄とたんぱく質が不可欠である．貧血になる原因は，過剰な出血，赤血球の材料不足，血を作る機能の病気，赤血球を破壊する病気の4つに分けることができる．若年層に多い貧血は材料不足によるもので，中でもヘモグロビンの材料となる鉄不足で起きる鉄欠乏性貧血は若年女性の4人に1人が経験しているといわれている．鉄欠乏性貧血の予防には鉄分を豊富に含むレバーの摂取が推奨されているが，苦手な場合は，大豆，卵黄，貝類，緑黄色野菜，ひじきなどの海藻類などを積極的に摂るように心がける．鉄分と同時に摂りたい良質なたんぱく質としては，肉，魚，豆類，卵，牛乳などがあげられる．鉄分だけでなく，必ずたんぱく質も合わせて摂取することが重要である．また，ビタミンCには鉄の吸収を促進するはたらきがあるので，野菜や果物もたっぷりと摂ることも貧血予防にとって有効である．

◆十分な食物繊維

食物繊維は，①水分を含むため不要な（未消化の）食べ物が大腸内に留まる時間を短縮させる，②便の量を増やし排便回数を円滑にする，③ガスや酸を発生させ腸の運動を促し腐敗菌の発育を抑える，④ビフィズス菌の発育を促し腐敗菌の発育を抑える，⑤アンモニアや発がん物質などの有害物質を薄め，吸着させて排出を促す，⑥胆汁酸の分解を抑え，ビタミンA，D，Eの吸収を促進させ腸内で合成させる，⑦病原ウイルスの繁殖を抑え，排出する，⑧余分なコレステロールを排出する，といった効用がある．食物繊維は野菜，豆類，果物，海藻類などに豊富に含まれている（**表5-3**）．

（2）牛乳・乳製品，緑黄色野菜，豆類，小魚などで，カルシウムを十分に摂取

カルシウムについては，成人では1日あたり600～700 mgが推奨摂取量とされている．学校給食をとっている中学生までは，平均的にはほぼ充足しているが，中学卒業後の若年層ではカルシウムの充足率が低い状況にある．カルシウムの適量摂取のために，牛乳・乳製品，緑黄色野菜，豆類，小魚などを摂る（**表5-4**）．

表5−4　カルシウムを多く含む食品

食品・料理名	1食あたりの量	カルシウム含量
小松菜の煮もの	1鉢	190mg
かぶの葉の煮もの	1鉢	145mg
大根の葉の煮もの	1鉢	135mg
木綿豆腐	半丁	170mg
がんもどき	1枚	270mg
厚揚げ	半枚	220mg
塩えんどう	大さじ山1	300mg
牛乳	200cc	200mg
ヨーグルト	100g	110mg
プロセスチーズ	5ミリ厚2切	160mg
いわし丸干し	3尾	350mg
ししゃも生干し	2尾	130mg
桜エビ	大さじ3	200mg
いわしみりん干し	1連	160mg
あみ佃煮	大さじ1	140mg
ごま	大さじ山1	180mg

◆カルシウム豊富な食品の摂取
カルシウムの果たす役割は，骨や歯を作ることだけではなく，体内で酸とアルカリのバランスを常に一定に保ち，筋や心臓が正常にはたらく手助けをし，さらに神経の伝達の役割も担っている．カルシウム不足は，骨がスカスカになる骨粗鬆症をまねくだけでなく，動脈硬化，脳卒中，心臓病，胃がん，精神の不安定によるイライラまでを引き起こす一因となる．

◆カルシウムで骨粗鬆症の予防
高齢者には特にカルシウムが必要とされているが，これは，加齢により消化器での吸収率が低下するためや，女性の場合女性ホルモン（エストロゲン）の低下から，骨組織からのカルシウム溶出を促進するためである．また，老齢期では一度骨折すると回復が遅くなりやすいので，カルシウムの必要量を充足することにより，転倒による骨折や寝たきりになるのを防止できる効果も期待できる．

6）食塩は控えめに，脂肪は質と量を考えて

（1）塩辛い食品を控えめに，食塩は1日10g未満に

生き物に塩分は不可欠である．浸透圧の調整，水分の保持，血圧の維持などの重要な役割を果たす．塩分過剰摂取が健康にとって悪いとされているのは，動脈壁の細胞に貯まると細胞に浮腫が起こり，動脈の内腔が狭くなってしまい，高血圧の誘因となるからである．高血圧を放置すると，動脈硬化を引き起こすばかりでなく，血管がもろくなって脳卒中や心筋梗塞を誘発する．したがって，食塩のとりすぎは，高血圧，ひいては脳卒中や心臓病を引き起こしやすくし，また塩辛い食品のとりすぎは胃がんを起こしやすくするので，食塩は10g／日未満にすることが目標となっている．

現在，国民平均1人1日あたりの食塩摂取量は10.1gと依然過剰摂取の状況にある[8]．「第6次改定日本人の栄養所要量」においても，高血圧予防の観

点から食塩の摂取量は1日10g未満が望ましいとされている.

(2) 脂肪のとりすぎをやめ，バランスのよい動物，植物，魚由来の脂肪の摂取

脂質（脂肪）の過剰摂取は，心臓病や大腸がんなどの原因になるため避けるべきである．脂質の摂取については，成人では摂取エネルギーに占める脂質の適正な摂取比率は20～25％とされているが，国民健康・栄養調査の結果によれば，脂肪エネルギー比率は急激な増加を示し，20～40歳代で適正比率の上限とされる25％を上回っているのが実情である．なお，脂質は量だけでなく，種類によって健康に及ぼす影響が異なる．動物，植物，魚類には異なった種類の脂肪酸が含まれているので，これらの食品をバランスよく摂ることが大切である．日本人の栄養摂取の現状では，動物4：植物5：魚類由来の脂肪1程度となっている.同じグループの食品でも脂肪酸組成は必ずしも同じでないので，脂肪酸組成での割合は，飽和脂肪酸（S）3：1価不飽和脂肪酸4（M）：多価不飽和脂肪酸（P）3を目安としている.

(3) 栄養成分表示をみて，食品や外食を選ぶ習慣を身につける

最近では栄養成分表示のある食品やエネルギー量などを表示している外食店が多くなっているので，食塩や脂肪をとりすぎないためにも，これらの栄養成分表示をよくみる習慣を身につけたいものである.

7) 適正体重を知り，日々の活動に見合った食事量を

(1) 太ってきたかなと感じたら，体重を量る習慣を

肥満は，糖尿病，高血圧，脂質異常症など生活習慣病の発症に大きくかかわっている．肥満の判定には，BMI（body mass index）という体格指数が用いられ，「体重（kg）÷身長（m）^{2}」で求められる．成人男女ではBMI＝22を標準とし，肥満の判定基準は，18.5未満を「低体重（やせ）」，25.0以上を「肥満」としている.「肥満」に判定される人（BMI≧25）は男性で増加が著しく，平成30年国民健康・栄養調査結果[9]によれば，30～60歳代で33～37％を占め，女性では50～70歳代で19～27％を占めることが認められている．また，小学校高学年においても肥満傾向児の割合が増加している．適正体重を維持することは生活習慣病の予防にとって重要であり，体重をこまめに量り体重の変化に早めに気づくことが適正体重を維持するうえで大切である.

(2) 普段から意識して身体を動かす

日々の活動の消費エネルギーを超えるエネルギーを摂取することが肥満の原因になるため，活動量に見合った食事を摂ることが適正体重を維持するための基本となる．しかし，身体を動かすことが少なくなった現代では，体力の維持や健康の保持増進の点からも，積極的に身体を動かすことが相対的にエネルギー消費量を増やすことにもつながる.

(3) 美しさは健康から

最近は，女性にやせ過ぎが増えてきているが，無理なダイエットは健康にとっ

て害となる．女性には現実の体型よりも太めに評価する傾向があり，実際の体型が普通であっても太っていると評価している人が半数以上になる．もう一度，自分の適正な体重を知ることを優先させるべきと考える．

◆女性の肥満は皮下脂肪型
肥満には皮下脂肪型肥満と内臓脂肪型肥満とがあり，皮下脂肪型を女性型肥満，内臓脂肪型を男性型肥満ともいうが，それぞれ脂肪細胞のはたらきが異なる．内臓に蓄積した脂肪細胞からは，健康障害を起こすような生理活性物質が多く分泌され，皮下脂肪細胞からはあまり生理活性物質が分泌されないことが確認されている（3章参照）．したがって，特に若い女性は太るからという理由から，朝食を抜いたり，ごはんの量を減らしたりしないように注意すべきである[8]．

（4）しっかり噛んで，ゆっくり食べる

食べた物の消化吸収をよくするためにも，しっかりと噛むことは大切なことである．よく噛むことで，食べ物が細かくなり，胃や腸における消化・吸収が円滑に行われるようになる．十分な咀しゃくにより唾液がよく分泌され，その唾液は消化酵素を多く含んでいるため，食べ物を柔らかくするはたらきがある．しっかり噛むことによって食欲が自然にコントロールされ，食べ過ぎを防止する．

8）運動（トレーニング）と食事の関係

本章で説明している運動（トレーニング）と食事の関係について考えると，特に運動（トレーニング）後の栄養補給が重要となることが指摘されている．運動（トレーニング）によって消費されたエネルギーを回復することや疲労回復においては，運動（トレーニング）後の食事のタイミングが重要となる[9]．基本的には水分と糖質を含む栄養素でエネルギーの補給，たんぱく質の摂取により筋の損傷を修復することがあげられる．また，ビタミンB群の摂取により早期の疲労回復を行うことも重要である（図5−5）．運動（トレーニング）後の食事は，できるだけ早い時間に行うことが理想的とされている．運動（トレーニング）直後に栄養を摂取した場合と時間が経過してから摂取した場合では，グリコーゲンの再貯蔵量に差が生じることや，疲労回復にも影響を及ぼすことが明らかとなっている（図5−6）．

5　健康的な生活を送るための行動と思考〜その3：休養〜

1．消極的休養−効果的な睡眠−

「よく寝たのにまだ眠い」「なかなか寝付けない」など，眠りをめぐる悩みは多い．睡眠には，太陽光と各人の体内時計が密接に関係している（図5−7）．厚生労働省研究班の班長をつとめる国立精神・神経センター精神保健研究所の内山真精神生理部長は次のように説明している．

人間の身体は朝起きたときに太陽光を浴びると，朝であることを感知し，そ

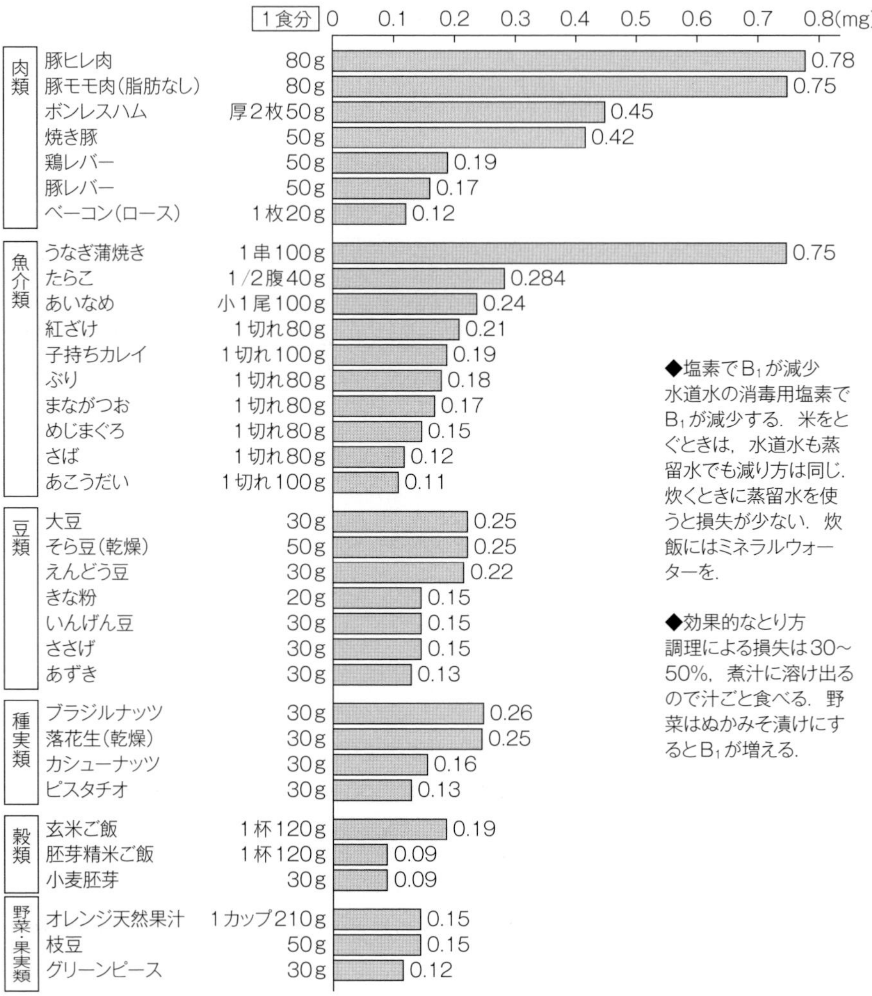

◆塩素でB_1が減少
水道水の消毒用塩素でB_1が減少する．米をとぐときは，水道水も蒸留水でも減り方は同じ．炊くときに蒸留水を使うと損失が少ない．炊飯にはミネラルウォーターを．

◆効果的なとり方
調理による損失は30～50%，煮汁に溶け出るので汁ごと食べる．野菜はぬかみそ漬けにするとB_1が増える．

図5-5　ビタミンB_1を多く含む食品
（中村丁次監修：からだに効く栄養成分バイブル．主婦と生活社，2001）

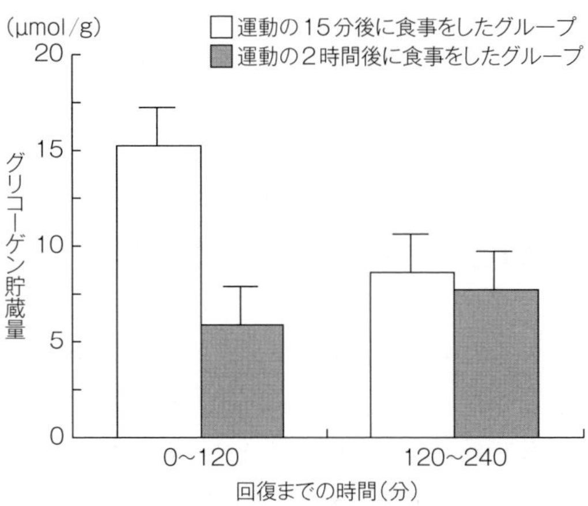

図5-6　運動後15分以内に食事をしたグループは，運動後2時間してから食事をしたグループと比較して，グリコーゲンの貯蔵量が有意に高い
（Ivy JL et al.: Muscle glycogen synthesis after exercise: effect of time of carbohydrate ingestion. J Appl Physiol, 64: 1480-1485, 1988）

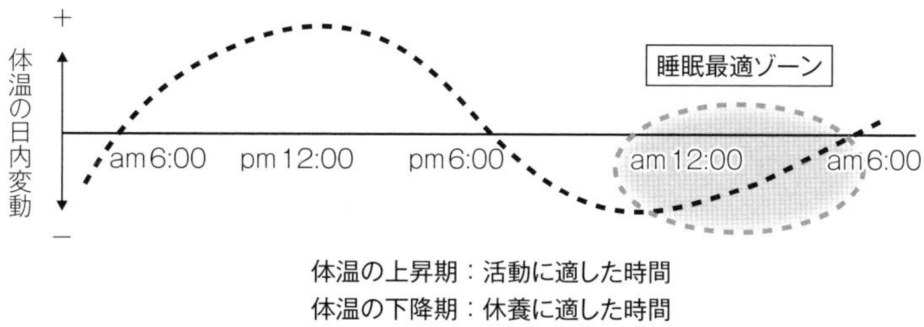

図5−7　体内リズムと睡眠の関係

表5−5　さまざまな生体リズム

周　期	名　称	例
1分以下	ultradian rhythm	・心　拍 ・呼　吸 ・腸の蠕動運動
約1時間		・睡眠周期（ノンレム−レム周期） ・Rest-Activity Cycle
約24時間	circadian rhythm	・睡眠覚醒リズム ・ホルモンリズム（メラトニン，成長ホルモン，コルチゾールなど） ・循環系の変化（心拍数，血圧）
約1カ月	circalunal rhythm	・月経周期
約1年	circannunal rhythm	・季節性気分障害 ・冬　眠

（内田　直：生体リズムとトレーニングおよびアスリートの睡眠障害．コーチングクリニック，7：6−9，2005）

の14時間後くらいから睡眠を促すホルモン（メラトニン）が大脳の松果体から分泌されはじめる．さらにその2時間後．つまり，朝7時に起きれば，午後11時には眠くなる計算である．時々徹夜ができるのは身体が緊張しているからで，その分は睡眠不足となる．休みの日にたまたま正午まで眠ってしまった場合，寝つきは通常より1時間程遅くなる．5時間長く眠ったからといって，眠気も5時間遅く訪れるわけではない．体内時計が生活リズムを覚えているからである．徹夜に備えて事前に寝だめをしようとしてもあまり意味はない．「睡眠は，後払いはできるが，前払いはできない」との原則があり，睡眠不足は休みの日に取り返すしかない（**表5−5**）．

また，より充実した睡眠についてのわかりやすい情報提供を目的に，「健康日本21」の睡眠で設定された目標に向けて具体的な実践を進めていく手だてとして，厚生労働省より「健康づくりのための睡眠指針」[10]が策定されている（**表5−6**）．以下に指針の各条項の内容を概説する．

第1条　睡眠には心身の疲労を回復させる働きがあるため，睡眠の量的低下や質的悪化は，健康上の問題が生じ，生活習慣病のリスクを高める．

第2条　定期的な運動や規則正しい食事は睡眠の質を高め，特に朝食はからだとこころのめざめに重要である．一方，就寝前の飲酒やカフェイン摂取

表5-6　健康づくりのための睡眠指針2014～睡眠12箇条～

第 1 条	良い睡眠で，からだもこころも健康に．
第 2 条	適度な運動，しっかり朝食，ねむりとめざめのメリハリを．
第 3 条	良い睡眠は，生活習慣病予防につながります．
第 4 条	睡眠による休養感は，こころの健康に重要です．
第 5 条	年齢や季節に応じて，ひるまの眠気で困らない程度の睡眠を．
第 6 条	良い睡眠のためには，環境づくりも重要です．
第 7 条	若年世代は夜更かし避けて，体内時計のリズムを保つ．
第 8 条	勤労世代の疲労回復・能率アップに，毎日十分な睡眠を．
第 9 条	熟年世代は朝晩メリハリ，ひるまに適度な運動で良い睡眠．
第10条	眠くなってから寝床に入り，起きる時刻は遅らせない．
第11条	いつもと違う睡眠には，要注意．
第12条	眠れない，その苦しみをかかえずに，専門家に相談を．

（厚生労働省健康局：健康づくりのための睡眠指針2014．2014）

は睡眠の質の悪化をまねく．

第3条　睡眠不足や不眠は生活習慣病発症の危険性を高める．高度肥満にともなう睡眠時無呼吸症候群は睡眠の質を低下させ，生活習慣病のリスクとなる．

第4条　不眠が原因で睡眠による休養感が得られない場合には，こころのSOS信号発信との関連が疑われ，それにより日中もつらい場合にはうつ病の可能性も考えられる．

第5条　必要な睡眠時間は個人により異なるとともに，加齢により漸減する．それに由来して，朝型化が男性では顕著となる．日中の眠気で困らない程度の自然な睡眠が肝要である．

第6条　入浴はぬるめと感じる程度の湯温にするなど，就寝前に自分にあったリラックス法を取り入れ，良質な睡眠を得るための準備が大切である．

第7条　頻繁な夜更かしは体内時計のズレにつながり，睡眠時間帯の不規則化や夜型化により良質な睡眠が得られなくなる．規則正しい生活の心がけが，1日の覚醒と睡眠のタイミングを司っている体内時計を正常化するためには重要である（図5-8）．

第8条　長期間の睡眠不足は疲労回復を困難にさせることにつながり，睡眠不足による疲労の蓄積を防止するために毎日十分な睡眠の確保に努める．仕事や生活上の都合で夜間の必要な睡眠時間の確保が困難な場合には，午後の早期の30分以内の昼寝が眠気による作業能率の改善には有効である．

第9条　加齢による睡眠時間の短縮化のため，就寝時刻と起床時刻を見直し，年齢相応の適切な睡眠時間確保を目指す．また，運動は良質な睡眠の恩恵にとどまらず，加齢にともなう日常生活動作（ADL）の維持や生活習慣病予防にも寄与する．

第10条　就寝時刻は季節や日中の身体活動量にも左右されるため，その日の眠気に応じて就寝することが円滑な入眠への近道となる．就寝時刻が遅延しても起床時刻を一定に保つことで，入眠時刻の安定化を図る．

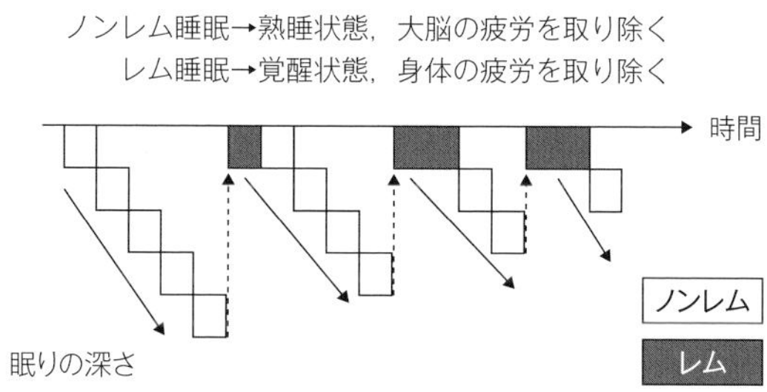

図5-8　体内リズムと睡眠の関係

第11条　いつもと異なる睡眠中の心身の変化には，治療を要する病が潜んでいることがあり，睡眠の質の変化に気づいた場合には，睡眠外来の専門医等の診断を仰ぐことを心がける．

第12条　睡眠に問題（寝付けない，熟睡感がない）が生じ，自らの工夫だけではその問題が解決しない場合には，早めに専門家に相談することが重要である．

2. 積極的休養－疲れを残さずリフレッシュする－

1）軽いエクササイズとストレッチで疲労回復

疲労回復に最も効果的なエクササイズは，手軽にできる有酸素性運動であり，ゆっくり長時間行うウォーキングや水泳，軽いジョギングなどが推奨される．運動強度は前述した運動（トレーニング）とは異なり，軽運動とされる低強度で行う．これらの運動は全身の筋を動かすので，血液循環の改善効果がある．筋の伸縮によるポンプ作用で，筋中の血管に溜まった血液が心臓へ押し戻されるという機序に由来する．そのため，疲労の原因となる老廃物などが排出されて新鮮な血液に代わり，新陳代謝も活発化する．運動の前後には，筋の硬さをほぐし，血行をよくして疲労回復に役立つストレッチとマッサージも忘れずに実施する．筋のコリや緊張が和らぐことで精神的にもリラックスでき，特にストレッチには，筋を支配している神経に作用して，その興奮を抑えて疲労感を軽くする効果がある．

2）週末の積極的休養が生む，もうひとつの効果

週末に，ただ家で寝ころがっているだけでなく，軽い運動やストレッチを行う積極的休養をしてみませんか．たとえ1日でも毎週続けていると，次第に一種のトレーニング効果が生まれてくると考えられる．体内の隅々まで酸素を運ぶ心肺機能が高まり，筋がよりやわらかく活動的に変化し，その結果，ストレスに強くて疲れにくい身体に変身できるだろう．だらだら休日を過ごすか，積極的に身体を動かすか，どちらを選ぶかで，さわやかな月曜日を手にできるかどうかだけではなく，長期的にも心身両面のコンディションに大きな差が生まれると思われる（表5-7）．また，軽い運動だけでなく，家事（掃除や洗濯など）

表5-7　週末の過ごし方

●同じ職場で勤務するAさんとBさん

月曜日から金曜日まで，残業を含めお互いに同じような内容の仕事をした．土曜日は職場のゴルフコンペに2人とも参加した．

	＜日曜日の過ごし方＞	＜月曜日の体調＞
Aさん	午後から活動	疲労も回復し，スッキリとした状態で仕事の効率もよい．
Bさん	日中，ごろ寝状態	先週の疲れが残っている感じ．ダラダラ気分が続き，仕事をする気が起きない．

を積極的に行うことも推奨する．休日は，ゆっくり休みながら自分の時間を有効に使うことが大切である．

3. 運動（トレーニング）と生体リズムの関係

運動（トレーニング）を行う時間帯についても生体リズムの関係を考慮して実施する必要がある．特に筋力や反応時間は体温の変化にともなって夕刻から晩にかけてよい値を示すといわれている．一方，敏捷性や正確性を必要とする単純な繰り返しテストを行うと朝のほうがよいという結果を示すようである．運動を行う時間帯についても工夫することで，より一層のトレーニング効果が期待できる可能性もある．しかし，このことは食生活と休養を基本に考え，生活習慣が規則正しいことによってもたらされることはいうまでもないことである．したがって，「よいコンディション」を維持するためにも，自分のライフスタイルに適した運動・栄養・休養のパターンをそれぞれが確立することが重要であろう．

設　問

問1. 健康的なからだと心について，要点をまとめなさい．

問2. 効果的な運動（トレーニング）の方法について，具体的に説明しなさい．

問3. 食生活について，自身の生活を振り返り改善点をまとめなさい．

問4. 休養について，自身に必要な休養のあり方をまとめなさい

問5. この章から自身のコンディションを整えるコンディショニング方法を具体的まとめなさい．

文　献

1）福岡工業大学教養力育成センターウェルネス科目担当：福岡工業大学教養科目教養力育成科目ウェルネス科目，ウェルネス基礎・ウェルネス応用演習ワークブック．体力トレーニングの実施，pp52－56，2020．

2）一般社団法人日本スロージョギング協会：スロージョギング®とは．＜http://slowjogging.org/about，参照日：2020年10月26日＞

3）後藤真二：ウォームアップの運動生理学．コーチングクリニック，8：6－10，2001．

4）宮前岳巳：多面的なクールダウンで疲労を残さない．Training Journal，253：22－26，2000．

5）文部科学省，厚生労働省，農林水産省：食生活指針の解説要領．2016．＜https://www.maff.go.jp/j/syokuiku/attach/pdf/shishinn-5.pdf，参照日：2020年10月26日＞

6）農林水産省：「食事バランスガイド」について．＜https://www.maff.go.jp/j/balance_guide/，参照日：2020年10月26日＞

7）教育家庭新聞：若者の食生活にどう向き合うか．＜http://www.kknews.co.jp/kenko/2004news/news/041016_2a.html，参照日：2020年10月26日＞

8）厚生労働省：平成30年国民健康・栄養調査報告．2020．

9）小山　郁：試合後のコンディショニング．Training Journal，253：10－11，2000．

10）厚生労働省健康局：健康づくりのための睡眠指針2014．2014．＜https://www.mhlw.go.jp/file/06-Seisakujouhou-10900000-Kenkoukyoku/0000047221.pdf＞

和文索引

あ行

か行

さ行

欧文索引

著 者 紹 介

[編　者]

平木場　浩二（ひらこば　こうじ）

所属：九州工業大学名誉教授

専門：運動生理学，健康科学

主要研究活動：様々な運動強度や運動様式における呼吸系と代謝系パラメーターの非観血的手法（呼気ガス代謝変量，筋電図，近赤外分光法等）による測定・解析に基づき，筋線維動員パターンの変動に伴う酸素利用と活動筋のエネルギー生成における制御システムの推定，さらには筋収縮様式の変動に伴う機械的効率の変動に貢献する生理機能の連動性に関する研究を展開してきた．現在は，これらの研究成果の応用として，某病院との共同研究にて，健康科学としての新たな間接的筋機能評価尺度（方法）の構築や運動処方プログラム作成を目指し，検討を進めている．

所属学会：日本体力医学会（評議員），European College of Sport Science（ECSS）

[著　者]

磯貝　浩久（いそがい　ひろひさ）

所属：九州産業大学人間科学部スポーツ健康科学科教授

専門：スポーツ心理学

主要研究活動：運動行動など人間の社会的欲求に基づくさまざまな行動について，認知機能および情動と，行動との相互関係を多変量解析などの手法を用いて明らかにし，人間の行動を説明するモデルを構築するための研究を行っている．特に，スポーツ場面における視覚情報処理，運動パフォーマンス向上のためのメンタルトレーニング，認知的動機づけに関する研究を行っている．

所属学会：International Society of Sport Psychology（ISSP），日本スポーツ心理学会，日本心理学会，日本体育学会，日本健康支援学会（理事），九州スポーツ心理学会（理事），九州体育・スポーツ学会（理事）

稲木　光晴（いなき　みつはる）
所属：西南女学院大学保健福祉学部福祉学科教授
専門：運動生理学
主要研究活動：長距離走における競技力向上の生理的メカニズムについて，主に運動時の筋代謝の観点から研究を行ってきた．現在，長距離走者のコンディショニングや栄養摂取の方法についても研究を行っており，理論と現場の統一を目指したいと考えている．
所属学会：日本体力医学会，American College of Sports Medicine（ACSM）

下園　博信（しもぞの　ひろのぶ）
所属：福岡大学スポーツ科学部教授
専門：スポーツ心理学，スポーツ方法学，ラグビー
主要研究活動：ボールゲームプレーヤー（ラグビーを中心とした）の状況判断能力に関わる認知的トレーニングの開発および研究．また，ラグビーのゲーム様相をさまざまな角度から分析するゲーム分析の研究およびフィールド活動など．
所属学会：日本体育学会，日本スポーツ心理学会，九州体育・スポーツ学会（理事），九州スポーツ心理学会（理事），日本フットボール学会（理事）

西村　秀樹（にしむら　ひでき）
所属：九州大学名誉教授
専門分野：スポーツ社会学
主要研究活動：スポーツ・武道における「抑制の美学」に関する研究．角界モラルに関する研究．武術の身体論．
所属学会：日本スポーツ社会学会，日本体育学会

2006年3月10日　第1版第1刷発行
2016年3月10日　　　　第7刷発行
2021年4月20日　第2版第1刷発行

現代人のからだと心の健康―運動の意義と応用―　第2版
定価(本体2,500円+税)　　検印省略

編　者　平木場浩二
発行者　太田　康平
発行所　株式会社　杏林書院
〒113-0034　東京都文京区湯島4-2-1
Tel　03-3811-4887(代)
Fax　03-3811-9148
http://www.kyorin-shoin.co.jp

ISBN 978-4-7644-1220-0　C3047　　三報社印刷／川島製本所
Printed in Japan
乱丁・落丁の場合はお取り替えいたします.